もう困らない！

高齢者診療でよく出合う問題とその対応

検査や治療はどこまで必要？
患者・家族に満足してもらうには？
外来・病棟・在宅・施設で
すぐに役立つ実践ポイント

編 木村琢磨

羊土社
YODOSHA

謹告

　本書に記載されている診断法・治療法に関しては，発行時点における最新の情報に基づき，正確を期するよう，著者ならびに出版社はそれぞれ最善の努力を払っております．しかし，医学，医療の進歩により，記載された内容が正確かつ完全ではなくなる場合もございます．

　したがって，実際の診断法・治療法で，熟知していない，あるいは汎用されていない新薬をはじめとする医薬品の使用，検査の実施および判読にあたっては，まず医薬品添付文書や機器および試薬の説明書で確認され，また診療技術に関しては十分考慮されたうえで，常に細心の注意を払われるようお願いいたします．

　本書記載の診断法・治療法・医薬品・検査法・疾患への適応などが，その後の医学研究ならびに医療の進歩により本書発行後に変更された場合，その診断法・治療法・医薬品・検査法・疾患への適応などによる不測の事故に対して，著者ならびに出版社はその責を負いかねますのでご了承ください．

序

　我が国は,「人類史上類をみない高齢社会」を迎えようとしています．そして,現代の日本における種々の社会問題の多くは,「高齢者の増加」に起因していると言っても過言ではないと思われます．また,近年の医療においては,システムとして急性期・亜急性期・慢性期などが明文化されつつあり,「1人の高齢者へ肩肘張らずに臨床医としてかかわり続けること」が困難になり,臨床が断片的になってきているように感じられます．このような背景のなかで,私自身「我々,医師には,何が求められているのか」考えさせられることが多い現状です．

　国立病院機構東埼玉病院総合診療科は,外来診療,病棟診療,訪問診療,特別養護老人ホームの嘱託医業務などに携わっていますが,診療の場にかかわらず,そのほとんどが高齢者である状況です．そして,さまざまな臨床事象を経験するなかで,多くの疑問に直面していますが,「医学のみで解決できないこと」が多く,チームで協議したり,さまざまな情報源を基に,週に数回の勉強会を持ち回りで開催しています．

　本書は,臨床を共にしてきた我々医師を中心に,これまで行ってきた「高齢者の臨床に伴うさまざまな論点に関する勉強会」の内容を基に執筆しました．下記に本書の特徴を示します．

▶本書の特徴

1. 診療の場にかかわらず,しばしば経験する高齢者の臨床課題については,「**第1章 高齢者を総合的に捉えるために**」「**第2章 高齢者の生活・健康維持を支えるために**」「**第3章 高齢者によくある臨床問題とその対応**」として,高齢者の地域や自宅での生活・家族を意識しつつ提示しました．
2. **第4～7章**では外来,病棟,訪問診療,施設という「診療の場」(図,次ページ参照)を意識して,高齢者の臨床でよくある問題について論じました．
3. 「医師のみで解決できないことが大前提である」ことをふまえ,我々の臨床に日頃から深くかかわっていただいている「多職種の方々」にもご執筆をいただきました．
4. 多職種連携を意識した内容とし,医師が執筆者の場合は「多職種とのかかわり」について,看護師,薬剤師,栄養士,介護・福祉職の方などが執筆者の場合は「医師へのアドバイスや要望」についても多く記載しました．
5. 基本的に「症例から考えること」にこだわり,「**第8章 症例カンファレンス**」では臨場感が伝わるように工夫しました．
6. いわゆるマニュアルではなく,経験から得た診療のコツを示しているため「あ

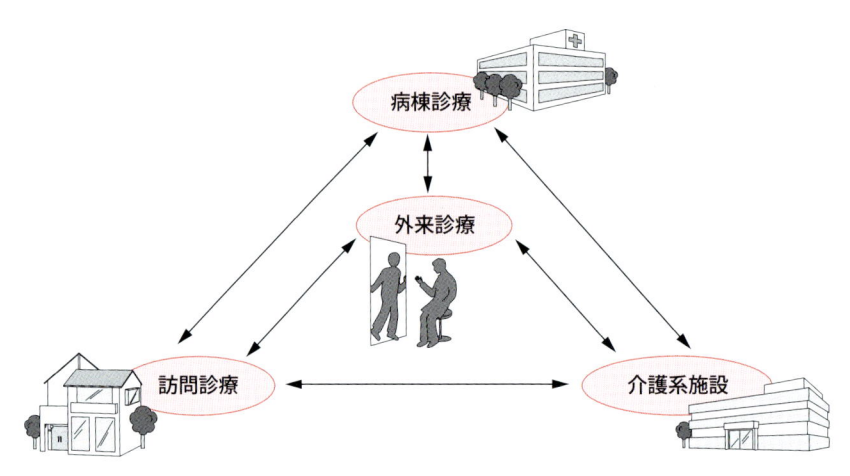

図　本書で念頭においた高齢者の「診療の場」

> くまで我々グループの実情や見解を示しているに過ぎない面」も多くありますが，可能な範囲で「外的な情報」も取り入れるように努めました．
> 7．臨床上のPointやPitfallと考えられる部分を明示しつつ，高齢者の臨床で重要な患者や家族への具体的説明法についても呈示するように努めました．
> 8．高齢者の臨床では，医学情報以外にも，保健・介護・福祉はもちろん，社会学など幅広い内容が望まれることが多く，介護保険や身体障害者手帳についても付録としてまとめました．さらに，我々が日頃の臨床で参考にしている書籍についても，「わが国の実情に合い，深く理解可能な和書」に限定して付録で提示しました．

　高齢者の臨床は，悩ましいことが多いうえに，臓器別の医学的情報に比べて「横断的な情報が依然として不足している」と考えられます．本書が，皆様方の高齢者の臨床に，少しでも寄与すれば望外の喜びです．

　最後となりましたが，これまで我々がかかわらせていただいた「すべての患者さん・ご家族」「地域の多職種の皆様」，国立病院機構東埼玉病院の川井充院長をはじめとする各スタッフ，東京医療センターの諸先生方とOB・OG，恩師 青木誠先生をはじめ，多大なご支援をいただいた羊土社編集部の嶋田達哉様，吉川竜文様，森悠美様，我々の家族に深謝致します．

2012年11月，気持ち新たな新病棟開院日に，紅葉で色づく蓮田・雅楽谷の森にて

編著者　木村琢磨

ジェネラル診療シリーズ
もう困らない！高齢者診療でよく出合う問題とその対応

CONTENTS

序 .... 木村琢磨

第1章　高齢者を総合的に捉えるために

1. 高齢者における患者背景の考え方 .... 木村琢磨　14
2. 高齢者とのコミュニケーション .... 木村琢磨　18
3. 身体所見をとる際の注意点 .... 今永光彦　22
4. 簡便な包括的評価の方法 .... 堀江温子　24
5. 簡便な認知機能スクリーニング法 .... 筧 孝太郎　26
6. 簡便な嚥下機能スクリーニング法 .... 堀江温子　28
7. 視力・聴力の臨床的意義と簡便なスクリーニング法 .... 今永光彦　30
8. 老衰とは何か .... 今永光彦　32
9. 高齢者にとって重要なアウトカムとは何か .... 木村琢磨　34
10. 住環境の考え方 .... 外山哲也　36

Column
- 高齢者の臨床的特徴 .... 木村琢磨　17
- 高齢者の生理的特徴 .... 外山哲也　21
- 高齢者の心理的特徴 .... 木村琢磨　21
- 超高齢者における「自然な形で」について .... 木村琢磨　35
- 高齢者臨床と医療・社会情勢 .... 木村琢磨　38

第2章　高齢者の生活・健康維持を支えるために

1. 高齢者の日常生活に関する指導 .... 堀江温子　40
2. 体重減少と"やせ" .... 木村琢磨　44
3. 食が細くなることへの介入 .... 宮内眞弓　46
4. 誤嚥をくり返す高齢者への対応 .... 堀江温子　47
5. 口腔ケア .... 外山哲也　50
6. 運動指導と介護予防 .... 堀江温子　52
7. 排泄問題に対する非薬物療法 .... 今永光彦　54

8.	高齢者の"眠れない"という訴えに対する対応	今永光彦	56
9.	転倒をくり返す高齢者への対応	堀江温子, 川上途行	58
10.	廃用への対応	川上途行	60
11.	杖・歩行補助具によるQOLの向上	堀江温子	62
12.	介護保険サービスの内容	外山哲也	65
13.	介護者の介護負担	新森加奈子	68
14.	介護休暇（介護休業）とは	木村琢磨	69
15.	家屋改修	外山哲也	71
16.	ケアマネージャー・訪問看護師とのやりとり	筧 孝太郎	74
17.	成年後見制度について	外山哲也	76
18.	身体障害者手帳，障害年金について	鈴木信夫	78
19.	高齢者に対する保健啓蒙活動	今永光彦	80
20.	高齢者と事故防止	今永光彦	82
21.	環境要因に伴う障害と予防	筧 孝太郎	84

Column
- 高齢者に胃瘻を造設するかという難題 …… 筧 孝太郎 45
- 高齢者と運転 …… 今永光彦 57
- 介護用品が高齢者のQOLを向上するとき …… 外山哲也 67
- 高齢者と入所 …… 今永光彦 70

第3章 高齢者によくある臨床問題とその対応

1.	複数の臨床問題への対応	今永光彦	86
2.	高齢者臨床におけるEBCPの限界	五味一英	88
3.	高齢者に説明するということ	筧 孝太郎	90
4.	高齢者の家族をアセスメントする	木村琢磨	92
5.	入院のリスク	筧 孝太郎	95
6.	検査適応	筧 孝太郎	96
7.	医学的適応にもとづく検査が施行できないとき	筧 孝太郎	97
8.	高齢者と薬剤	森川日出男	98
9.	高齢者と閉じこもり	今永光彦	100
10.	高齢者の臨床と共依存	今永光彦	102
11.	高齢者と虐待	今永光彦	104

Column
- 「予後予測」の重要性と困難性 …… 木村琢磨 89
- 「終末期」という判断の重要性と困難性 …… 木村琢磨 89
- 方言と臨床 …… 木村琢磨 91
- 高齢者における事前指示について …… 今永光彦 94
- 薬剤師から医師に望むこと …… 宗像久敬 101
- 1人の高齢者を最期まで見届けるということ …… 木村琢磨 103

CONTENTS

第4章 高齢者の外来診療でよくある問題とその対応

1. 生活習慣病の治療目標 ･･･ 矢吹　拓　108
2. 栄養・食事療法の進め方 ････････････････････････････････････ 宮内眞弓　111
3. 健康診断と検診 ･･ 今永光彦　112
4. 変形性膝関節症や腰痛に対する運動療法の進め方 ･･･････････ 堀江温子　114
5. 風邪症候群 ･･ 木村琢磨　116
6. 軽度の物忘れへの対応 ･･ 齋藤雄之　118
7. "食べられない"という訴え ･･･････････････････････････････････ 木村琢磨　120
8. 失神・一過性意識障害へのアプローチ ･････････････････････････ 今永光彦　122
9. 軽度貧血への対応 ･･ 森本泰治　124
10. 浮腫への対応 ･･･ 齋藤雄之　126
11. 予防接種 ･･ 齋藤雄之　127
12. 抗血小板療法，抗凝固療法の臨床 ････････････････････････ 森川日出男　128
13. 血圧左右差の臨床的意義 ････････････････････････････････････ 堀江温子　130
14. 潜在性甲状腺機能低下症への対応 ･････････････････････････････ 矢吹　拓　132
15. 高齢者における禁煙の意義 ･････････････････････････････････ 齋藤雄之　133

Column
- 付き添い者とともに外来へ来院する高齢者について ･････････････ 木村琢磨　110
- 抗パーキンソン病薬が高齢者のQOL向上に寄与するとき ･･･････ 鈴木幹也　117
- 漢方薬が高齢者のQOL向上に寄与するとき ･･････････････････････ 筧 孝太郎　117
- 睡眠導入剤の有害作用を認識する ･･････････････････････････････ 五味一英　123
- 外来看護師から医師に望むこと ･･････････････ 中島久美, 大舘ときゑ　131
- 外来カンファレンスの実際 ･･･････････････････････････････････ 木村琢磨　134

第5章 高齢者の病棟診療でよくある問題とその対応

1. 入院中の指示簿について ････････････････････････････････････ 木村琢磨　136
2. 廃用予防の視点からの安静度の設定 ･･･････････････････････ 堀江温子　138
3. 入浴の可否について ･･･ 外山哲也　140
4. 転倒予防の視点 ･･････････････････････････････････ 堀江温子, 川上途行　142
5. せん妄の予防と対応 ･･･ 五味一英　144
6. 末梢点滴の適応 ･･ 木村琢磨　146
7. コンサルテーションのタイミング ････････････････････････ 木村琢磨　148
8. 病棟で家族へ説明する ････････････････････････････････････ 木村琢磨　152
9. 腎機能の評価について ･･････････････････････････････････････ 外山哲也　154
10. 低ナトリウム血症 ･･ 今永光彦　156
11. 退院後の生活を念頭においたアプローチ ･･････ 堀江温子, 川上途行　158

> **Column**
>
> | | |
> |---|---|
> | 入院患者を訪問診療につなぐということ
……………… 今永光彦 137 | 病棟看護師から医師に望むこと
……………… 小川原智美 157 |
> | 身体拘束のジレンマ ……………… 筧 孝太郎 145 | 尿道カテーテル留置の問題点 ……… 堀江温子 159 |
> | 病棟カンファレンスの実際 ……… 木村琢磨 150 | 高齢者の退院指導について〜看護師の視点から〜 |
> | 高齢者の食欲と環境 ……………… 木村琢磨 151 | ……………… 竹内宏美 159 |
> | 禁食中の入院患者の点滴にはビタミンを忘れずに | |
> | ……………… 矢吹 拓 151 | |

第6章　高齢者の訪問診療でよくある問題とその対応

1. 訪問診療の適応 …………………………………………………… 今永光彦　162
2. 訪問診療と医療面接 ……………………………………………… 木村琢磨　164
3. 訪問診療導入時の家族とのやりとり …………………………… 木村琢磨　168
4. 訪問診療と身体所見 ……………………………………………… 筧 孝太郎　170
5. 慢性期／安定期の介入 …………………………………………… 今永光彦　172
6. 非がんの終末期とターミナル …………………………………… 今永光彦　174
7. いざ看取り ………………………………………………………… 外山哲也　176
8. グリーフケアとしての死後訪問 ………………………………… 木村琢磨　180
9. 訪問診療における入院の適応 …………………………………… 外山哲也　183
10. 訪問診療で急性期をしのぐということ ………………………… 外山哲也　186
11. 訪問診療における頓用薬の臨床 ………………………………… 木村琢磨　188
12. 訪問診療中のリハビリテーション指導 ………………………… 堀江温子　190
13. 喀痰喀出に関する家族指導の実際 ……………………………… 堀江温子　192
14. 訪問栄養指導の実際 ……………………………………………… 落合由美　194
15. 訪問診療と検査 …………………………………………………… 五味一英　196
16. 緊急電話の意義 …………………………………………………… 外山哲也　198
17. 電話対応の実際 …………………………………………………… 外山哲也　200
18. 皮下注射の適応とタイミング …………………………………… 今永光彦　202
19. 介護者への配慮 …………………………………………………… 今永光彦　204

> **Column**
>
> | | |
> |---|---|
> | 「認知機能は保たれているが，言語が障害されている患者」との訪問診療でのコミュニケーション
……………… 木村琢磨 167 | 褥瘡の処置法（いわゆるラップ療法）を家族に説明する方法 ……………… 今永光彦 195 |
> | 医師が見（診）ているのは一部分
……………… 木村琢磨 167 | 訪問診療を紹介されてきたが，再度医学的な介入を行う意義 ……………… 木村琢磨 197 |
> | マットを替えるタイミング ……… 外山哲也 191 | 訪問診療カンファレンスの実際
……………… 木村琢磨 203 |
> | 褥瘡ポケットへの対応〜切開するかどうか〜
……………… 今永光彦 195 | ケアマネージャーから医師に望むこと
……………… 吉川陽子 205 |

CONTENTS

第7章 高齢者の介護系施設の臨床でよくある問題とその対応

1. 施設回診の実際 ……………………………………………………………… 木村琢磨 208
2. 施設における食事に関するあれこれ ……………………………………… 筧 孝太郎 210
3. ケアワーカーからの"夜騒ぐ, 眠らない"という訴えへの対処 ………… 筧 孝太郎 212
4. 施設における感染対策 ……………………………………………………… 木村琢磨 213
5. 施設における認知症の周辺症状への対処 ………………………………… 今永光彦 216
6. 施設における褥瘡ケア ……………………………………………………… 今永光彦 218
7. 施設における終末期への対応 ……………………………………………… 今永光彦 220
8. 施設臨床における家族の位置づけ ………………………………………… 木村琢磨 222
9. 施設における緊急時の対応に対する考え方 ……………………………… 筧 孝太郎 225
10. 入所者の入院適応 …………………………………………………………… 外山哲也 226

Column
- 施設看護師から医師に望むこと ……………………………………… 戸田和子 215
- 抗精神病薬の有害作用を認識する …………………………………… 新森加奈子 215
- 施設カンファレンスの実際 …………………………………………… 木村琢磨 219
- 施設長から医師に望むこと …………………………………………… 田村 哲 224
- 相談員, 介護士から医師に望むこと ………………………………… 河野能賢 224

第8章 症例カンファレンス

1. 虚弱高齢者を評価する ……………………………………… 新森加奈子, 堀江温子 230
2. 高齢者の住環境を考える …………………………………… 五味一英, 外山哲也 233
3. 胃瘻造設に関する意思決定プロセス ……………………… 森川日出男, 筧 孝太郎 237
4. 入院時のリスク評価 ………………………………………… 五味一英, 齋藤雄之 240
5. 医学的に必要な入院継続が, せん妄により困難なとき …… 五味一英, 今永光彦 243
6. 介護負担があるにもかかわらず, 介入させない介護者への対応 …… 木村琢磨, 今永光彦 246
7. 老衰の臨床 …………………………………………………… 堀江温子, 今永光彦 250
8. 在宅患者にイベントが生じた際に入院するかどうか ……… 五味一英, 今永光彦 253
9. 施設回診で重篤な病態を見逃さないためには ……………… 今永光彦, 木村琢磨 256
10. 施設における終末期ケア …………………………………… 今永光彦, 筧 孝太郎 259

付録❶ 介護保険〜主治医意見書の記入法〜 ………………… 筧 孝太郎, 木村琢磨 264
付録❷ 身体障害者障害程度等級表 ………………………………………… 木村琢磨 269
付録❸ 高齢者診療で役立つ書籍 ……………………………………………………… 270
索 引 …………………………………………………………………………………… 272

症例目次

第1章 高齢者を総合的に捉えるために

- [83歳 男性] 外来通院していたが，虚弱高齢者と認識していなかった患者 — 14
- [88歳 女性] 医師に本心を言えない患者 — 18
- [88歳 男性] 神経学的所見をとれない認知症患者 — 22
- [78歳 女性] ADL低下が心配される患者の初診 — 24
- [82歳 男性] 受診日を間違える — 26
- [80歳 男性] 肺炎を契機に認められた嚥下障害 — 28
- [74歳 男性] 視力低下による転倒 — 30
- [96歳 女性] 家族とのかかわりのなかで死因を老衰とする — 32
- [90歳 女性] 利尿薬内服中の立ちくらみ — 34
- [74歳 男性] 自宅の改修，転居へのアドバイス — 36

第2章 高齢者の生活・健康維持を支えるために

- [80歳 女性] くり返しの転倒 — 40
- [92歳 女性] 虚弱高齢者の体重減少 — 44
- [84歳 男性] 食欲不振 — 46
- [85歳 男性] 誤嚥性肺炎による2度目の入院 — 47
- [78歳 女性] 経口摂取の減少と口腔内環境の悪化 — 50
- [73歳 男性] 日常生活でみられる体力低下 — 52
- [78歳 男性] オムツの使用による便秘 — 54
- [81歳 女性] 睡眠薬を出してほしいという患者 — 56
- [87歳 男性] 杖の使用を拒む患者 — 58
- [76歳 男性] 転倒を機とした廃用症候群 — 60
- [76歳 女性] 杖使用の相談 — 62
- [79歳 女性] ADLが低下してきたが，介護保険を未申請 — 65
- [91歳 女性] 認知症患者の介護負担 — 68
- [88歳 女性] 常に介護を要するようになった認知症患者 — 69
- [82歳 男性] ADL低下に伴う家屋改修 — 71
- [85歳 男性] 多職種での在宅ケア — 74
- [82歳 男性] 診察を拒む認知症の患者 — 76
- [66歳 男性] 肢体不自由および呼吸器機能障害 — 78
- 老人会とデイサービスでの健康教育 — 80
- [86歳 男性] 自転車で通院途中の事故 — 82
- [90歳 女性] 室内での熱中症 — 84

第3章 高齢者によくある臨床問題とその対応

- [82歳 女性] 頻回の救急受診や家族関係などの問題を抱える — 86
- [93歳 男性] 抗凝固薬の中止 — 88
- [78歳 男性] 薬剤調整を行っても症状が良くならない — 90
- [78歳 男性] 家族の介護力のアセスメントが必要な患者 — 92
- [83歳 女性] 入院によるせん妄の発症 — 95
- [88歳 女性] 治癒が望めない疾患への検査 — 96
- [84歳 女性] 認知症があり，内視鏡検査を行えない — 97
- [82歳 女性] 重複処方 — 98
- [80歳 女性] 現状に満足し，外出したがらない — 100
- [73歳 男性] 介護サービスを受け入れない — 102
- [83歳 男性] 介護の放任と年金の使用 — 104

第4章 高齢者の外来診療でよくある問題とその対応

- [90歳 男性] 血圧が徐々に上昇してきた患者 — 108
- [75歳 女性] コントロール不良の糖尿病 — 111
- [75歳 男性] 健診では異常がない受診者 — 112
- [78歳 女性] 膝の疼痛に対する鎮痛薬以外の対応法 — 114
- [88歳 男性] 風邪を主訴に来院 — 116
- [75歳 男性] 物忘れが多いとの訴え — 118
- [83歳 男性] 食欲不振で来院 — 120
- [81歳 男性] 食後の失神 — 122
- [91歳 女性] ビタミンB_{12}欠乏による貧血 — 124
- [80歳 女性] うっ血性心不全による浮腫 — 126
- [80歳 女性] インフルエンザワクチンの相談 — 127
- [89歳 男性] 抗凝固薬の副作用 — 128
- [75歳 女性] 高血圧患者の血圧左右差 — 130
- [85歳 女性] スクリーニング検査でTSHが軽度上昇していた症例 — 132
- [75歳 男性] 禁煙希望のない患者 — 133

CONTENTS

第5章 高齢者の病棟診療でよくある問題とその対応

- [90歳 女性] 入院時よりも状態が改善してきた患者 —136
- [82歳 男性] 入院によるADL低下を防ぐ —138
- [81歳 男性] 血圧が高めの患者の入浴 —140
- [81歳 男性] リハビリテーションを行っている患者の転倒 —142
- [83歳 女性] せん妄による早期退院 —144
- [90歳 女性] 点滴を中止できないまま永眠された患者—146
- [88歳 男性] 他院へ紹介するかのジレンマ —148
- [87歳 女性] 家族への説明 —152
- [85歳 女性] 腎機能低下を考慮した抗菌薬投与 —154
- [85歳 男性] SIADHが疑われたが,治療に反応しなかった低ナトリウム血症 —156
- [82歳 男性] 退院後に増加する家族の介護負担 —158

第6章 高齢者の訪問診療でよくある問題とその対応

- [86歳 女性] ADLはよい患者の訪問治療 —162
- [65歳 女性] がんの告知をされていない在宅患者 —164
- [75歳 男性] 訪問診療を導入するかの相談 —168
- [85歳 女性] 聴診により安心感を得ている患者 —170
- [73歳 男性] 状態は落ち着いている寝たきりの患者 —172
- [83歳 男性] 慢性腎不全の終末期 —174
- [94歳 女性] 終末期の患者とその家族 —176
- [56歳 女性] 母親と死別後のうつ状態 —180
- [80歳 男性] 急速に通院が困難となった患者 —183
- [86歳 男性] 慢性疾患の経過中に生じる急性期変化 —186
- [95歳 女性] 経口薬を内服できなくなった際の対応 —188
- [87歳 男性] 高齢の介護者へのリハビリテーション指導 —190
- [75歳 男性] 家族からの排痰についての相談 —192
- [85歳 女性] 摂食機能に適していない食事 —194
- [78歳 男性] 訪問診療における感染症の診断 —196
- [82歳 男性] 肺炎を心配した家族からの電話 —198
- [76歳 男性] 在宅ターミナルケア中の患者家族からの電話 —200
- [67歳 男性] オピオイド内服での疼痛コントロール不良 —202
- [74歳 男性] 妻の介護負担を考慮した入院 —204

第7章 高齢者の介護系施設の臨床でよくある問題とその対応

- [85歳 女性] 回診後の発熱 —208
- [83歳 女性] 入院中と食事形態が異なっている —210
- [86歳 男性] "夜眠らない"という報告 —212
- [75歳 男性] 施設内におけるインフルエンザ発症 —213
- [79歳 男性] 認知症患者の暴力行為 —216
- [84歳 男性] 車いすを使用している患者の褥瘡 —218
- [90歳 男性] 施設入所者の病院での看取り —220
- [88歳 女性] 全身状態が悪化しはじめた施設入所者の家族への説明 —222
- [97歳 男性] 看取りを行っていない施設 —225
- [80歳 女性] 急性胃腸炎を発症した施設入居中の認知症患者 —226

第8章 症例カンファレンス

- [92歳 女性] 訪問診療を開始した虚弱高齢者 —230
- [80歳代夫婦] 古い長屋に住む老夫婦 —233
- [79歳 女性] 胃瘻造設を検討している認知症患者 —237
- [83歳 男性] 入院歴のある肺炎患者 —240
- [77歳 男性] せん妄が予想される入院患者 —243
- [85歳 男性] 介護者の介護抱え込みと虐待が疑われる症例 —246
- [95歳 女性] 寝たきりの義母と介護する嫁 —250
- [76歳 男性] がん終末期の在宅患者と妻 —253
- [87歳 女性] 転倒がみられた施設入所患者 —256
- [88歳 女性] 緩和ケアを行っている施設入所中の患者 —259

執筆者一覧

■ 編　集

　　木村　琢磨　　（国立病院機構東埼玉病院総合診療科）

■ 執筆者（掲載順）

　　木村　琢磨　　（国立病院機構東埼玉病院総合診療科）
　　外山　哲也　　（国立病院機構東埼玉病院総合診療科）
　　今永　光彦　　（国立病院機構東埼玉病院総合診療科）
　　堀江　温子　　（国立病院機構東埼玉病院リハビリテーション科
　　　　　　　　　　現・慶應義塾大学医学部リハビリテーション医学教室）
　　筧　　孝太郎　（国立病院機構東埼玉病院総合診療科
　　　　　　　　　　現・北里大学病院総合診療科）
　　宮内　眞弓　　（国立病院機構東埼玉病院栄養管理室）
　　川上　途行　　（慶應義塾大学医学部リハビリテーション医学教室）
　　新森加奈子　　（国立病院機構東京医療センター総合内科）
　　鈴木　信夫　　（国立病院機構東埼玉病院医療福祉相談室）
　　五味　一英　　（国立病院機構東京医療センター総合内科）
　　森川日出男　　（国立病院機構東京医療センター総合内科）
　　宗像　久敬　　（芙蓉堂薬局）
　　矢吹　　拓　　（国立病院機構栃木病院内科）
　　鈴木　幹也　　（国立病院機構東埼玉病院神経内科）
　　齋藤　雄之　　（JA三重厚生連いなべ総合病院内科）
　　森本　泰治　　（森本病院内科）
　　中島　久美　　（国立病院機構東埼玉病院看護部）
　　大舘ときゑ　　（国立病院機構東埼玉病院看護部）
　　小川原智美　　（国立病院機構東埼玉病院看護部）
　　竹内　宏美　　（国立病院機構東埼玉病院地域医療連携）
　　落合　由美　　（国立がん研究センター東病院栄養管理室）
　　吉川　陽子　　（居宅介護支援事業所　吾亦紅）
　　戸田　和子　　（介護老人福祉施設さいたましあわせの里）
　　田村　　哲　　（介護老人福祉施設さいたましあわせの里）
　　河野　能賢　　（介護老人福祉施設さいたまほほえみの里）

第1章

高齢者を総合的に捉えるために

第1章 高齢者を総合的に捉えるために

1 高齢者における患者背景の考え方
戦略的な情報収集をめざす

木村琢磨

> **症例** [83歳 男性] 外来通院していたが，虚弱高齢者と認識していなかった患者
>
> 　5年前から高血圧で外来へ通院している．肺炎で2週間入院したのを契機に，外来通院時に車いすで診察室へ来るようになった．家族によれば，この2年は足腰が弱り通院の送り迎えが不可欠で，最近は物忘れも気になっていたという．しかし，担当医は患者が虚弱高齢者であるという認識に乏しかった．先日まで診察室には患者1人で来ており，担当医は待合室にいる家族と顔を合わせることもなく，送迎を受けていることも把握していなかった．
> 　患者背景をいかに把握していなかったかを痛感させられた外来医は，「外来には高齢患者がきわめて多く，そのすべてに詳しい情報収集を行うには限界があるが，どのようにすれば患者背景を得られるのであろうか」と疑問に思った．

　元来，臨床においては，病歴や既往歴／内服中の薬剤などの医学情報とともに，社会歴や家族などの患者背景に関する情報がマネージメントに必要であり，高齢者では特に顕著である．しかし，必要十分な情報収集を多忙な臨床現場で行うことは一筋縄にはいかないことが多く，いくつかのコツを要する．

1 情報収集のコツ

　第一に「何を聴取するか」つまり情報収集する内容を明確にしておく必要がある．さもなければ，情報の漏れが生じやすくなったり，時間を費やしても有意義な情報収集とならない可能性があるからである．

ポイント▶　第二に「診療の場によって聴取する内容を変化させる」，つまり**急性期か慢性期かなどにより必要な情報の優先順位が変わることにも留意する**．例えば救急外来などの急性期の現場では効率性が求められ，網羅的な情報収集を行う必要はない．一方，外来・訪問・施設などの慢性期の各診療現場においては，徐々にであっても系統的に多くの情報収集を行うことが求められよう．

　第三に「いつ聴取するか」，つまり情報収集のタイミングも重要である．例えば，外来で入院を想定していれば，転倒リスクなどは入院リスクを査定するために，外来で即座に聴取せねばならない．また，家族，職業などプライバシーに深くかかわる情報は，いくら診療に必要であっても，医師−患者関係が構築されていない状況で不用意に聴くことは慎んだ方がよい．

ピットフォール▶
具体的 説明法　高齢者は礼儀に敏感な方が多いうえ，軽度の認知機能障害が認められるからと油断していると痛い目に遭うこともある．「○○を考えるうえで必要ですので，差し支えのない範囲で〜についてお聞きしたいのですが」などと，なるべく誤解を与えないように尋ねるようにする．

　第四に「どのように聴取するか」，つまり具体的な聞き方は臨床で最も重要といえよう．一般には面接の開始時に推奨されている開かれた質問を高齢者に多様することは，非効率的なことも多く（「第1章2.高齢者とのコミュニケーション」参照），特に急いで正確に聴取す

る必要がある事項については，閉じられた質問でなるべく具体的に尋ねる．しかし，閉じられた質問は，尋問調になる可能性を秘めるうえに，一度に多くの質問をすると高齢者に負担をかけるので，1回で多くの情報を聴取しようとしないことが大切である．

2 急性期に何を聴取するか

特に救急外来では，1回のみのかかわりの場合もありえ，かかりつけ医がいるか否かは必ず尋ね，自らの役割を明確にして診療する．また，入院が想定されれば，入院のリスクを査定するために，過去に入院した際の様子，歩行の様子と転倒歴，ナースコールを押すことができる認知レベルか，などを聴取する．

3 慢性期に何を聴取するか

慢性期において必要となりうる患者背景は多岐にわたるが，継続的に患者を診療するうえで重要なことは，少しずつ聴取した患者背景を，いつでも一瞥して把握できることであると思う．多くの患者を主治医として診療していると，細かい点を記銘することには限界があり，一瞥して把握できるようにすることはグループ診療をする際にも必須である．以下，筆者らが訪問診療などで使用している診療録用の患者背景表（p.16 表）を例に，聴取する内容の概要について述べたい．

まず，本人の状態についての情報収集は必須であるが，これらは詳しい評価の記載が主旨ではなく，さらに詳しい評価は必要に応じて行い，別途記載する．元々の職業や趣味，生き甲斐などについて聞くことは，患者理解を深めたり，臨床で重要な雑談に有用であろう．

間取りなどの生活環境を把握することは，介護の視点や転倒予防をアセスメントするうえで役立つ．また，家族背景の記載は，介護力や心理社会的アセスメントの基本である．

終末期の際の意向は，状態悪化時に意思を再確認するのが基本であるが，日常診療の何気ない会話などから垣間みた患者サイドの処置などに関する考えを記載しておくと後々，役立つことも多い．

いずれにせよ，慢性期における患者背景は少しずつ聴取することが肝要である．高齢者は，話が要領を得ないことも多く，むしろ会話の途中で偶然に得られた内容や，時々しか同席しない家族の発言などをコツコツと記載しておくと，役立つことがあるので，それらをマメに記録しておく意義は大きい．

> **診察メモ**：長らく患者にかかわればかかわるほど，患者情報を定期的に更新する必要性がでてくる．患者の誕生日や，介護保険の主治医意見書の更新の度に，up dateする方法もあるが，漏れなく行うことは忙しい臨床では困難なことも多い．そこで，研修医などが研修に来た際に，患者を一緒に診て up date してもらえば，彼らの学びにもなり一石二鳥である．情報を up date し，過去と比較することで，認知症やADL の低下の気づきに繋がることもある．

まとめ　◆ 高齢者の患者背景は，一筋縄にいかないからこそコツコツと！

表 診療録の患者背景表

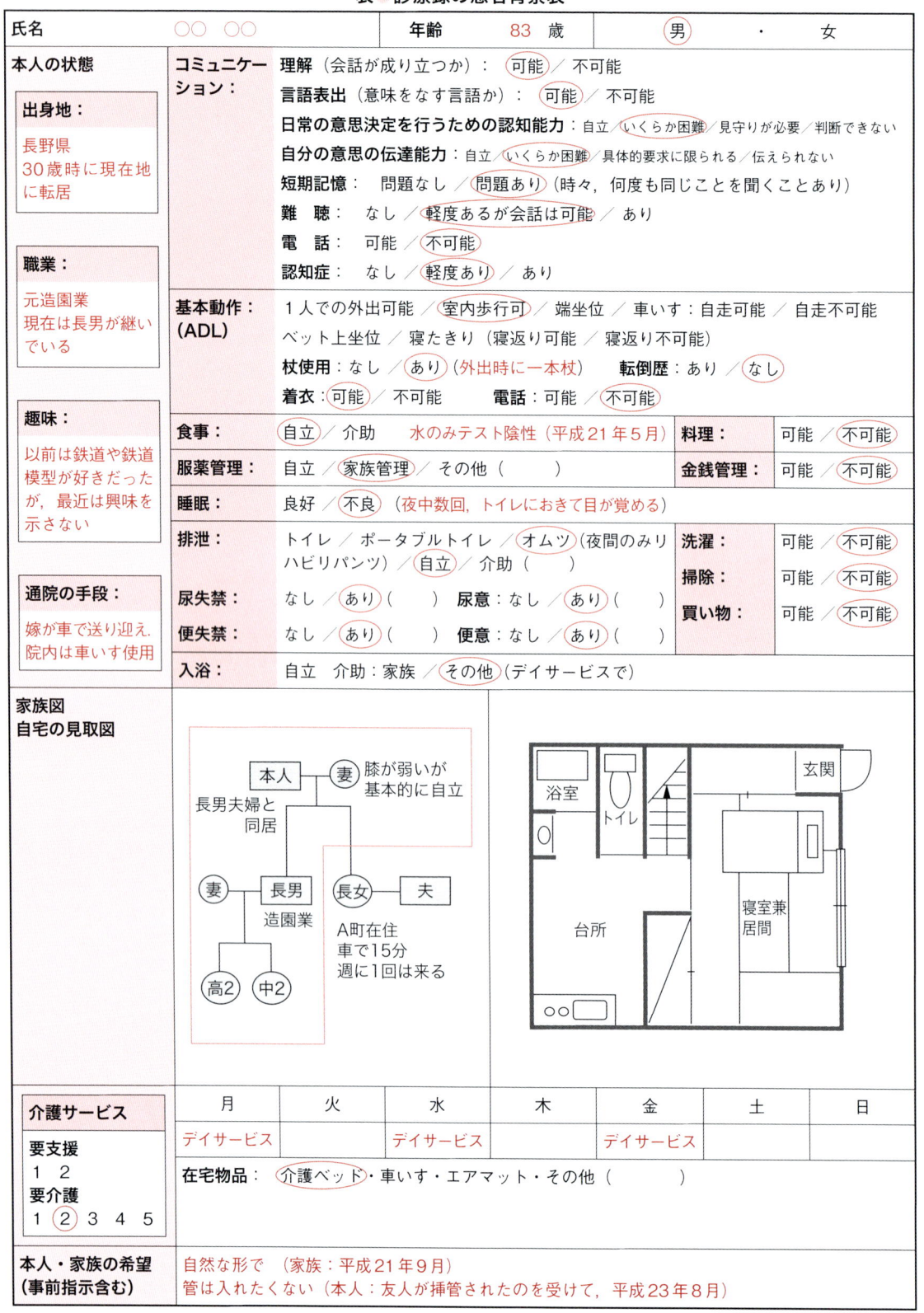

氏名	○○ ○○		年齢	83 歳	**男** ・ 女

本人の状態	コミュニケーション：	理解（会話が成り立つか）：**可能**／不可能
出身地： 長野県 30歳時に現在地に転居		言語表出（意味をなす言語か）：**可能**／不可能
		日常の意思決定を行うための認知能力：自立／**いくらか困難**／見守りが必要／判断できない
		自分の意思の伝達能力：自立／**いくらか困難**／具体的要求に限られる／伝えられない
		短期記憶： 問題なし／**問題あり**（時々，何度も同じことを聞くことあり）
		難聴： なし／**軽度あるが会話は可能**／あり
職業： 元造園業 現在は長男が継いでいる		電話： 可能／**不可能**
		認知症： なし／**軽度あり**／あり
	基本動作： （ADL）	1人での外出可能／**室内歩行可**／端坐位／車いす：自走可能／自走不可能
		ベッド上坐位／寝たきり（寝返り可能／寝返り不可能）
		杖使用：なし／**あり**（**外出時に一本杖**）　　転倒歴：あり／**なし**
趣味： 以前は鉄道や鉄道模型が好きだったが，最近は興味を示さない		着衣：**可能**／不可能　　電話：可能／**不可能**

食事：	**自立**／介助　水のみテスト陰性（平成21年5月）	料理：	可能／**不可能**
服薬管理：	自立／**家族管理**／その他（　　）	金銭管理：	可能／**不可能**
睡眠：	良好／**不良**（夜中数回，トイレにおきて目が覚める）		
排泄：	トイレ／ポータブルトイレ／**オムツ**（夜間のみリハビリパンツ）／**自立**／介助（　）	洗濯：	可能／**不可能**
		掃除：	可能／**不可能**
尿失禁：	なし／**あり**（　）　尿意：なし／**あり**（　）	買い物：	可能／**不可能**
便失禁：	なし／**あり**（　）　便意：なし／**あり**（　）		
入浴：	自立　介助：家族／**その他**（デイサービスで）		

通院の手段：
嫁が車で送り迎え．院内は車いす使用

家族図 自宅の見取図

家族図：
- 本人 ― 妻（膝が弱いが基本的に自立）
- 長男夫婦と同居
- 妻 ― 長男（造園業）
- 長女 ― 夫（A町在住　車で15分　週に1回は来る）
- 高2，中2

自宅見取図：浴室，トイレ，玄関，台所，寝室兼居間

介護サービス	月	火	水	木	金	土	日
要支援　1　2 要介護　1　**2**　3　4　5	デイサービス		デイサービス		デイサービス		
	在宅物品：**介護ベッド**・車いす・エアマット・その他（　　）						

本人・家族の希望 （事前指示含む）	自然な形で（家族：平成21年9月） 管は入れたくない（本人：友人が挿管されたのを受けて，平成23年8月）

◆ 高齢者の臨床的特徴

Column

高齢者診療では，一般的な高齢者の臨床的特徴をふまえて診療する必要がある．

● **症状・所見が乏しく非典型的で，経過も非典型的である**
家族などが「いつもと違う」「食欲がない」「元気がない」と連れて来た高齢者が，肺炎，脳梗塞，急性心筋梗塞などのことがありうる．

● **生理的な老い，加齢による退行性変化を認める**
高齢者は，健康でも，臓器機能・臓器予備能が低下している．あらゆる臨床事象が低下した場合には，「加齢による生理的変化である」か「異常」かの判断は困難であることが多い．検査結果を機械的に基準値にあてはめないようにするのはもちろん，「病態生理学的アプローチ」とともに，「老い」「老衰の経過」の可能性を配慮したアプローチを行うようにする．

● **複数の疾患，多臓器にわたる健康問題を有する**
臓器別の思考とならないようにするのはもちろん，横断的なアプローチが強く求められる．また，多くの薬剤が使用される傾向があるため，副作用に配慮しつつ，減薬を心がける．

● **QOLや療養の場など，さまざまなアウトカムを勘案した臨床判断が求められる**
「負担や侵襲をふまえ検査適応を考える」「治療のゴールを明確にして，周到に処置などを施さないように留意する」ようにする．自己決定の支援は重要だが，高齢者は，難聴などでコミュニケーションが困難になることも多く，どのように，意思決定へのサポートを行うかを常に念頭におく．

● **社会的問題が関与していることが多い**
経済的問題，虐待，独居，老々介護などが頻繁にあり，医療だけではなく，介護，福祉，行政との連携が求められる．

● **環境面が大いに影響する**
環境変化に弱く，リロケーションダメージや，転倒・廃用が生じやすい．移動能力，生活機能，居住空間などのアセスメントを行い，治療が不可能な疾患や障害を抱えたまどのように生活するか，いかに社会復帰するかを考えることが基本である．

● **高齢に伴う精神的問題**
ほとんどすべての高齢者は，精神的問題を頻繁に抱えていると言っても過言ではない．これは，病的な意味合いではない．「家族や友人の死」が日常的にありえ，「自らの死」は常に身近な問題である．さらに，認知機能，判断力，意欲なども少しずつ低下するうえに，不安感，せん妄，絶望感，孤独感などの"うつ状態"ときわめて類似した状態になることが珍しくないように思われる．

● **"高齢者"と括らないように留意する**
近年では「90歳以上で身体的にも社会的にも元気な高齢者」も多く「個人差が大きい」ので，単に歴年齢のみを当てはめないようにすべきであろう．

＜木村琢磨＞

第1章 高齢者を総合的に捉えるために

2 高齢者とのコミュニケーション
その困難性と具体的方法

木村琢磨

> **症例** [88歳 女性] 医師に本心を言えない患者
>
> 感冒や予防接種などで，ときどき外来に来られていた患者．認知症はないようだが，やや難聴があり，話もわかりにくい．今回，検診結果で精査が必要となり，地域の総合病院を紹介受診することをお勧めしたが，何回言っても受診してくれない．やむを得ず，娘を呼んだところ，患者は「痛いことをされそうだから受診したくなかったが，医師に悪くて言い出せなかった」と思っていたとのこと．娘は患者に「お母さん，ちゃんと言わなきゃダメよ」と言われていた．「わかりやすい説明」や「患者の意向に即した診療」を心がけていたつもりの担当医は，いろいろ考えさせられてしまった．

1 具体的な面接法

高齢者の医療面接の実際は，「認知症および視力・聴力障害」の有無と程度，基礎疾患，また診療の場により異なるが，ここでは，一般論を述べたい．

ポイント▶ 第一に，高齢者のペースに合わせ「待つこと」が重要と考えられる．高齢者は，一般に動作が緩慢で，話も迂遠なことが多いが，移動時などには焦らせないようにする．また，**やりとりの際，たとえ要領を得なくても，最初の1分間は極力話を聴くべきであろう．**

ピットフォール▶ 第二に，わが国の高齢者のなかには，医師の前で緊張したり，気をつかったり，遠慮する方がまだまだ多く，なかには認知症がないのに何を言っても「大丈夫」の一点張りで取り繕う人もいる．これらに対する配慮が必要であり，これには，まず継続的にかかわって関係性を構築することが最も重要である．また，一般的には無礼な「初対面で"チヨさん"など下の名前で呼ぶこと」も，ときに効果的であるように思う．

第三に，空間的な構造，つまり座り方は医師の正面に座ってもらうようにし[1]，これを付き添い者がいても原則としたい（p.110 コラム「付き添い者とともに外来へ来院する高齢者について」参照）．

第四に，話し方は「ゆっくり」「大きな声で」が有効とされるが，大きな声で話すことが習慣になっている筆者は「そんなに大きな声でなくても聞こえますよ」などと言われることも多いので，個々の患者に合わせ声の大きさを変えるべきなのであろう．また，話す際に，やや大げさなジェスチャーやアイコンタクトを併用することは，潜在的に，聴力障害の方が多い高齢者に対して，余程の視力障害でない限り有効であると思う．

第五に，理解を促すための方法として，「わかりやすい言葉を使う」「1回の面接で扱うトピックは1つにする」「要点を要約する」「箇条書き，図，絵にして渡す」などが効果的とされている[1]（「第3章3．高齢者に説明するということ」参照）

第六に，時間的構造として，十分な時間を設けることができれば理想的であるが，現実の

臨床では不可能であり，一定の時間内に収めることを共有しつつ，次回に繋ぐことも求められよう（時間再設定）．

実際には，以上を実践しても，本質的な情報収集や意思確認ができない高齢患者は多い．しかし，記憶が曖昧な場合でも「痛いか，痛くないかを示す」「痛いところを指差す」などは可能な場合も多い．そのため，ある程度，本人から情報収集を行いつつ，本人からの情報収集に限界のある事項についてのみ，第三者から情報収集を行って補完することが肝要である．

2 情報収集の補完

高齢者の診療においては，家族などの第三者から情報収集を行って，補完する意義は大きいが，その都度行うことは現実的ではない．そのため，目的と背景によって，第三者から情報収集を行うための方法を使い分けることが必要であろう．

1）付き添いの家族から聴取する

第一に，外来であれば「待合室や駐車場などにいる家族」などからの情報は，アクセスもしやすく，臨床をダイナミックに変える可能性があることを認識するべきである．臨床では，高齢患者から聴取した情報について，たまたまいた「待合室や駐車場などにいる家族」に確認し，情報が補完されることがあり，なかには事実と異なっていることが明らかになる場合もある．ある米国の調査では，外来通院中の患者の39％が誰かと一緒に受診し，うち三分の二は診察室に入ったが「残りの三分の一の同伴者については，医師が存在にも気づかないままであった」と報告されている[2]．医師は患者と二者で診療して，情報収集の補完が必要と考えれば，まず「待合室や駐車場などにいる家族」の存在を意識する必要があろう．

2）家族へ電話する

第二に，必要に応じて，家族などに電話をする方法もある．特に，「情報を確認する」あるいは「情報を伝達する」という程度であれば，ある程度目的が達成されよう．しかし，文字通り"顔が見えない"ため，何らかの協議，意思確認を要するときは，避けた方が無難である．筆者らは，施設診療で，家族への電話説明を多用しているが，意思決定の確認などの際は，なるべく一度は直接コミュニケーションをとるようにしている．

3）家族に来院してもらう

第三に，いよいよ「家族に来院してもらう」ことになる．これは病棟診療では，むしろ原則に近いと言えるが（「第5章8．病棟で家族へ説明する」参照），外来診療などでは比較的敷居が高い．そのため，どのようなタイミングで，誰を呼ぶかについて，判断することが問われる．患者–医師の「二者のやりとり」から，患者–家族–医師の「三者のやりとり」という構造になるので，付き添い者と来院する患者に準じた配慮を行うことが肝要である（p.110 コラム「付き添い者とともに外来へ来院する高齢者について」参照）．

なお，訪問診療においては，当初から，患者–家族–医師の「三者のやりとり」であることがほとんどであるという特殊性があり，これに伴う臨床的問題についても留意するべきであると思う（「第6章2．訪問診療と医療面接」参照）．

> **診察メモ**：臨床では，「客観的な情報収集」以外に，患者とある種の「心の交流」をすることが重要と考えられ，それには雑談が役立ち，特に高齢者ではそうであるように思う．そのため，日課や嗜好を少しずつでも聴取しておく意義は大きい（「第1章1．高齢者における患者背景の考え方」参照）．話題としては，断然，昔の話がよく，「患者が現役で頑張っていたときの話」「昔の歌謡曲の話」などを活き活きと話す患者は多く，なかには，外来へ当時の写真を持ってくる患者もいる．元来，高齢者では社会的な孤立，難聴や視力障害により，非言語的な不安や葛藤や悲しみが多く，ときに心身症状として現れることも多いとされる[3]．高齢者が，顔見知りの主治医と定期的に困りごとや身体の症状を話すことだけでも，治療的な構造となりうるので[3]，高齢者とのコミュニケーションでは「客観的な情報収集」とともに「心の交流」も少しでも図れるようにしたいものである．

まとめ

◆ 高齢者とのコミュニケーションでは「客観的な情報収集」と「心の交流」のバランスをとる！

＜文献＞
1) Thomas, E. Robinson et al.：improving communication with older patients；Tips from the literature. Fam. Pract. Manag., 13（8）：73-78, 2006
2) Botelho, R. J., et al.：Family involvement in routine health care：a survey of patients' behaviors and preferences. J. Fam. Pract., 42（6）：572-576, 1996
3) 笠原洋勇：高齢者に対する治療的コミュニケーション．精神医学, 50（1）：75-81, 2008

Column

◆ 高齢者の生理的特徴

　高齢者は生理的機能が徐々に低下するのは言うまでもないが，それらの生理的変化のなかに潜む病的変化を見逃さないことは高齢者診療において必要なスキルである．しかし裏を返せば，生理的変化を病的変化と解釈することなく不要な介入を避けることも，ときにはそれ以上に重要となる．

　高齢者の血圧高値，骨密度減少，PSA高値，腎機能低下，物忘れ，摂食量低下など，それらのどれだけが「病的」な状態なのか？　それを常に意識して診療にあたる必要がある．高齢者においては「生理的変化－病的変化」，すなわち「正常－異常」の二元論はあまり意味をなさず，そこにあるグラデーションこそが高齢者の生理的特徴といえるのかもしれない．

　外的なものさしは有用でなく，本人のQOLという切り口において，それが医学的介入の対象になるかが決まる．QOL向上にとって有用であれば，治療する．そうでない場合には，治療しない．責任をもって「何もしない」をする，こともしばしば有用な医学的介入であろう．

＜外山哲也＞

◆ 高齢者の心理的特徴

　高齢者の臨床では，「老年期をライフサイクルで捉えた場合，心理的には喪失期であること」をふまえる必要がある．

● 社会や家庭内での役割変化

　いかに活躍している社会的地位の高い人であっても，定年などを契機に，社会とのかかわりがなくなることがよくある．特に初老期は「いかに老後を過ごすか」について葛藤する時期であるといえる．「なかなか受け入れられず，適応できない場合」や，「不安がさまざまな形で表出されること」もありうるが，そのなかで新たな挑戦が始まることもありうる．「新たな生き甲斐の発見」などを援助するためのケアが求められる．

● 高齢者としてのアイデンティティの確立

　多くの高齢者は，しだいに自らの"心身の衰え"を自覚していくとされるが，同時に「若くありたい」「健康でありたい」と願う気持ちも強くなるとされる．そして，「子供の世話になったり，他人の手を借りる必要がでてくる」一方で，「認められたい」「尊敬されたい」「達成したい」「自信をもちたい」「愛したい」「愛されたい」気持ちも大きくなる．このような背景のなかで，高齢者としてのアイデンティティを確立するためには，「自分が必要とされているという感覚をもてるか」「子供世代の家族と密なかかわりをもち，心理的依存が可能か」が大きな鍵であるという．さもなければ，無力感や孤独感が増大してしまうであろう．

● "死"を強く意識する

　同年代の友人との死別，ましてや伴侶との死別は，ショッキングな喪失体験であり，高齢者においては，「喪の作業」は大きなテーマとなる．そして，次第に「自らの死」も現実的な存在となり，死へ向かう心の準備をはじめ，いわゆる晩年期を迎える．

　ライフサイクルという観点から，個人の精神的発達を一生涯の時間的流れとして理解する理論を構築したエリクソンは，老年期の発達課題として「絶望」と「自我の統合」のバランスをとることを挙げている．老年期は，単なる人生の下降期ではなく，「衰退や喪失の可能性」と「成熟（円熟）の可能性」を同時にあわせもつ時期とされる．多くの高齢者は，完全に統合に至ることも，極端な絶望に陥ることもなく，これらの間を行ったり来たりしながら生きていくという．そして，人間の心理的発達は，死を迎えるまで続き，"平安の境地"に至ることが理想とされている．老年期を心理的に捉えると，「人生最後の生を充実」させ，「これまで築いてきた人生を有終の美で飾るための時期」といえる．老年期は，平均寿命，健康寿命が延びているわが国ではきわめて重要な時期であると言える．

＜文献＞
1)「患者ケアの臨床心理」（岡堂哲雄　著），医学書院，pp. 147-157，1978

＜木村琢磨＞

第1章 高齢者を総合的に捉えるために

3 身体所見をとる際の注意点
高齢者の身体所見の意義と限界

今永光彦

> **症例** [88歳 男性] 神経学的所見をとれない認知症患者
>
> 認知症があり，特別養護老人ホーム入所中の方．ADLは介助で車いすに乗る程度．食事も介助であるが，尿意は比較的はっきりしており，尿器での排尿が中心となっていた．昨日より失禁の回数が増え，"ぼーっ"としていることも多く，37度台後半の発熱も認めるようになったとのことで施設の職員に連れられて外来受診．身体所見上は右下肺にfine crackleを聴取するが，それ以外に異常を認めず．明らかな麻痺はないものの，神経学的所見は本人の協力はなかなか得られなかった．肺炎や尿路感染症などの細菌感染症を鑑別診断の上位に挙げ，採血・胸部X線・採尿をオーダー．念のため頭部CTも施行したところ，小脳出血を認めた．担当医は，高齢者診療の難しさを痛感した．

高齢者では症状の把握が難しく，医療面接にもとづく身体所見をとれないことも多い．高齢者の身体所見をとる際にはどのようなところに注意すればよいのであろう．

1 高齢者の身体所見の意義と限界

高齢者診療で遭遇することの多い細菌感染症を例に考えてみる．Metlayらは肺炎の初期症状として高齢者では食欲低下・活動性低下・意識の変調など非典型的な症状が初期にみられることを報告しており[1]，Bassらは高齢者の急性腎盂腎炎では約1/3に発熱を認めず，20％が消化器もしくは呼吸器症状のみであったと報告している[2]．つまり，**高齢者では症状が非典型的であり，症状から絞り込んで身体所見をとることが難しいことも多い．また，もともと身体所見に異常を認めることが多く，以前と比較できないと判断に迷うことも多い**．後述するように，所見が若年者と比べて現れにくいこともあり，重篤な疾患を見落とす危険性もある．

以上のような限界を認識したうえで診療にあたり，負担が少ない検査，特に採血・尿・X線検査などのスクリーニング検査の閾値を下げることが診断の手がかりとなることも多い．

認知機能が良好ではない場合には，前述した身体所見の限界がより顕著になる．症状の訴えもより不明瞭となり，患者によっては診察自体が十分に行えない場合もある．「足を拝見しますね」などのように1つ1つ声かけなどをして安心させながら診察にあたることがコツであろう．

2 重篤所見の乏しさ

高齢者では，重篤な身体所見が出現しにくいこともある．特に腹痛は，重篤な疾患が見落とされがちであるといわれており，注意を要する．Laurellらの報告によれば，急性腹症の患者において手術が必要となった症例のうち，65歳以上では有意に腹膜刺激症状が少なく，誤

ピットフォール▶ 診が多かったという[3]．高齢者では腹膜刺激症状が出にくいことを認識しておく．また，岡田らは65歳以上の腹痛患者で，開腹手術の予測因子として身体所見は有意ではなく，持続痛の所見のみであったこと，開腹遅延症の全例でCTが診断の鍵となっていたことを報告している[4]．急性腹症24時間以内の単純CTが患者の死亡率を下げるという報告もある[5]．高齢者の腹痛診療においては，身体所見の限界があり，特に持続痛があればCT検査を積極的に検討するべきであろう．

まとめ
◆ 高齢者では身体所見に限界があることも多く，ときには検査閾値を下げることも必要！

＜文献＞
1) Metlay, J. P. et al.：Influence of age symptoms at presentation in patients with community-acquired pneumonia. Arch. Intern. Med., 157：1453-1459, 1997
2) Bass, P. F. et al.：Urinary tract infections. Prim care, 30：41-61, 2003
3) Laurell, H. et al.：Acute abdominal pain among elderly patients. Gerontology, 52：339-344, 2006.
4) 岡田見布江 ほか：救急外来における高齢者腹痛の診断．日救急医会誌，17：45-52, 2006
5) Beharry, N. A. et al.：Evaluation of early abdomiopelvic computed tomography in patients with acute abdominal pain of unknown cause：prospective randomized study. BMJ, 325：1387-1389, 2002

第1章 高齢者を総合的に捉えるために

4 簡便な包括的評価の方法
CGA-7簡易版スクリーニング

堀江温子

> **症例** [78歳 女性] ADL低下が心配される患者の初診
>
> これまで遠方で独居をしていたが，息子夫婦と同居をすることになったため外来に紹介受診となった．もともと両側変形性膝関節症があり，杖歩行をしていたがここ最近，徐々に外出する機会が減り，活動性が落ちてきていた．生活を心配した息子が同居を勧めたのだという．外来担当医として今後フォローを行うにあたり，「初診時に行うべき情報収集は何か」，「簡便な評価方法はないか」と考えた．

高齢者の診療で問題となるのは，1人の患者が多数の疾患を抱えていることや加齢による変化から病態が複雑になっていることである．生活環境やADL，認知機能，気分・意欲などに問題を抱えていることも多く，病態把握とその治療だけでは疾患は治癒しても社会復帰できない結果に終わることも多い．介入する際に，個々の患者で優先すべきことは何かを医療チーム全体で認識することは重要である．

■ 高齢者総合評価（CGA）

高齢者の診療では患者の個別性を重視し，身体・精神心理機能，社会的側面など包括的な診療が重要となるが，その総合的評価の方法として高齢者総合評価（comprehensive geriatric assessment：CGA）が知られている．慢性期のみならず，慢性疾患の急性増悪で入院した場合，またその後退院する際にも医療・介護・福祉サービスが継続的に提供されるために情報の伝達・共有が必要となるが，それらをスムーズに行うためにもCGAは必要である．

CGAの主要な評価項目は多様である（表1）．わが国ではCGAガイドラインが厚生労働省班会議で策定されており，簡便な方法である簡易版スクリーニング（CGA-7，表2）が提案されている．CGA-7は7つの質問から成っており，外来でも5分程度で可能である．例えば，ADLについては表2の⑤入浴と⑥排泄の評価項目があり，入浴と排泄が自立していればほかの基本的ADLは自立していることが多く，入浴・排泄の両方が要介助であればほかのADLにも介助を要する可能性が高いというデータにもとづいて選択されている．また②と④の認知機能については，改訂長谷川式簡易知能スケール（HDS-R）の項目中，最も早期に低下するものが④遅延再生で，最も晩期に障害が現れるものが②復唱とされる．

CGA-7などを用いて簡便なスクリーニングを行い，問題がある点に関してはさらに情報収集・評価を追加し，患者の全体像を把握する．また患者のみではなく介護者・家族の介護負担の評価が重要な場合もあり，広い視点で評価することが大切である．

ポイント▶ こうしたスクリーニングにより得た客観的評価の結果を，患者ごとに認識したうえで経過を追っていくということが臨床において重要と考える．さらにその情報を記録し医療スタッ

表1 ● CGAの主要な評価項目

- 身体機能情報：視力，聴力，栄養状態，転倒リスク，基礎疾患
- 認知機能
- 日常生活指標
    BADL：basic ADL（移動，摂食，排泄，更衣，整容，入浴）
    IADL：instrumental ADL（調理，洗濯，買い物，外出，金銭管理など）
    AADL：advanced ADL（社会貢献，家族内の役割など）
- 社会的支援/経済的環境
- 抑うつ状態
- 薬物の多剤併用の有無

（文献1を参考に作製）

表2 ● CGA-7簡易版スクリーニング

①意欲	自分からすすんで挨拶をするか
②認知機能（復唱）	「桜，猫，電車」という単語を復唱できるか
③IADL	交通機関の利用に付き添いが必要かどうか
④認知機能（遅延再生）	先に呈示した「桜，猫，電車」という単語を覚えていて，答えられるか
⑤BADL（入浴）	介助が必要かどうか
⑥BADL（排泄）	自立しているか，失敗はあるかどうか
⑦情緒	抑うつがあるかどうか

フで共有することも必要である．例えば，これまで庭仕事をしていた人が最近できなくなった場合，そこが介入ポイントになりうるだろう．また，ある患者が肺炎などで入院する際も医療スタッフがその患者のADLなどを把握し，身体能力の維持・家庭での生活に早めから目を向けることなどができればスムーズな退院が可能になると思われる．

　高齢者医療では，経時的にみてイベントが生じた際，重要となる問題点が変わってくることも多く，その場その場で評価・検証し介入を行うことが必要である．

まとめ

◆ 高齢者診療では疾患だけでなく多面的な視点で評価しよう

＜文献＞
1) Katherine, T. Ward：Comprehensive geriatric assessment, Up to date, 2011
2) 鳥羽研二：高齢者総合的機能評価ガイドライン－理解と臨床的活用方法．医学のあゆみ，212（3）：193-196，2005

第1章 高齢者を総合的に捉えるために

5 簡便な認知機能スクリーニング法
時計描画とMini-Cogテスト

筧 孝太郎

症例　[82歳　男性] 受診日を間違える

3年前から高血圧・糖尿病で外来へ定期通院している．ある日，予約外で来院した．本人は勘違いしたと話していたが，その次の受診日には会計でお金のトラブルがあった．さらに次の受診日には家族とともに来院．最近もの忘れが多いとのこと．

担当医は，患者の認知機能が低下している可能性があるという認識に乏しかった．診察室ではわからなかったが，家族などからの情報・受診日間違い・会計トラブルなども，認知機能の低下を示唆していたといえる．

患者の認知機能を評価するために，忙しい外来でHDS-RやMMSEなどは時間を要し，どうしても避けてしまう．担当医は何か簡便な認知機能のスクリーニング法はないか考えるようになった．

認知症は日々の診療や通常の診察では見過ごされやすく，21％程度の認知症患者が見逃されていたという報告や[1]，65歳以上の高齢者において認知症の50～66％が地域の臨床現場で認知症と診断されていないという報告もある[1]．認知症の発症は通常緩徐であり，診察室ではわからないことが多いため，**特に高齢者の場合には，常に認知機能検査を念頭におくべきである**と言っても過言ではない．

■ 実地臨床におけるスクリーニング法

認知症の診断において，改訂版長谷川式簡易知能評価スケール（HDS-R）やMini-Mental State Examination（MMSE）が多く用いられているが，外来診療においては時間を要してしまうという問題があり，簡便な認知機能スクリーニング法を知っておくとよい．本稿では，時計描画試験やMini-Cogテストを紹介する．

1）時計描画試験（clock drawing test：CDT）

最も簡便な評価法はWolf-Kleinらによる方法で，**患者に直径10 cm程度の円を描いた紙を渡し，「時計を描いてください」と指示し（時間制限なし），患者が何か質問をしても同じ指示をくり返す（何らかの説明を加えてはならない）**．描いた時計の針や数字で評価する．数字の間隔がどんなに乱れていても，順序自体が正しく，重複や欠落がなく，円に沿っていれば正常と判断する．このほかにも，8時20分や11時10分を描かせるもの，詳細な評点をつけるものなどの方法もある．

2）Mini-Cogテスト

単語記憶と時計描画とあわせたもので，教育水準や母国語に左右されないと言われている[2]．単語記憶については3分後に尋ねるのが正式であるが，実際の方法としては，次の手順で行っ

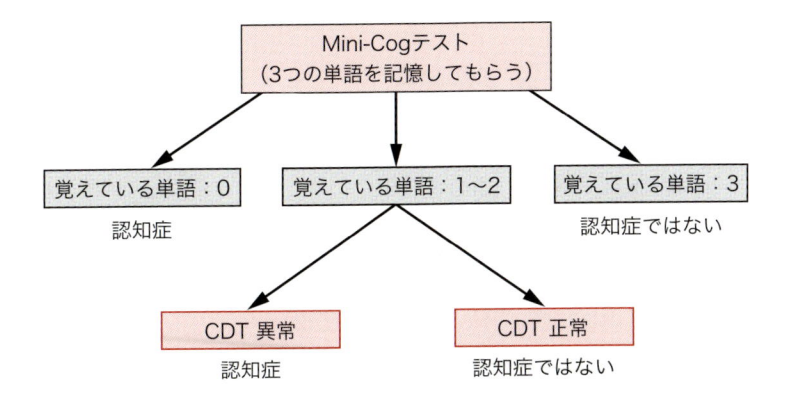

```
           ┌──────────────────────┐
           │   Mini-Cogテスト      │
           │（3つの単語を記憶してもらう）│
           └──────────────────────┘
         ↙            ↓            ↘
┌──────────────┐ ┌──────────────┐ ┌──────────────┐
│覚えている単語：0│ │覚えている単語：1〜2│ │覚えている単語：3│
└──────────────┘ └──────────────┘ └──────────────┘
     認知症              ↙      ↘        認知症ではない
              ┌──────────┐  ┌──────────┐
              │ CDT 異常  │  │ CDT 正常  │
              └──────────┘  └──────────┘
                 認知症          認知症ではない
```

図● Mini-Cogテスト

ている．
①はじめに，相互に無関係な3つの単語（baseball-penny-chairや桜-猫-電車など）を言い，くり返してもらう
②時計描画試験を行う（ある時刻を表すように指示する）
③先程，覚えてもらった単語を再び言ってもらう

評価方法は図のようになっている．時計描画は，すべての数字が正しい順序で適切な位置に描かれ，描かれた針が指示された時刻と読みとることができれば正常と判断する．

　上記2つの検査は，あくまでスクリーニングであることを認識することが重要で，時計描画試験（Wolf-Klein）は，感度48〜75％・特異度87〜94％であり，Mini-Cogテストは，感度99％・特異度93％である[1]．

まとめ
◆ 簡便な認知機能スクリーニングには，時計描画試験（CDT）やMini-Cogテストがオススメ！
◆ 高齢者の場合は，病歴聴取の段階でルーチンに行うことが重要

＜文献＞
1）Ebell, M.H.：Brief Screening Instruments for Dementia in Primary Care. Am. Fam. Physician, 79 (6)：497-500, 2009
2）Borson, S. et al.：Improving identification of cognitive impairment in primary care. Int. J. Geriatr. Psychiatry, 21 (4)：349-355, 2006

第1章 高齢者を総合的に捉えるために

6 簡便な嚥下機能スクリーニング法
反復唾液飲みテスト／改訂水飲み試験

堀江温子

症例　[80歳　男性] 肺炎を契機に認められた嚥下障害

外来へ高血圧の定期通院をしている．家族によれば最近，散歩に出ることが少なくなり，食事量はこれまでと比べ少なくなってきているという．この度，発熱・咳嗽・喀痰を主訴に外来を受診し，肺炎の診断で入院加療することとなった．この肺炎を契機に嚥下障害があることがはじめてわかった．肺炎を発症する前に嚥下障害を確認することはできなかったか反省した症例であった．

　高齢者では加齢による生理的変化や脳血管障害などの疾患，内服薬の副作用などにより嚥下障害が生じやすく，それが低栄養や全身状態が悪化する原因の1つになりうる．しかし，脳血管障害で突発的に発症する場合を除き，高齢者の嚥下機能は徐々に低下するため自覚症状に乏しい場合も多く，肺炎が生じてはじめて嚥下障害を指摘されることも少なくない．高齢者の診療において，適切に嚥下障害のスクリーニングを行い，介入することは重要である．

1 どのような症例に嚥下障害のスクリーニングを行うか？

　嚥下障害を疑う症状はさまざまあるが（表），高齢者の場合，嚥下障害は徐々に出現してくるため，多くの場合自覚症状に乏しい．よって，嚥下障害の存在をピックアップするためには医療サイドからのアプローチが重要となる．今回述べるスクリーニングは外来でも簡単に行えるものであるので，高齢者の患者の全例に行ってもよいと考えるが，**特に医師がこれまでと比べ全身状態や体力，認知機能などが低下してきていると感じた際に，食事に関する情報収集も加えることが重要であると考える**．その際，家族からの情報は特に有用である．食形態，摂食状況（姿勢，一口量，食事のペースなど）といった情報について聴取すると介入の方法につながるため，有用な情報となる．なお，脳卒中や重症肺炎などの急性期に経口摂取を開始できるかどうかのスクリーニングが必要な場合もあるが，本稿では嚥下障害が疑われる場合のスクリーニング法について述べる．

ポイント▶

2 まずは身体所見をとる

　栄養状態（脱水の有無も含む），発熱の有無，呼吸状態・循環動態，口腔・咽頭粘膜の状態，神経学的所見（認知症の有無，構音障害の有無，舌運動，口唇の運動など）などの確認を行う．特に口腔機能に関する評価は重要である．口腔機能が低下していると口腔内が汚染され，誤嚥性肺炎のリスクにもなる．また，咀嚼に必要な歯のアセスメントも大切なポイントである．義歯の作製をしていても不適合のまま使用していたり，もしくは使用しなくなった，という例によく遭遇する．必要であれば歯科受診を勧める．

表 ● 嚥下障害を疑う症状

むせ：食事中に咳こむ
食事中の声の変化：湿性嗄声がある
嚥下困難感の自覚：食べものが入っていかない
食事内容の変化：咀嚼しやすく飲み込みやすいものを選んでいる
食事時間の延長：咀嚼に時間がかかる，少量ずつしか飲み込めないなど
食事中の疲労：食事を途中でやめてしまう
食べ方の変化：口から取りこぼしがある，汁物と固形物を交互に食べている

3 簡便な嚥下機能スクリーニング法

1）反復唾液飲みテスト（RSST）

　RSST（repetitive saliva swallowing test）とは検者が被検者の喉に指を軽くあて，30秒間空嚥下をくり返してもらうものである．30秒間で喉頭挙上が2回以下であれば異常となる．誤嚥の有無に対する感度0.98％，特異度0.66％であり，安全に行えるということがメリットだが，指示に従えない患者には行えないという限界がある[1]．

2）改訂水飲みテスト（MWST）

　MWST（modified water swallowing test）とは被検者に冷水3 mLを嚥下してもらうものである．誤嚥の有無に対する感度0.7％，特異度0.88％であり，5秒以内にむせずに飲めれば正常，それ以外が異常となる[2, 3]．嚥下に関する認知機能や口腔運動，咽頭の運動など一連の嚥下機能をみることができるのがメリットであるが，むせのない誤嚥（不顕性誤嚥）があることに注意が必要である．必要に応じてSpO_2モニターをつけながら行うことも有用である．

　これらのスクリーニングで異常がある場合，食形態の工夫や，摂食状況，間接訓練や直接訓練などの介入について検討を行う．また口腔ケアを行うことは，それ自体が嚥下障害の訓練にもなりうるため重要である．

まとめ
◆ 嚥下障害のスクリーニングは医療サイドからのアプローチが大切！

<文献>
1）小口和代　ほか：機能的嚥下障害スクリーニングテスト「反復唾液嚥下テスト」（the Repetitive Saliva Swallowing Test：RSST）の検討．（2）妥当性の検討．リハビリテーション医学，37（6）：383-388, 2000
2）才藤栄一：平成11年度長寿科学総合研究事業報告書，摂食・嚥下障害の治療・対応に関する総合的研究，2000
3）戸原 玄　ほか：Videofluorographyを用いない摂食・嚥下障害評価フローチャート，日本摂食・嚥下リハビリテーション学会雑誌，6（2），196-206, 2002
4）「摂食・嚥下障害の治療・対応に関する総合的研究」総括研究報告書，平成13年度厚生科学研究補助金（長寿科学研究事業），pp.1-17, 2002
5）「嚥下障害ポケットマニュアル 第3版」，（聖隷三方原病院嚥下チーム　著），pp.37-46, 医歯薬出版，2003

第1章 高齢者を総合的に捉えるために

7 視力・聴力の臨床的意義と簡便なスクリーニング法

視力・聴力障害のリスクと介入法

今永光彦

> **症例** [74歳 男性] 視力低下による転倒
> 高血圧で外来通院中の方．ある日の外来で，「外出したときに，転んで右手を骨折してしまった」と報告があった．足腰はしっかりしており，なぜ転倒してしまったのか尋ねたところ，「ここのところ年のせいか目が見えづらくて，そのときも夜道で段差があるのに気がつかず，転んだ」とのこと．眼科に紹介したところ，加齢黄斑変性症であった．「視力低下に早めに気がつき，介入できていれば転倒を防げたのではないだろうか？」と担当医は感じた．

高齢者においては，視力障害や聴力障害を高頻度に認める．しかし，本人や周囲も「年だからしかたない」とあきらめていることも多い．医療者は，スクリーニングと必要に応じた介入を行い，そのリスクを周知させる必要がある．

1 視力・聴力障害のリスク

視力障害があると転倒のリスクが約2倍となるといわれており[1]，認知症患者においては3.2倍になるとの報告もある[2]．聴力障害においては，認知症のリスクが軽度難聴で1.9倍，高度難聴で4.9倍になるといわれており[3]，複数の研究でQOL低下，うつの増加，社会的孤立との関連が報告されている[4]．また入院患者において，入院時の視力障害（新聞の文字を読めるか）・聴力障害（静かな環境で通常の会話が聞こえるか）は，その後のIADL (instrumental ADL) 低下と関連があるという[5]．

2 簡便なスクリーニング法

視力はSnellen視力表によるものが標準的なスクリーニング法であり，それ以外でエビデンスのあるスクリーニング法はないが，新聞の文字を読んでもらったり，指数弁，手動弁を確認することは実地臨床で有用であろう．

聴力は，Whispered-Voice testが感度90〜100％，特異度70〜87％[6]と最も有益なスクリーニング法である．また電子体温計の音は4,000Hzであり，老人性難聴で障害がでやすい高さである．精度ははっきりしないが，診察時に確認できることから参考にはなるであろう．

> **診察メモ**：Whispered-Voice test
> 患者の背後60cmほどのところに立ち，3つの文字か数字を組み合わせて囁き，それを確認するというもの．3つのうちどれか1つでも間違えれば，さらに1〜2回，別の文字・数字の組合わせ検査をくり返す．半分以上で間違えるようなら異常と判断する．

3 介入法

1）視力障害への介入

白内障に関しては，手術による介入でQOL改善や認知機能・抑うつの改善が証明されており，加齢性黄斑変性症も早期の介入は利益があると考えられている．眼科医と連携しながら介入していく必要がある．

2）聴力障害への介入

75歳以上の高齢者を対象とした研究では，難聴者の38％に耳垢塞栓があり，耳垢除去でそのうち半数のWhispered-Voice testが正常化したとの報告がある[7]．**聴力障害を認めた場合，まず耳鏡で耳垢を確認し，あれば除去することが重要である**．また，高齢者の難聴では老人性難聴が多く（約8割）[8]，その際には補聴器使用も推奨される．しかし，補聴器装用を勧奨しても，「値段が高いわりに使い勝手が悪い」などの理由で，約7割の人が装用に消極的であったとの報告もあり[8]，どのように装着を促していくかは課題である．

ポイント▶

ピットフォール▶

まとめ
◆ 高齢者には，視力・聴力への定期的なスクリーニングを！

〈文献〉
1) Legood, R. et al.：Are we blind to injuries in the visually impaired？ − a review of the literature. Inj. prev., 8：155-160, 2002
2) Jurgen, et al.：Fall risk factors in older people with dementia or cognitive impairment：a systematic review. Jounal of advanced nursing, 65（5）：922-933, 2009
3) Lin, F. R. et al.：Hearing loss and incident dementia. Arch. Neurol., 68（2）：214, 2011
4) Arlinger, S. et al.：Negative consequences of uncorrected hearing loss − a review. Int. J. Audiol., 42（2）：2S17, 2003
5) Grue, E. V. et al.：Vision and hearing impairment and their association with falling and loss of instrumental activities in daily living in acute older persons in five Nordic hospitals. Scand J. Caring Sci., 23（4）：635-643, 2009
6) Pirozzo, S. et al.：Whispered voice test for screening for hearing impairment in adult and children；systematic review. BMJ, 327（7421）：967, 2003
7) Smeeth, L. et al.：Reduced hearing, ownership, and use of hearing aids elderly people in the UK. Lancet, 359（9316）：1466-1470, 2002
8) 安田健二 ほか：聴力検診における高齢者の聴力の実態−金沢市聴力検診事業より（2000年〜2005年）−. 日本耳鼻咽喉科学会会報, 112：73-81, 2009

第1章 高齢者を総合的に捉えるために

8 老衰とは何か
さまざまな定義と典型的経過

今永光彦

> **症例　[96歳　女性]　家族とのかかわりのなかで死因を老衰とする**
>
> 訪問診療を行っていた方．徐々にADLが低下し，寝たきり状態となって，亡くなる約1カ月前からは少量の経口摂取のみとなっていた．亡くなる前日より発熱と喀痰の増加を認め，当日朝に家族より電話をもらい緊急往診を行ったところ，訪問時には，医学的には死亡していた．臨床症状などから肺炎が直接の死因となった可能性があったが，「亡くなる前に徐々に衰弱してきていた経過」を家族が重視しているのを担当医は感じていたため，家族と相談し，「老衰」を直接死因とした．

　1996年には47万人であった90歳以上の人口は，2008年は100万人を超え，2025年には300万人を超えると推計されており[1]，超高齢者に対する治療指針やターミナルケアのあり方を確立させることの重要性を指摘する声もある．そのような超高齢者に特徴的な死因の1つに「老衰死」があり，戦後から減少傾向にあった老衰による死亡者数が，今後は増加するであろうとの推計もある[2]．高齢者医療にかかわる医師は，「老衰」に対しての考えを深める必要がある．

1 「老衰」に対するさまざまな定義

　下記の表に示すように，「老衰」や「老衰死」の概念は曖昧なものであり，さまざまな立場により考え方が異なっているといえる．それまでの経過（徐々に状態が低下しているのか，急な経過か）や患者・家族が病状に関してどのように捉えているのかによって，「老衰」とし

表　さまざまな「老衰」の概念

言語的な定義	老衰死＝自然死：外傷や病気などによらず，生活機能の自然衰退によって死ぬこと	大辞林第2版（三省堂）より
診断書記載における定義	死因としての「老衰」は，高齢者でほかに記載すべき死亡の原因がない，いわゆる自然死の場合のみ用いる．ただし，老衰からほかの病態を併発して死亡した場合は，医学的因果関係に従って老衰も記入することになる	死亡診断書記入マニュアル（厚生労働省）より
病理学的な立場から	臨床経過や検査結果を十分に考慮して剖検結果を検討すると，100歳の老人の42症例すべてに妥当な病理学的な死因があり，「老衰死」なる言葉に科学的根拠があるとは考えがたい	江崎らの報告より[3]
社会学的な立場から	物語りの視点によって，老衰と死は「個に完結するできごと」としてではなく，老い衰えゆく者や死にゆく者とそれを見つめケアする他者との相互作用として，つまり「関係性のできごと」として扱うことになる	天田の論文より[4]

ピットフォール▶ てアプローチしていくかを考えていく必要がある．また，患者や家族が「年のせい」と考えていても，医学的に可逆性の状態を見逃さないことも重要である．比較的元気な超高齢者が，急な経過で状態変化した場合には，特に注意する必要があるであろう．

2 典型的な経過

　「老衰」の定義自体が曖昧なこともあり，その経過を明確に記すのは難しい．しかし，加齢に伴い徐々にADLや経口摂取量が低下していき，「枯れるように」亡くなっていくのが典型的な経過といえるだろう．また，経口摂取がいよいよ困難となってくる際の嚥下機能低下に伴い，肺炎と思われる症状を認めたり，「お別れのとき」が近いときに呼吸苦や浮腫などの症状が出現することを経験する．これらを肺炎や心不全という疾患としてラベリングすることもできるが，「老衰という経過のなかでのできごと」と捉えることもできる．医療者と患者・家族が「老衰」という経過であることを共有しているかどうかが重要であろう．それらは継続的なかかわりがないと実際には困難であるかもしれない．継続的なかかわりのなかで，患者・家族が"衰えている"ということに対してどのように捉えているか，またニーズはどのようなものなのかを把握することがまず必要であろう．そのなかで，「老いによるもの」という解釈であったり，「できるだけ自然に」というニーズであったりすれば，医療者として「老衰」という診断を行い，超高齢者を自然な形でみていくというケアの方向性を共有できるのではないかと思う．

まとめ
◆ 患者・家族と継続的にかかわるなかで，「老衰」という経過の共有を！

＜文献＞
1）「日本の将来推計人口　平成18年12月推計の解説および参考推計（条件付推計）」．（国立社会保障・人口問題研究所 編）厚生統計協会，2007
2）今永光彦，丸井英二：老衰死はどのように変化してきているのか－人口動態統計を利用した記述疫学的検討－．厚生の指標，58（4）：1-5，2011
3）江崎行芳 ほか：「百寿者」の死因 病理解剖の立場から．日本老年医学会雑誌，36（2）：116-21，1999
4）天田城介：＜老衰＞の社会学-「再帰的エイジング」を超えて．年報社会学論集，12：1-13，1999

第1章 高齢者を総合的に捉えるために

9 高齢者にとって重要なアウトカムとは何か
介入する際に考えておくべきこと

木村琢磨

> **症例** ［90歳 女性］利尿薬内服中の立ちくらみ
> 心不全で長年,外来へ通院し,利尿薬を内服している.血圧コントロールは良好であったが,ある夏,外出中に「立ちくらみ」が生じて転倒したという.「発汗による脱水」に,「利尿薬の影響」も相まって,起立性低血圧を生じたと考えられた.

1 高齢者に介入するということ

▶ピットフォール

高齢者に介入する際には,その「目的」を明確にしておく必要がある.そして「介入による利益が害を上回るか」はもちろん,利益が「どのくらいの確率で,どのくらいの期間で得られるか」のアセスメントが求められる.例えば,「高齢者は若壮年者に比べて薬剤の副作用が生じやすい」「予後が限られており,中長期的な治療・予防の恩恵を受けにくい」などを考慮する必要がある.

▶ポイント

換言すれば,臨床研究などでいわれるように,患者が「介入によって得られるアウトカム」が,「真のアウトカム」(つまり,患者自身に関するメリット)なのか,「代用のアウトカム」(つまり,疾患や病態の改善)なのかを吟味するべきである.高齢者においては,一般には「真のアウトカム」であることが多い「死亡率」すら,「QOLがもともと高くはない状態」「予後が比較的短い」「患者本人の考え方」などによっては「代用のアウトカム」に近い可能性がある.例えば,「90歳代の高齢者に,数年後に生じる可能性があるイベントを防ぐための治療を行うべきか」「一定以上の侵襲性がある検査適応について,もし疾患が見つかっても,予後やQOLの改善につながる介入が行えるか否かをふまえ判断する」などの視点が求められる.

そして,高齢者においては,「医療者の考えるアウトカム」とともに,「個々の高齢者のアウトカム」が何かを念頭におくことが,若壮年者以上に必要であろう.

2 個々の高齢者のアウトカム

高齢者と話していると,「もう年だから何もしなくていい」「100歳まで生きたい」「畑を見に行くことは続けたい」「猫と一緒にいたい」「入院だけはしたくない」など,さまざまな意向を聴くことがある.これらの「考え方」をふまえ,「個々の高齢者のアウトカム」を考える必要があるのであろう.

また,「趣味」や「生き甲斐」も,参考にする必要がある.「趣味」については,日頃から聴取しておくことができるが,「生き甲斐」を評価することは容易ではない[1].これらは,AADL（advanced ADL）という概念に包括され,「個々の高齢者」の身体的・精神的・社会

的活動を反映しており，「個々の高齢者のアウトカム」の一種といえる．「AADLが保たれているか」という観点でアセスメントすることは有用に思う．

まとめ
- 高齢者に介入する際は，「個々の高齢者のアウトカム」が何かを常に念頭におこう

<文献>
1) 長谷川明弘　ほか：高齢者のための生きがい対象尺度の開発と信頼性・妥当性の検討．日本心療内科学会誌，11：5-10，2007

Column: 超高齢者における「自然な形で」について

超高齢者が「何歳からなのか」．その定義は難しいが，最近は90歳はもちろん，100歳前後の患者に接することが本当に多くなった．そのような際に，「自然な形でお願いします」と家族などに言われることがあるが，医師としてどう接するべきかきわめて悩ましいことが多い．

まず，いくら「自然な形で」であっても，「○○歳だから○○は不可能だ」などと年齢で線引きしないようにするべきであろう．たとえ本人の意思決定能力に問題があっても，「元気だった際の意思を家族などから聴取する」「家族と十分に話し合う」「生命予後のみではなく，機能予後やQOLを十二分に勘案する」．以上が，しばしば言われていることであろう．

次に，上記をふまえ，キュアではなく，「自然な形」でのケアが診療の目標（best supportive care：BSC）となれば，医師には"何もしない"を提供するための大きな責務があるように思う．たとえ超高齢であっても，"何もしない"ことは，特に非がんの場合は，患者サイドにも，医療・介護スタッフにも多くの葛藤が生じうる．そのとき，医師が"ブレてしまう"と，チーム全体に影響が及ぶように思う．

実際，「高齢者の予後予測には限界」がある（p.89コラム「予後予測の重要性と困難性」参照）といわれ[1]，終末期と考えられた患者が，"持ち直す"こともあり，臨機応変な対応が求められるのも事実である．しかし，それ以上に，「自然な形」での「何もしない」を提供するためには，医師がブレることなく，ある種のリーダシップをとりつつ，ときにほかの職種に，ある程度"悪者"と思われても致し方ない面もあろう．同時に，ほかの職種の極端な葛藤や，特に家族などの考えが変化していると考えられれば，全員で協議をくり返す必要があるのは言うまでもない．

いずれにせよ，明確な結論は出ない難しい問題である．

<文献>
1) Yourman, L. C. et al.：Prognostic indices for older adults：a systematic review. JAMA., 307：182-192, 2012

<木村琢磨>

第1章 高齢者を総合的に捉えるために

10 住環境の考え方
高齢者とその家族のQOLを高める住居とは

外山哲也

> **症例** [74歳 男性] 自宅の改修，転居へのアドバイス
> 同年代の妻と二人暮らし．徐々に身体機能が低下してきていることを自覚しており，今後自宅の改修や，転居なども考慮している．主治医に意見を求めてきた．

われわれ医療ケア提供者が住環境について考える際，ややもすれば問題を身体的問題に限定してしまいがちであるが，住居の問題には複雑な背景がある．本稿では，①居住の継続性，②個人領域の確保，③同居者とのつながり，④地域コミュニティとの関係性，⑤身体的バリアの排除，⑥介護効率性，⑦安全性，のポイントに分け，高齢者の住環境について多角的に考えたい．

1 居住の継続性

身体機能や介護必要度が変化してくると，同一の住居に継続的に居住すること自体が難しくなる．これは近代以降の日本の住環境の根本的な問題点の1つである．背景としては，核家族化や家族機能の希薄化などの社会的要因に加えて，nLDK型と称されるような画一的住居プランニングが住み手の経時的な生活状況変化に追従できていないことも原因であろう．居住の継続性が担保されないと，次に述べる個人領域の確保や，地域コミュニティとの関連性保持も困難となることが多い．また，高齢者にとって慣れ親しんだ住環境は体の一部ともいえ，そこから分離されることは身体的・精神的に悪影響をもたらし，転居自体が高齢者の死亡リスクを上げる要因であるとの報告もある[1]．転居を含めたハウスアダプテーション（house adaptaion）を考慮する場合には，この点も十分考慮する必要がある．

2 個人領域の確保

住居は単に雨露をしのぐシェルターではなく，住み手のそれまでの人生を反映する器でもある．居住系施設でも近年は個室化が進んでいるが，いまだに多床室が約半数を占める（個室の普及率は介護老人保健施設で約42％，介護老人福祉施設では約63％とされる[2]）．また，単に個室をあてがうだけでは不十分で，住み手が手を加えて自分らしい空間を演出したり，客人を招き入れたりできる機能も，個人領域の必要条件である．また，自宅で家族と同居している場合には，特に介護必要度が増した場合に，個人空間と，居間などのコモンスペースとの重なりや分断が問題になることが多く調整を要することがある．

3 同居者との関係性

施設においては，入居者の自立性を高め，他入居者やケアスタッフとのコミュニティ形成

を促す仕掛けとして，入居者を10名程度のユニットに分け，それぞれの個室がコモンスペースを取り囲むようなユニットプランが新設特別養護老人ホームを中心に導入されるようになってきている．しかしユニット内ですべてのケアが完結すること自体が，入居者のコミュニティ参加の制約となっている可能性も指摘されている．在宅高齢者では，特に身体機能が低下した場合，同一居室で生活することが多くなるため，その居室と，家族のコモンスペース（リビングやダイニングなど）との配置関係が家族とのかかわり方に大きな影響を及ぼす．特に在宅療養を開始する場合には，その主居室の設定には慎重を期す必要がある．

4 地域コミュニティとのつながり

日本の伝統的家屋では，縁側や玄関の土間，その外にある路地などの空間が，近隣住民との気軽な交流の場として機能していたと考えられる．失われつつある地域コミュニティやそこから生まれるノンフォーマルなケアシステムを取り戻すためには，今日の内部完結型の家屋構造そのものを問い直す必要もあるだろう．また，直接的な人の出入りがなくても，高齢者の居室から外の世界が感じとれる空間構成（例えば，窓の外に路地の人通りが垣間見えるなど）も，コミュニティとの一体感を醸成する重要な要素である．施設においても，従来の閉鎖性を排し，いかに地域に開かれたケアの場としての環境をつくっていくかは今後の重要な課題である．

5 身体的バリアの排除

狭義のバリアフリーはたいていがこのあたりを問題にしている．介護保険による住宅改修も，ほとんどがこの身体的バリア排除の視点からなされる．手すりをつける，段差をなくす，廊下やトイレの幅を広げる，などの対処は方法論が明瞭で，対策が講じやすく，効果も見えやすい．しかし反面，問題をそれだけに限定してしまうきらいがある．高齢者の住環境は複雑系であることを認識し，「木を見て森を見ず」的な状況にならないように注意したいものである．また，問題が顕在化してからの事後的対処 (house adaptation) が住環境整備の主体となるのは現状としてしかたがない面もあるが，身体機能の変化を見越した事前的対処 (adaptable housing) の重要性が今後一層重要になることは明白である．居住の継続性の観点もあわせると，対象を高齢者に限定しない，transgenerational design の思想にもとづいた住宅ストックの形成が中長期的な課題となるだろう．

> **診察メモ**：transgenerational design
> 1980年代にJ. J. Pirklによって提唱された概念で，加齢により身体機能が制限された高齢者に対しても，若年者と同様の使用を許容するようなプロダクトデザイン・環境デザインの手法をさす．

6 介護効率性

ADLが低下し介護依存度が高くなるに従い，相対的に住環境整備における介護効率性の重要性は高くなる．特に在宅では，介護者の負担軽減は在宅療養の持続性に大きく関連する．食事，排泄，入浴などの基本的生活行為の介助負担を減らす人間工学的環境整備と同時に，

介護者の家事や余暇，就寝などの生活行為のなかで，スムーズに被介護者とかかわることができる環境を考慮する必要がある．

7 安全性

安全性は住環境整備の基本となる優先事項に位置づけられる．高齢者の住環境において安全性が問題となるのは，主に転倒と入浴に伴う事故である．これら事故の原因となるhome hazardおよびその対策に関しては，「第2章15.家屋改修」を参照のこと．

以上に述べたそれぞれの論点は互いに重なり合い，ときに排反要素ともなる．これらのバランスをとりながら，総合的にそれぞれの高齢者とその家族にとって最も高いQOLが得られるような，住環境づくりを考えていく必要がある．

まとめ
- 単に安全性や機能性だけにとらわれず，より多角的な視点から住環境を評価する
- 各要素のプライオリティを判断したうえで，トータルなQOL向上につなげるための提案を行う

〈文献〉
1) Laughlin, A. et al.：Predictors of mortality following involuntary interinstitutional relocation. J. Gerontol. Nurs., 33 (9)：20-26, 2007
2) 「平成22年介護サービス施設事業所調査結果の概況」（厚生労働省），2010

◆ 高齢者臨床と医療・社会情勢　　Column

　高齢者を診療する際に求められる臨床能力は多岐にわたる．そして，「医師として，高齢患者に，どのような臨床アウトカムに重きをおいてマネージメントやアプローチをするべきか」は教科書的な知識のみではうまくいかない．最も重要な問題解決レベルの知識の習得には，患者はもちろん，高齢者を実際にケアする患者の家族，在宅医療スタッフ，施設職員などと，日常的なやりとりを積み重ねることであろう．
　そして，「心身に衰えをきたし，現代医学をもってしても完治困難な状況が続くことが多い高齢者」に医療を提供するためには，疾病をもちながらも比較的高い健康感をもって生活している"元気な高齢者"や，肉体的・精神的・社会的な能力が比較的維持されている地域の高齢者に直接多く接することも重要である．
　そのためには，医師という以前に，1人の人間，社会人として，地域社会で多くの高齢者へ，敬いをもって接する機会を多くもつべきであろう．
　また，高齢者の臨床判断を適切に行うためには，その時々の医療・社会情勢を反映することも必要である．新聞やニュースが基本であることはもちろん，医療システムや医療費などにも医師として敏感でなければならない．

〈木村琢磨〉

第2章

高齢者の生活・健康維持を支えるために

第2章 高齢者の生活・健康維持を支えるために

1 高齢者の日常生活に関する指導
転倒リスクと転倒予防

堀江温子

> **症例 [80歳 女性] くり返しの転倒**
>
> 糖尿病・高血圧にて外来通院をしている．ADLは自立しているが，外来へは変形性膝関節症のため杖歩行で来院していた．ある日の外来で，本人から「先日自宅内で転倒してしまった」という話を聞いた．幸い骨折などはなかったとのことであるが，よく話を聞くと「これまでも何度か転倒していた」とのことである．これまで担当医は転倒には注目していなかったが，今後の転倒予防は重要と感じ，アドバイスできることはどんなことかと考えた．

高齢者において，転倒は高頻度に生じ，ADLを低下させる原因の1つでもある．わが国において地域高齢者の転倒発生率は1年間に20％前後で，転倒の5〜10％に骨折が発生するとされ[1,2]，高齢者への日常生活に関する指導という点で，転倒予防の指導は欠かせないものである．

1 患者の転倒リスクを評価する

ポイント▶ 高齢者の場合は転倒の要因は1つではなく，多くの要因が重なった結果，生じると考えられている（表1）．そのなかでも特に転倒の危険因子となるものを表2に示す．**過去の転倒歴を聞くことは転倒リスクのスクリーニングを行う際の有用な情報となる．**

具体的なスクリーニング方法として，米国老年医学会と英国老年医学会による転倒予防ガイドラインより，アルゴリズムを示す（図）．

また，医師の役割としては内服薬の見直しは重要である．多剤内服は転倒リスクの1つになるため，できるだけ必要最小限の処方とするよう心がける．

表1 ● 転倒にかかわる要因

内的因子	運動要因	筋力低下，バランス障害，姿勢反射障害，運動器機能低下，呼吸機能・心機能低下など
	感覚要因	視覚障害，聴覚障害，前庭覚・平行感覚障害，深部覚障害など
	高次脳機能要因	認知機能低下，記憶障害，注意障害，せん妄など
	心理要因	興奮，抑うつ，自信過剰など
	薬物要因	降圧薬，経口血糖降下薬，睡眠薬，抗てんかん薬，抗精神病薬，筋弛緩薬など
外的因子	環境要因	滑りやすい床，段差，障害物，不良な照明，手すりの不備，介護者の不在など

（文献3，4，5を参考に作製）

表2 ● 転倒の危険因子

転倒の既往	うつ	失禁
バランス障害	めまいまたは起立性低血圧	認知障害
筋力低下	機能的制限，ADL障害	関節炎
視覚障害，視力障害	年齢＞80歳	糖尿病
薬剤（4種類以上または向精神薬）	女性	疼痛
歩行障害	低BMI	

（文献6を参考に作製）

転倒リスク・スクリーニング
1. 過去1年間に複数回転倒？
2. 最近の転倒？
3. 歩行困難やバランス不良？

↓

スクリーニング質問 1つでもはい？ — はい →

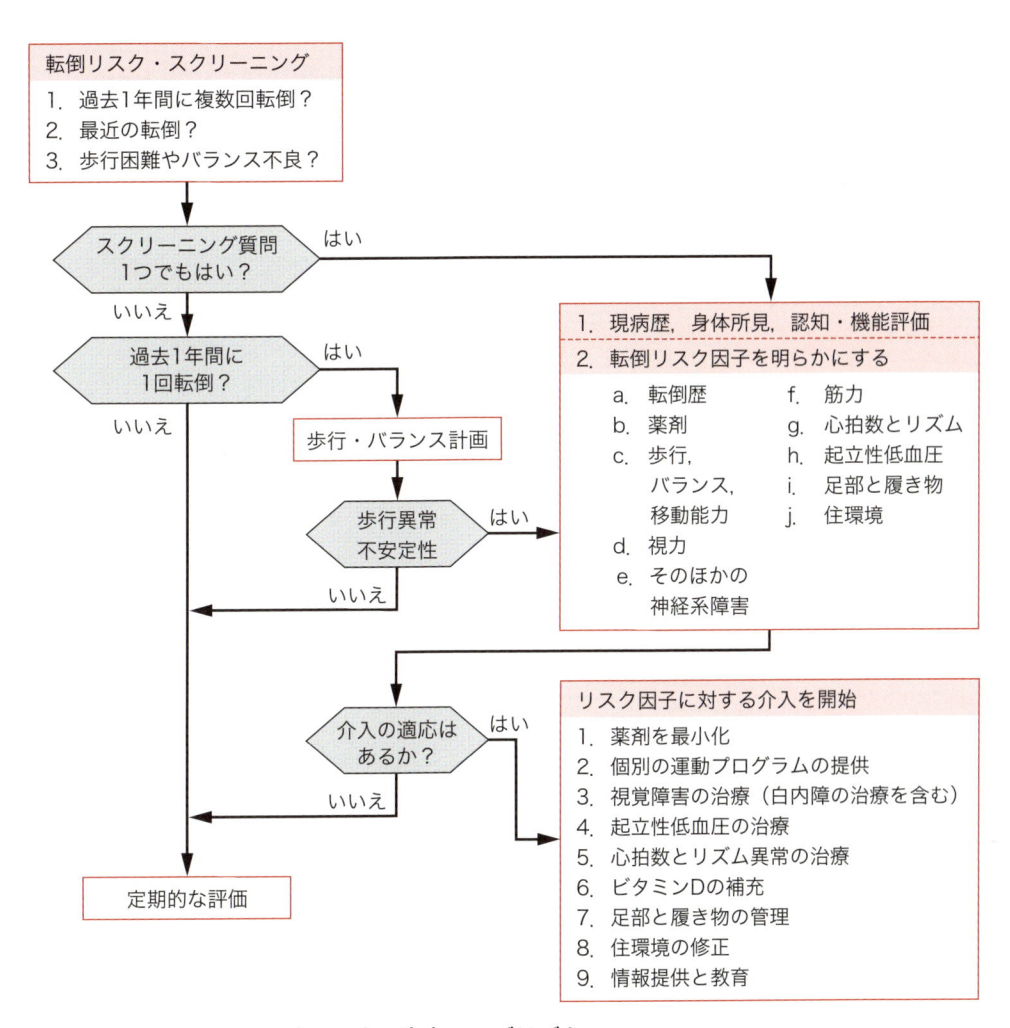

いいえ ↓

過去1年間に1回転倒？ — はい → 歩行・バランス計画 → **歩行異常 不安定性** — はい →

いいえ ↓

1. 現病歴，身体所見，認知・機能評価
2. 転倒リスク因子を明らかにする
   - a. 転倒歴
   - b. 薬剤
   - c. 歩行，バランス，移動能力
   - d. 視力
   - e. そのほかの神経系障害
   - f. 筋力
   - g. 心拍数とリズム
   - h. 起立性低血圧
   - i. 足部と履き物
   - j. 住環境

介入の適応はあるか？ — はい →

リスク因子に対する介入を開始
1. 薬剤を最小化
2. 個別の運動プログラムの提供
3. 視覚障害の治療（白内障の治療を含む）
4. 起立性低血圧の治療
5. 心拍数とリズム異常の治療
6. ビタミンDの補充
7. 足部と履き物の管理
8. 住環境の修正
9. 情報提供と教育

いいえ → **定期的な評価**

図 ● 地域高齢者の転倒予防に関する臨床アルゴリズム
（文献6，7を参考に作製）

表3 ● 高齢者のための自宅における転倒予防チェックリスト

チェック箇所	チェック項目	改善策
床	● 歩くときに家具が邪魔にならないか？ ● 部分的に敷物を床上に置いていないか？ ● 床の上に紙・本・タオル・靴・雑誌・箱・ブランケットなどが置いていないか？ ● 線やコードをまたがなければならない状況にないか？	● 通り道の邪魔にならないように家具を動かす ● 敷物を取り除くか，ずれないように両面テープで固定する ● 置いてあるものを拾い上げ，床上に障害物がないようにする ● コード類をまとめて壁近くに固定する．必要があれば別に新たなコンセントを設置する
階段	● 紙や靴や本などが置いてないか？ ● 壊れた段や凸凹した段がないか？ ● 照明が正しく設置されているか？ ● 照明のスイッチが階段の両端にあるか？ ● 階段の照明は壊れていないか？ ● 階段の絨毯がずれたり破れたりしていないか？ ● 手すりが壊れていないか？ 手すりが両脇にあるか？	● 階段には障害物がないようにする ● 破損部を修理して，平らにする ● 電気店に依頼して階段の両端に照明を設置してもらう ● 両端に照明のスイッチを設置する，明かりがつくスイッチを用いるのもよい ● 友人か家人に照明を交換してもらう ● 絨毯を各段に固定するか，絨毯を取り外す．もしくは，滑り止めのゴム板を段に取り付ける ● 手すりを修理するか新しい手すりを設置する．上端から下端まで階段の両側に手すりがあるようにする
台所	● よく使うものが高い棚の上に置いてないか？ ● 足台が安定しているか？	● よく使うものは，腰の高さなど低い高さの棚の上に置く ● 必要があれば，手すりのついた足台を使う．椅子を足台代わりに用いてはならない
浴室・トイレ	● 浴槽内や浴室の床が滑りやすくないか？ ● 浴槽の出入りや，便座からの立ち上がりに介助が必要か？	● すべり止めゴムマットを用いる ● 工務店に依頼し，浴槽内やトイレに手すりをつける
寝室	● ベッドサイドの照明には簡単に手が届くか？ ● ベッドからトイレまでの通路が暗くないか？	● 簡単に手が届くように照明をベッドの近くに付け替える ● 終夜灯もしくは自然点灯ライトを設置する

(文献3，7を参考に作製)

2 実際のアプローチ

　スクリーニングを行い，転倒リスクがない群については，今後転倒リスクが増えないような介入を行うべきであり，それには運動療法が第一選択となる．運動教室の参加や筋力トレーニング，持久力運動，バランス訓練などさまざまあるが，各自に合わせて実行可能な運動を勧めるのがよいと考えられる．

　次に転倒リスクがある患者に対しては住環境の整備も重要なポイントとなる．住環境の整備に関しては，過去の研究において一般の地域高齢者では転倒予防効果はないが，転倒のハイリスク群に対しては効果が認められている．手すり設置や段差解消など家屋改修が対策の1つとされているが，実際には簡単な対策を行うだけでもリスクを減少できる．米国疾病予防センターでは，住環境の整備に対するチェックポイントをまとめているので参考にしたい

(表3).実際に介入する際には過去の転倒の状況を聴取し,どのような場所・どのようなときに転倒しやすいかを参考にする.

ポイント▶ 　転倒予防については個々の患者における転倒リスク因子を明らかにし,対応するアプローチが必要となる.外来などでは限られた時間ではあるが,生じた疾患だけではなく,患者のADL低下やQOLに影響する因子への予防的介入の視点をもって診療を行うことが求められる.

まとめ　◆ 高齢者では転倒リスクに関しても注目しよう！まずは転倒歴を聞くことから

＜文献＞
1) Gillespie, L. D : Interventions for preventing falls in elderly people. The Cochrane Library, Issue3, 2002
2) 安村誠治：高齢者の転倒・骨折の頻度.日医雑誌,122：1945-1949,1999
3) 角田亘 ほか：転倒をなくすために－転倒の現状と予防対策－.慈恵医大誌,123：347-371,2008
4) 神崎恒一：転倒予防：運動習慣の長期効果.医学のあゆみ,227(3)：185-189,2008
5) Douglas, P. : Falls in older persons : Risk factors and patirnt evaluation, Up to date, 2012
6) 大高洋平：高齢者の転倒予防－これまでとこれから－：理学療法,27(5)：617-624,2010
7) Centers for Disease Control and Prevention Check for Safety : A Home Fall Prevention Checklist for Older Adults
http://www.cdc.gov/ncipc/pub-res/toolkit/Falls_Toolkit/DesktopPDF/English/Booklet_Eng_desktop.pdf.pdf
8) AGS/BGS clinical practice guideline : prevention of falls in older persons
9) 大高洋平 ほか：エビデンスからみた転倒予防プログラムの効果－1.狭義の転倒予防－.リハビリテーション医学,40(6)：374-388,2003
10) 大高洋平 ほか：エビデンスからみた転倒予防プログラムの効果－2.転倒にまつわる諸問題と転倒研究における今後の課題－.リハビリテーション医学,40(6)：389-397,2003

第2章 高齢者の生活・健康維持を支えるために

2 体重減少と"やせ"
病的か生理的か

木村琢磨

> **症例** ［92歳　女性］虚弱高齢者の体重減少
> 虚弱高齢者で，5年前から訪問診療を行っている．担当医は，全身状態，ADLなどに大きな変化はないと考えていたが，診療録を見返してみると，この5年間で3kgの体重減少が認められた．どのようにアセスメントすればよいのであろうか．

1 「病的な体重減少」か「生理的な"やせ"」か

ポイント▶

日常臨床では，「食事をある程度摂取している」にもかかわらず，徐々に体重減少を生ずる高齢者をしばしば経験する．高齢者においては，「生理的な"やせ"」による体重減少もあると考えられるが，その理解には，まず「高齢者における病的な体重減少とは何か」を理解しておく必要がある．高齢者に限らないが，一般に「**健康であった人に，6～12カ月に5％以上の体重減少が意図的ではなく認められれば，何らかの疾患の存在を示唆する可能性があり注意するべきである**」とされる[1]．食欲不振を伴っていれば当然であるが，可能な範囲で悪性腫瘍や消耗性疾患（結核など）の精査を行うべきであろう．

また，近年では，悪性腫瘍でいわれる悪液質（カヘキシー）つまり「栄養状態が低下し，全身が次第に衰弱する状態」が，慢性呼吸不全，慢性心不全，慢性腎不全，肝硬変などの慢性疾患や非悪性腫瘍においても生じうることがいわれている[2]．その基準は，1年以内に5％以上の体重減少を認め，浮腫を認めず，筋肉の減少（サルコペニア）や脂肪の減少のみならず，「疲労感」「食欲不振」を伴い，貧血（ヘモグロビン12g/dL以下），低アルブミン血症（3.2g/dL以下）を伴う（ただし，原疾患に伴ううつや甲状腺機能亢進症は除く）とされている[3]．

日常臨床で，体重減少を認める高齢者に接することは多く，「病的な体重減少」か「生理的な"やせ"」なのかの判断は困難なことも多い．その判断は，臨床的には，検査にもとづく除外診断になる面があるものの，上記の「悪液質（カヘキシー）の定義を満たすか否か」がポイントであるように思う．ただし，大幅な体重減少（体重変化率が大きいこと）は，予後不良であるといわれている点にも注意したい[4]．

2 高齢者における栄養介入

高齢者は，安静時基礎代謝の低下，身体活動の低下などによりエネルギー消費量（必要量）が低下するが，たんぱく質・エネルギー低栄養状態（protein energy malnutrition：PEM）などによりエネルギー摂取量が減少し，全体として体重減少が生ずることもある．食欲不振を伴っていればもちろん，生理的な"やせ"であるとアセスメントした際にも，一定以上の栄養介

入を行うことが望まれる（「第2章3．食が細くなることへの介入」参照）．

ピットフォール▶　適切な栄養介入には，栄養評価がなされることが前提であるが，有名なHarris-Benedictの推定式による総エネルギー必要量は，本来は70歳までしか使用できず，高齢者では高めの値となることにも注意したい．その点，簡易栄養状態評価表（mini nutritional assessment：MNA）[5]を，体重や摂取量の変化，身体活動度，基礎疾患，随伴症状，義歯の状態，多剤内服，うつ，**認知症の有無**，ADLなどをふまえ使用することは有効である．

まとめ
◆ 高齢者の体重減少は「病的」か「生理的」かのアセスメントをある程度しつつ，栄養介入について検討する

＜文献＞
1) Bouras, E. P. et al.：Rational approach to patients with unintentional weight loss. Mayo Clin. Proc., 76：923, 2001
2) Anker, S. D.：Wasting as independent risk factor for mortality in chronic heart failure. Lancet, 349：1050-1053, 1997
3) Evans, W. J. et al.：Cachexia：a new definition. Clin. Nutr., 27：793-799, 2008
4) Stuart, J. Pocock：Weight loss and mortality risk in patients with chronic heart failure in the candesartan in heart failure：assessment of reduction in mortality and morbidity（CHARM）programme. Eur. Heart J., 29：2641-2650, 2008
5) ネスレ日本株式会社ネスレヘルスサイエンスカンパニー　ホームページ
http://www.nestlehealthscience.jp/mna/

Column
◆ 高齢者に胃瘻を造設するかという難題

　日本は，世界のなかでも著しく高齢化が進んでいる社会であり，65歳以上の高齢者の割合は20％を超えている．そのような背景のなか，自力での経口摂取が困難な高齢者に対する胃瘻造設が転院後の療養の場の問題などから安易に選択されることは問題である．
　これまでのエビデンスで，虚弱高齢者の胃瘻造設では，栄養障害・褥瘡・誤嚥性肺炎のいずれも予防できず生命予後を改善できないといわれている．また，胃瘻造設により患者に与える苦痛や尊厳に対する不利益も考慮されなければならない．今後も胃瘻造設に対して，医療者は問題意識をもって取り組まねばならないと考える．

＜筧　孝太郎＞

第2章 高齢者の生活・健康維持を支えるために

3 食が細くなることへの介入
楽しく食べる

宮内眞弓

症例 ［84歳 男性］食欲不振

肺がん手術後の患者で外来でフォローされていたが，食欲不振が続き，入院となった．入院後，食事への意欲がみられず，数日間禁食となった．表情も乏しくなり，ADLの低下もみられた．入院による環境の変化や口腔内乾燥によるさらなる食欲低下とアセスメントし，その後，口腔ケア，栄養介入により食事摂取が可能となった．

　高齢者は，年をとるに従い徐々に心身の機能が低下し，日常生活の活動性や自立度が低くなるうえ，さまざまな疾患も併発する．

　活動性の低下や，嚥下機能の低下，呼吸機能の低下，認知症などにより食事摂取量が低下した際，早期に原因を探り，経口摂取を維持することが高齢者のQOLの向上に繋がると考える．

ポイント▶ 食事摂取量が低下した場合，**環境の変化や，呼吸苦，うつなどや口腔内の問題がないかを確認することが重要**であり，これらをふまえた食事介入が有用である．

ピットフォール▶ 安易な高カロリー栄養剤の処方や，とろみ剤の使用など栄養面や安全面ばかりを優先したり，無理に食べさせようとすると，さらなる摂食意欲の減退，低栄養に陥ることがある．まず，患者本人が納得した食形態や，日常好む食べ物から進めることが必要である．また食形態を変更することで呼吸苦などを軽減することも可能である．

ポイント▶ 食が細くなっている患者には，少量で高カロリー・高たんぱく質の食物を摂取することが重要であるため，**米飯や卵や牛乳などが推奨され，どこの家庭でも入手可能という点で，食事をつくる家族にとっても負担が少ない**．家族が疲弊しないような配慮も重要である．

　また，食が細くなる原因は食事だけではなく，環境の変化や活動量の低下，口腔ケアも影響するため，リハビリや口腔ケアが必要となるケースもある（「第2章5．口腔ケア」「第2章10．廃用への対応」参照）．そのため，食が細い高齢者には多面的なアプローチが求められ，また輸液による禁食は必要最低限とすべきである．

まとめ
◆ 高齢者の食事は，患者にとって心地よいものかをまず考えよう！

第2章 高齢者の生活・健康維持を支えるために

4 誤嚥をくり返す高齢者への対応
食事形態など対処の方法

堀江温子

> **症例** ［85歳 男性］誤嚥性肺炎による2度目の入院
>
> 多発性脳梗塞，認知症で施設入所中である．1年前に誤嚥性肺炎で入院治療歴があるが，この度，再度誤嚥性肺炎で入院加療となった．施設職員によると，1年前に誤嚥性肺炎で入院後，水分にはとろみをつけ，やわらかい食事に変更し対応していたとのことである．担当医は今後の対応としてそのほかにできることはないか，評価することとした．

　高齢者の摂食機能は加齢や疾患などにより低下することが多く，誤嚥性肺炎や，低栄養をきたしやすくなる．誤嚥の原因はさまざまだが，根本的に治療可能なものは限られており，対症的に対処することが必要となる．誤嚥をくり返す症例への対応にあたっては，嚥下障害の評価だけでなく，患者のADLや介護を行う家族の状況なども含めて考えなければならない．

1 情報収集

　誤嚥をくり返す高齢者を評価するにあたり，情報収集は大切である．肺炎の既往など，これまでの病歴を確認し，内服薬の確認も行う．高齢者では自覚症状が乏しい場合が多いので家族や周囲からの情報は重要である．

　具体的な現在の食事の状況確認として，食欲（意欲），食事姿勢，食事形態，介助法，食事に要する時間を確認する．

2 ベッドサイドでの診察

　聴取した情報をもとにベッドサイドにて嚥下障害の評価を行うが，嚥下運動の流れを頭に入れ，そのうちのどこに問題があるのかを考えながら評価すると，対処法を考えるうえでもわかりやすい（図）．評価するポイントをいくつかあげる．

　まず本人に話しかけた反応から認知機能を確認する．認知機能は食事をする際に重要な要素の1つである．また，会話の際に発声を聞いて痰が絡んでいないか（湿性嗄声があるかどうか），構音障害があるかどうかもチェックする．唾液がしっかりと飲み込めているかどうか（流涎があるか，喉頭挙上の程度，タイミング，むせなど）も同様にみる．口腔内の状態を観察することも重要で，口腔内乾燥や舌苔，歯の状態などをチェックする．

　その後，改訂水飲みテストなど，実際に水を数口飲んでもらい，取りこぼしがないか，喉頭挙上が十分かどうか，むせがないかどうか，複数回嚥下の指示に従えるかどうかなどを評価する．ここまでの評価で，ある程度の問題抽出が可能である．

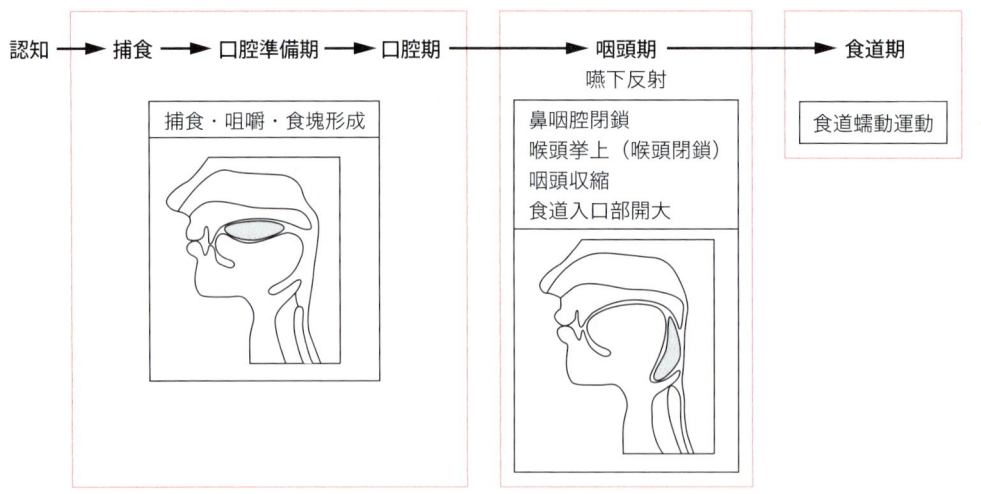

図 ● 嚥下運動の流れ

表1 ● 食事場面でのチェックポイント

食事姿勢	姿勢保持ができるかどうか（前傾や横に倒れるなど）
食事の認識	食物として認識しているかどうか，ボーっとしているかなど
自己摂取のしかた	口まで取りこぼしなく運べているか，一口量が多すぎないか，次々と口にほおばっていないか（食事のペースが速くないか），口から取りこぼしがないか
介助のしかた	与える一口量が多くないか，頸部が後屈する姿勢で与えていないか，ペースが速くないか
食事を口に入れてから	咀嚼ができているか，食事中の声が湿性嗄声ではないか，むせがないか，むせがあればどのようなものでむせているか（形態など）・どのタイミングでむせているか（食事のはじめか，後半か）

3 摂食状況の確認

ポイント▶ ベッドサイドでの診察だけではなく，**実際の食事場面を確認することは対応を考えるうえでは非常に重要である**．ベッドサイドの評価だけではわからない問題点が挙がることもあり，また摂食状況について家族から得た情報と異なることも多々ある．実際の食事場面を見て，その場で修正することで改善できることも多いため，入院患者であれば忙しいなかでも可能な範囲で食事場面をチェックするべきである．食事場面で評価すべき項目を表1に挙げる．

4 対処・判断のしかた

必要であれば嚥下造影検査などを行うことでさらに有用な情報が得られるが，検査が行えない環境であることも多く，聴取した情報やベッドサイドでの評価から，対応策を考えることになる場合も多い．

まず，嚥下訓練の適応については，脳血管疾患などイベントが生じ，嚥下機能障害が生じた症例や，禁食期間があり廃用の要素で摂食できなくなった可能性がある症例が主体となる．それ以外の加齢などにより徐々に嚥下機能が低下してきた症例については，基本的に訓練で改善することは難しいため，対症的に対応することを考える．対応策としては主に食事形態・

表2 ● 嚥下障害がある場合に適した食事の形態

①かたさ	硬すぎず,適度にやわらかいもの
②凝集性	バラバラせず,一塊となって食道へ滑らかに入るもの
③付着性	べたつきすぎないもの(付着が強いと口腔内に残りやすく咽頭へ送り込みにくい)

食事姿勢・一口量の調整や介助法の指導などがある.

嚥下障害がある場合に適した食事形態の基本は表2のような条件のものであり,認知機能や口腔・咽頭機能に合わせて食事形態を選択する.

食事姿勢の調整は姿勢保持ができない例や,食事形態の調整でも誤嚥がみられる場合などで行うとよいが,自己摂取を行っている例では受け入れが難しい場合もある.

また,一口量や摂食のペース,食事介助法を変えることで改善する例もみられる.介助で食事摂取を行う場合,高い位置から食事介助をすること(feeding)により頸部後屈位で摂食してしまっている例がよくみられるので留意する.

以上のように,対応策はさまざまであるが高齢者の誤嚥への対応として理想的な食事形態や食事姿勢があるにもかかわらず本人の嗜好や介助者の環境,マンパワーなどで受け入れられない場合や,誤嚥のリスクが非常に高くても本人が食べることを望んでいる例もある.**個々の症例において,患者・家族・介護スタッフ・医療者間で,何を優先に考えるか方針を共有するが必要であろう.**

ポイント▶

まとめ
◆ 嚥下障害の評価は実際の食事場面もチェックしよう!
◆ 対処については包括的な視点で方針を考えよう

第2章 高齢者の生活・健康維持を支えるために

5 口腔ケア
医師が知っておくべき方法と注意点

外山哲也

> **症例** [78歳 女性] 経口摂取の減少と口腔内環境の悪化
> 脳血管障害後で全介助を要するが，経口摂取はできていた．数日前から経口摂取量が減り，介助しても食べるのを嫌がるようになった．口腔内を観察すると乾燥し，食物残渣や分泌液がこびりついており口臭を認める．残存歯牙のうち数本が動揺している状態であった．

1 口腔ケアの意義

ポイント▶　高齢者における口腔ケアの意義として，齲歯や歯周病予防はもちろん，**口腔機能の改善，口腔内細菌の減少，口腔内バリア機能の改善**と，それらの結果としての**摂食機能の改善，感染症予防**がいわれている．口腔体操などのリハビリテーションと組み合わせることにより摂食嚥下機能が改善することや，誤嚥性肺炎，菌血症，感染性心内膜炎の予防効果がさまざまな研究により実証されている[1,2]．肺炎予防の手段として，肺炎球菌ワクチンを接種しても，口腔ケアを行わなければ片手落ちと言わざるを得ないだろう．

2 口腔ケアの方法

口腔ケアを医師が実際に行う機会は限られるが，おおよその方法と，注意事項は理解しておきたい．増殖している細菌を除去することが必要であるが，そのためには歯ブラシや口腔ケア用ブラシを用いてプラークや舌苔を除去しなければならない．洗口剤による含嗽や口腔ケア用ティッシュによる清拭で，プラークや食物残渣を除去するだけでは不十分であり，ブラッシングにより刺激を与え，唾液分泌を含めた口腔機能全般を賦活化することが重要である．ブラシや吸引デバイス，保湿剤など口腔ケア用品にはさまざまなものがあるため，適切な用品を選択したい．

口腔ケアのタイミングについては，食前食後に行うのが理想であるが，手間をかけることができないことも多い．せめて食後だけでも行いたい．口腔粘膜の乾燥は，細菌増殖や嚥下障害の一因ともなるため，口腔内が乾燥しがちな高齢者の場合はケア終了後に保湿剤の塗布も行う．なお，口腔ケアの評価法に関しては統一されたものはないのが現状である．一般的には，残渣や口臭，炎症などの有無と程度で判断される．

3 不適切な口腔ケア

1) 誤嚥

ピットフォール▶　口腔内を洗浄したり，唾液分泌を促したりすることが誤嚥のリスクにもつながるため，嚥下機能障害のある患者に対しては，適宜吸引をしながら行う必要がある．

意識障害や嚥下障害があるにもかかわらず，吸引手段のないままに口腔ケアを行うのは誤

嚥のリスクが高く危険である．シリンジで吸引する方法や，吸引管つきの口腔ケアブラシなどの使用を考慮する．

2) 粘膜損傷

電動歯ブラシは効率的にプラークの除去ができるが，粘膜損傷，歯牙摩耗などが生じやすいため，注意を要する．粘膜損傷を防ぐためにブラッシングに先立って保湿用ジェルなどで十分保湿しておくとよい．

4 歯科医師に依頼するとき

齲歯，歯肉炎，カンジダ症などの口腔内病変があるときや，動揺歯牙がある場合，義歯不適合がある場合，また，口腔ケアを行っているが効果が得られない場合や，開口障害や本人の協力が得られないなど口腔ケア施行が困難な場合は歯科コンサルトを考慮する．

冒頭の症例は，口腔内環境の悪化により経口摂取が低下していると考え，歯科依頼し処置を行うとともに，看護師に日常的な口腔ケアの徹底を指示した．その結果，経口摂取は改善し，退院した．

まとめ
- ◆ 口腔ケアは，肺炎予防効果に加えて，経口摂取の維持，改善という点においても，高齢者にとって重要である

<文献>
1) Yoneyama, T. et al.：Oral care reduces pneumonia in older patients in nursing homes. J Am Geriatr Soc., 50 (3)：430, 2002
2) Daly, C. G. et al.：Bacteremia due to periodontal probing：a clinical and microbiological investigation. J Periodontol, 72：210-214, 2001

第2章 高齢者の生活・健康維持を支えるために

6 運動指導と介護予防
筋力低下の評価／適した運動療法とは

堀江温子

> **症例** [73歳 男性] 日常生活でみられる体力低下
> 　高血圧にて外来通院している．ADLは自立している．3年前に退職してから外出する機会が減り，家で新聞やテレビを見て過ごすことが多くなった．家族の話によると最近，体力が落ちており，階段昇降時に手すりが必要になるという．外来担当医は廃用の要素があると考え，運動指導を行うことが必要であると考えた．

　高齢者では加齢に伴い，筋力低下などが進み，虚弱化が認められる．「高齢による衰弱」は，介護が必要となった主な原因として，要支援者では関節疾患についで第2位，要介護者では脳血管疾患，認知症についで第3位となっている[1]．今後，高齢社会でますます増加することが予想される．

1 高齢者の筋力低下と運動機能の低下

　虚弱の背景にはサルコペニアと呼ばれる病態が注目されている．サルコペニアとは一般的に，加齢による筋量と筋力の低下をさす．筋力低下のすべてがサルコペニアによるものではなく，廃用性筋萎縮などそのほかの病態も存在するが，高齢者のADLを低下させ，要介護状態に陥らせる原因の中核的存在である．

　わが国においては，運動器の障害により日常生活自立度の低下が認められる群を軽症の段階で介入をすることを目的に，日本整形外科学会などがロコモティブシンドロームという概念を提唱するなど，社会をあげての予防対策が行われている．

　そのなかでも重要視されているのは筋力や歩行能力などの運動機能の維持，転倒・骨折予防により健康寿命を延ばすこと，要介護者を増やさないことであり，介入方法の1つとして運動療法が考えられている．

2 高齢者の運動機能の評価

　高齢者の運動機能の評価はさまざまなものがある．筋力の評価で簡便に行えるものの1つとして握力検査が挙げられる．握力は上肢の筋力のみでなく全身の筋力を反映する指標として用いられる．そのほかには，転倒予防に重要なバランスを中心とした運動機能の評価法があり，開眼片脚起立時間の測定，5回立ち座りテスト，Timed Up & Go テスト（TUG）などが一般的に行われる．坂田らの報告によれば，開眼片脚起立時間は膝伸展筋力，握力，6分間歩行重心動揺，TUGと正の相関を示したとされ，特別なものがいらず，安価にできる検査である[2]．5回立ち座りテストは，両手を組んで椅子から5回立ち座りを行ってもらう検査であり，転倒に関して15秒をカットオフ値として感度55％，特異度65％との報告がある[3]．

これらは診察室内で簡便に評価する指標としては有用であると思われる．

さらに，近年では二重課題条件下での運動機能は転倒リスク評価になると報告されている．つまり，日常生活では多くのことに注意を向けながら生活せねばならず，筋力や歩行，バランス能力単一の評価だけでなく複数のことが同時にできるかどうかの評価が重要視されている．**歩行中に話かけて立ち止まってしまう高齢者はこの先6カ月以内に転倒する可能性が高いとされ**[4]，診察室でも簡便に行える方法の1つである．

3 高齢者に適した運動療法とは

現在のところサルコペニアに対する介入法としては，最大挙上重量65％以上の高強度筋力トレーニングを行わないと骨格筋量・筋力の増加の十分な効果が得られないとされている[5]．

一方，高齢者のADLを低下させる原因の1つである**転倒の予防に関して，筋力訓練のみではなく，バランス運動を含む複合的な運動が効果がある**といわれている[6]．バランス訓練には，片足立ち，タンデム歩行など単純なものからや音楽を取り入れた運動などさまざまある．

阪本らは，バランス訓練の要素を含んだ開眼片脚起立運動訓練（ダイナミックフラミンゴ療法）を推奨している[7]．重心のコントロールを行うという意味では片足立ちができない高齢者に対しては椅子からの立ち上がりを行うだけでも効果があると考える．

高齢者に一様の運動を指導しても行動変容につながらず，継続もしにくい．**高齢者の介護予防に対する運動療法は継続することが重要であり，そのために各個人の運動機能に合わせた運動を指導することが必要だ．**

まとめ
- ◆ 介護予防のための運動療法は単一のものではなく，複合的な要素を含んだ運動をそれぞれのレベルに合わせて指導しよう！

＜文献＞
1) 厚生労働省：平成22年国民生活基礎調査の概況
   http://www.whlw.go.jp/toukei/saikin/hn/k-tyosa/k-tyosa10/
2) 坂田悍教 ほか：運動器不安定症と地域在住高齢者の体力．埼玉圏央リハビリテーション研究会雑誌，7(1)：15-19，2007
3) Buatois, S. et al.：Five times sit to stand test is a predictor of recurrent falls in healthy community-living subjects aged 65 and older. J. Am. Geriatr Soc., 56(8)：1575-1577, 2008
4) Lundin-Olsson, L. et al.："Stops walking when talking" as a predictor of falls in elderly people. Lancet, 349：617, 1997
5) Ishii, N.：Exercise, Nutrition and Environmental Stress（Nose, H.et al ed.）. Cooper Traverse City, 119-138, 2002
6) 大高洋平：高齢者の転倒予防-これまでとこれから-．理学療法，27(5)：617-624，2010
7) 阪本桂造：ダイナミックフラミンゴ療法とその併用療法．THE BONE, 24(1)：51-56, 2010
8) 大高洋平：サルコペニアと転倒予防．運動療法と物理療法，22(3)：299-306，2011
9) 永井隆士 ほか：片脚起立から見た，高齢者の転倒・骨折のメカニズムとその予防．東日本整災会誌，20：119-124，2008

第2章 高齢者の生活・健康維持を支えるために

7 排泄問題に対する非薬物療法
便秘の原因とオムツ外し・リハビリ的介入

今永光彦

> **症例　［78歳　男性］オムツの使用による便秘**
>
> 脳出血後遺症，喘息などで訪問診療を行っていた方．ADLは車いすやトイレ移乗が介助で可能な程度．今回は肺炎にて入院し，軽快傾向にあったが，病棟看護師より「3日間排便がないため，便秘薬を処方してほしい」と言われた．状況を確認したところ，入院後，排泄はオムツで行っているとのことであった．担当医は，患者が自宅でトイレにて排便を行っている旨を看護師に伝え，まずはトイレに介助で座ってもらい，排便をしてもらうように指示したところ，薬剤を使用しなくても排便が可能であった．

介護保険施設入所者・訪問看護ステーション利用者7,758名の高齢者に対して，排泄ケアの実態を調査した高植らの報告では，52％に失禁，25％に便秘を認めたという（下痢は3％に，頻尿は2％に認めた）[1]．失禁や便秘などの排泄問題は高齢者においては非常に頻度の多いプロブレムである．また，武藤らの報告では79％の家族が一番負担に感じる介護内容として「排泄」を挙げており[2]，介護負担の軽減という意味でも排泄問題への介入が必要である．

1 患者や家族の排泄に関する困りごとは？

まずは何に困っているのかを具体的に把握する必要がある．例えば「オムツを扱うのがイヤ」，「オムツ交換が大変」ということであれば，「オムツ外し」的介入を検討する．トイレへの移動・移乗が大変ということであれば，リハビリ的介入（環境調整・介助のしかた）・介護サービスの調整などが効果的かもしれない．便秘や残便感に悩んでいるようなら，「排泄時の姿勢」をまず検討する．

2 「オムツ外し」的介入

具体的説明法

村上らは，要介護者のオムツ使用の理由として，「用心して使用」が過半数を占め，オムツの使用に伴い「足腰が弱くなった」，「外出を控えるようになった」と感じていることを指摘している[3]．必ずしもオムツが必要ないのにもかかわらず使用している人が多く，また，オムツ使用により閉じこもりやADL低下を招く可能性が高いと思われる．**「オムツをつけると足腰が弱ってしまう方も多く，結果的に介護者の負担が増えてしまうことも多いんですよ」**などと，オムツ使用のデメリットを患者や家族に説明し，理解してもらうことが重要であろう．そのうえで，同意が得られたならば，患者の皮膚感覚・排尿感覚・尿意感覚の有無をアセスメントし，介護者のニーズも考慮しながら，それぞれに介入を行う（表）．

表 ● 三好の提唱する尿意回復ステージ

ステージ	状態	感覚			介入方法
		皮膚	排尿	尿意	
Ⅰ	オムツが濡れているかわからない	(−)	(−)	(−)	オムツが濡れているかをそのつど聞く
Ⅱ	聞けばほぼ濡れているかどうかわかる	(±)	(−)	(−)	濡れたらすぐに知らせるよう頼む
Ⅲ	オムツが濡れていることがわかり訴えられる	(+)	(±)	(−)	尿が出る前に知らせてくれように頼む 「出そうだ」と訴えたら，可能なら尿器やトイレ介助
Ⅳ	排尿の前に知らせることができる	(+)	(+)	(+)	排尿の前に知らせることができなかった場合，その原因を1つ1つ探っていく

(文献4より引用)

3 リハビリ的介入

ポイント▶　武藤らの報告では，訪問リハビリテーションで，身体機能の機能改善と環境調整の両方を介入した33例のうち，14例で介護負担が軽減したとしている（住宅改修2例，福祉用具の導入・変更2例，介護方法の修正10例）[5]．**環境調整や介護方法の指導を行うことにより，介護者の負担軽減や排泄ケアの改善を図っていくことが重要である．**

4 排泄時の姿勢について

具体的説明法　今井らの報告では，健康成人19名を調査したところ，坐位の方が努責したときに直腸圧が有意に高く，18名が排便しやすいと感じていた[5]．「座って排便することにより便秘が解消することも多いんです．また，朝や食後・運動後は特に便が出やすいのでそういうときに便座に座ってみるとよいと思いますよ」とアドバイスするとよいであろう．

5 排泄の問題から家族関係を考える

福井らは，本人の「排泄での困り度」と「人間関係の良好さ」が関連していたことを報告している[6]．排泄の問題をヒントに，患者と介護者との関係性や介護疲労などを考えていくことも有用であろう．

まとめ　◆ 排泄問題に対しては，まず非薬物的介入が行えないか検討する

<文献>
1) 高植幸子　ほか：三重県における高齢者の排泄ケアの実態調査．三重看護学誌，9：111-116，2008
2) 武藤友和　ほか：訪問リハビリテーションの排泄行為における介護負担軽減の役割．理学療法学，37（2）：104-105，2010
3) 村上吉博　ほか：排泄ケアへの取り組み－地域と医療の連携の中で－．泌尿器外科，20（9）：1179-1180，2007
4) 「新しい介護学　生活づくりの排泄ケア」（三好春樹　ほか　著），雲母書房，2008
5) 今井美香　ほか：努責圧と直腸内圧および努責のかけやすさからみた排便しやすい体位の検討．日本看護技術学会誌，10（1）：93-102，2011
6) 福井貞亮　ほか：要援護在宅高齢者が感じる日常生活上の困りごとに関連する要因分析．ケアマネジメント学，4：79-92，2005

第2章 高齢者の生活・健康維持を支えるために

8 高齢者の"眠れない"という訴えに対する対応
眠れているのに"眠れていない"という訴えに対して

今永光彦

> **症例　[81歳　女性] 睡眠薬を出してほしいという患者**
> 高血圧，変形性膝関節症があり，外来通院中の方．歩行は杖を使用している．ある日の外来で，「最近若いころと比べたらよく眠れないと友人に相談したら，医者に安定剤出してもらえと言われたんだけど，先生出してもらえる？」との発言あり．「睡眠導入剤を処方して，転んだりしてもなあ．そうかといって，患者の眠れない訴えに対して何もしない訳にもいかないかなあ」と外来医は悩んだ．高齢者に眠れないと言われることが多いが，どのように対処するのがよいのだろうか？

米国における65歳以上9,000名の市民を対象とした調査では，その半数以上が常に不眠症があると答えたという[1]．わが国でも不眠は高齢者に多い訴えの1つである．

1 高齢者の不眠症の原因

高齢者の不眠症を理解するうえで，まず加齢に伴う生理学的な睡眠の変化を理解しておく必要がある．中途覚醒や早朝覚醒の増加やレム睡眠の減少，夜間だけでなく日中にも睡眠が現れるなどの特徴がある．また，高齢者では，身体疾患の合併が増加するため，それらに伴う瘙痒感，夜間頻尿，呼吸困難や咳嗽，痛みなどの症状による身体的要因により不眠を呈することもある．そのほか，うつ病・認知症・せん妄などの精神医学的要因や薬理学的要因（ステロイド，インターフェロン，抗パーキンソン病薬，カフェイン，アルコール）も念頭におく必要がある．

2 高齢者の不眠に対する対処方法

具体的説明法　まず，介入が必要な睡眠障害かを評価する必要がある．健常な高齢者は，若年者と比べて睡眠時間が約45分減り，入眠時間が50分ほど延びるものの昼間の眠気は少ない[2]．「若い頃と比べて1時間くらい睡眠時間が減るのは普通のことなのですよ．それでも睡眠時間が足りている人がほとんどなのです」と説明を行うだけで納得する人も多い．そのうえで，介入が必要な睡眠障害であると判断された場合，身体的要因・精神医学的要因・薬理学的要因の有無をアセスメントし，必要に応じてそれらに対するアプローチを行う．

薬物療法にはデメリットが多いことを留意する必要があり，その旨を患者に説明する必要がある．例えばベンゾジアゼピン系薬の内服は転倒のリスクを約1.5倍に高め[3]，運転事故のリスクを1.6～1.8倍に高める[4]．**ポイント▶ 運転の有無や転倒リスクの査定を行ったうえで処方を行う必要がある**．もし使用する場合は，半減期が短く，筋弛緩作用の少ないゾルピデム（マイスリー®），ゾピクロン（アモバン®）を少量より開始するとよい．

いずれにせよできる限り非薬物療法を中心に行うのが望ましい．例えば，昼寝を30分以内

にする，就寝時刻にこだわらず眠くなってから床に就く，規則的に運動を行うなどの基本的なアドバイスのみで改善する人もいる．またエビデンスは乏しいものの足浴などの有効性も報告されている[5]．

> **まとめ**
> ◆ 高齢者の不眠の訴えに対しては，まず「眠れていない」という訴えの内容を評価する

＜文献＞
1) Foley, D. J. et al.：Sleep complaints among elderly persons：an epidemiologic study of three communities. Sleep, 18：425-432, 1995
2) Derk-Jan Dijik, et al.：Age-related reduction in daytime sleep propensity and nocturnal slow wave sleep. Sleep, 33：211-223, 2010
3) Leipzip, R. M. et al.：Drugs and falls in older people：a systematic review and meta-analysis：psychotropic drugs. J. Am. Geriatr. Soc., 47（1）：30-39, 1999
4) Dassanayake, T. et al.：Effect of benzodiazepines, antidepressants and opioids on driving：systematic review and meta-analysis of epidemiological and experimental evidence. Drug Saf., 34（2）：125-156, 2011
5) 中山栄純　ほか：睡眠の援助としての足浴の効果に関する文献的検討．石川看護雑誌，1：65-68, 2004

Column

◆ 高齢者と運転

　高齢者に睡眠導入剤や抗うつ薬，抗ヒスタミン薬などを処方する際には，認知機能障害がなくても，運転状況を確認する必要がある．もし認知症があると，クラッシュのリスクは2倍以上になる[1]．また，三村らは75歳以上のドライバーの3.2％に認知症を認めたと報告している[2]．社会的にも問題となり，わが国でも75歳以上のドライバーには免許更新時に講習予備検査という認知機能検査を行うようになった．

　日常臨床のなかで行うこととしては，記憶障害のある患者にはルーチンに運転状況を聞くべきであり，可能なら同乗することのある家族から情報収集を行った方がよいであろう．そして必要に応じて運転中止を勧めることとなるが，実際には本人の認識が乏しかったりと，困難なことも多い．

AMA（American Medical Association）のホームページからアクセスできる"Physician's Guide to Assessing and Counseling Older Drivers"には，実際の介入法が具体的に書かれており参考になる．

　車は高齢者にとって重要な移動手段でもあるため，運転中止後に閉じこもりやうつとなっていないかのフォローも重要であろう．

＜文献＞
1) David, B. C. et al.：The older adult driver with cognitive impairment. JAMA, 303（16）：1632-1641, 2010
2) 三村　將　ほか：警察庁の新しい高齢者運転対策．老年精神医学雑誌，19：154-163, 2008

＜今永光彦＞

第2章 高齢者の生活・健康維持を支えるために

9 転倒をくり返す高齢者への対応
転倒により生じる骨折の予防

堀江温子，川上途行

> **症例** ［87歳 男性］杖の使用を拒む患者
>
> 高血圧で外来通院中．最近，薬の飲み忘れなど軽度の物忘れがあるが，ADLは自立している．外来受診時，右手に湿布を貼っていたため尋ねると，患者は「段差につまずいて，手をついちゃってね」と答えた．よく聞いてみると過去にも何度か転んでいるとのこと．杖の使用を勧めたが「平気だよ」と全く取りつく島がない．確かに，平地での歩行には大きな問題はなさそうに見えた．主治医は，今後，転倒を起こせば骨折などにつながるのではないかと心配し，何か対策はないかと考えた．

高齢者の診療において転倒は最も身近な問題の1つであるが，転倒予防のための介入は本人の意欲や協力がないと難しい場合も多い．転倒の予防とあわせて骨折予防を行うことは重要である．

1 転倒の原因により予防法を変える

転倒発生にかかわる要因は，身体機能低下，認知機能低下，薬剤使用，環境要因など多岐にわたる．（「第2章1.高齢者の日常生活に関する指導」を参照）．身体機能低下に対する運動療法，薬剤の整理，環境の調整などは押さえておくべきであり，またパーキンソン病など歩行障害が診断の契機となる疾患を見落とさないよう留意する．

一方，認知機能低下例の易転倒に関しては，対策が難しいことも多い．例えば，注意力が低下しつまずいたりぶつかって転倒する症例の場合，筋力やバランスを向上させることや環境調整である程度はリスクを減らすことができるが，筋力やバランスの向上は患者自身が必要を感じていないと効果を上げることが難しく，環境調整も活動範囲が広いと施行が困難である．よって，認知機能が低下した例では，転倒の予防から，**ある程度は転倒を許容しつつ骨折を予防するという戦略に切り替える必要が出てくる．**

2 骨密度改善と骨折予防

骨粗鬆症に対して骨密度を上昇させ，転倒しても折れない骨づくりをするアプローチである．栄養，薬物，運動による効果が証明されている．栄養についてはカルシウムとビタミンDを摂取することが推奨されている．運動についてはレジスタンス運動，ウォーキングなどを含むさまざまな要素を取り入れた運動が効果的であるとされている．転倒による骨折の予防で最も重要な脊椎外の骨折予防の有効性が示されてる薬剤は，アレンドロン酸ナトリウム（フォサマック®）とリセドロン酸ナトリウム（ベネット®）である[1]．これらは単独のみでは効果は乏しく，組み合わせることで相乗効果が期待できる．

3 ヒッププロテクターの効果と問題点

　ヒッププロテクターは，立位からの転倒により大転子部が受ける外力を減少させるための装具であり，一般用に市販されている．転倒リスクの高い対象であれば効果が期待でき，施設入所例での複数のランダム化比較試験（randomized controlled trial：RCT）の結果でも，ほとんどの報告で相対危険度（relative risk：RR）が1.0を下回っており，50～80％骨折リスクを減じている[1]．ただし，ヒッププロテクターの最大の問題点は，受け入れとアドヒアランスであり，使用を中断してしまう例も少なくない．よって，転倒および骨折のリスクが高い症例に対し，本人・家族に**「現状で大腿骨頸部骨折となると寝たきりになってしまう可能性があります」**と医師からよく説明し，着脱にできるだけ家族にかかわってもらうことが必要である．

まとめ
- ◆ 転倒予防と合わせて骨折予防を！
- ◆ 骨折予防には骨密度の改善と，ヒッププロテクターの効果的な使用を！

＜文献＞
1) 大高洋平　ほか：エビデンスからみた転倒予防プログラムの効果　—②転倒にまつわる諸問題と転倒研究に関する今後の課題—．リハビリテーション医学，40：389-397，2003

第2章 高齢者の生活・健康維持を支えるために

10 廃用への対応
リコンディショニング入院の適応

川上途行

症例　[76歳　男性] 転倒を機とした廃用症候群

高血圧で外来へ月1回通院している．軽度円背はあるが，これまで外来へ杖歩行で来院していた．診察予約日になっても来院せず，主治医はどうしたのかと気になっていた．翌月に来院したが，その際は車いすで妻が連れてきた．主治医が「どうしたんですか？」と尋ねたところ，「1カ月ほど前に段差でつまずいて転んでしまった．整形外科を受診して骨折はなかった．でも，それから二週間くらい痛くて横になってたら歩けなくなっちゃったんだよ．食欲もないし．それからずっとベッドの上にいるんだ」と患者は答えた．外来で検査をしたところ，レントゲン上は明らかな骨折を認めないものの，血液検査では脱水と軽度の低栄養を認めた．主治医は入院を指示し，疼痛コントロール，栄養サポートおよびリハビリテーションを行った．入院時は立つことすら介助を要していた患者は，1カ月のリハビリテーションにて，退院時は妻に支えてもらいながら歩行で自宅に戻った．

高齢者では，徐々に運動機能が低下することも多く，臨床家はその認識や興味が乏しいことも多い．本症例では急激に機能が変化していたため，気づくことが難しくなかった．臨床場面において「運動機能の低下に気づき，それに対して対処すること」は重要である．

1 高齢者の運動機能低下のパターン

高齢者の運動機能の低下には，大きく分けて2種類のパターンがある．1つは年単位で起こるゆっくりとした低下であり，筋肉量の減少や整形外科的疾患の進行と廃用の要素などにより複合的に生ずるものである．これに対する対策は「第2章4．高齢者への運動指導と介護予防」を参照されたい．

もう1つは何らかの形で臥床を要したために起こる運動機能の低下，すなわち一般的な「廃用症候群」である．高齢者の場合，数日の臥床でも大幅に運動機能が低下する．この場合は，外来で前回診察した運動機能と今回診察時の印象が明らかに変わっていることになる．特に

ポイント▶　**高齢者においては一度低下した運動機能は介入の時期を逸すると改善は難しいため，臨床家は「社会資源などを用いた在宅での対応で回復が可能か」，「頻繁な外来通院や入院加療という積極的な介入が必要か」の判断を迫られることとなる．**

2 リコンディショニング入院とは？

リコンディショニング入院とは，ADLの低下に対して入院でリハビリテーションを中心とした介入を行うことで，慢性期脳卒中患者を中心にその効果が証明されている[1]．明確な適応は存在しないが，①運動麻痺のような基礎病態がある患者で運動機能，ADLの低下の傾きが強くなった場合，②本症例のようにもともと比較的運動機能やADLが保たれていた患者

が，何らかのきっかけで大きく機能低下をきたした例，で検討されるべきである．ただし，リハビリテーション資源，看護資源がある程度の水準の病院でないとあまり効果がなく，認知症を有する例では入院によってその進行のリスクがあるため適応とはなりにくいことを念頭におく．また，入退院の判断が難しいため，医師，患者，家族の関係が確立していない時点ではあまり勧められる方法ではない．しかし，廃用症候群を放置すると寝たきり，ADL低下，要介護状態となることは明らかであり，実際そういうケースはよく目にする．介入のタイミングを逃さないことが重要である．

3 運動機能の低下に気づく

具体的説明法

いずれにしても，まずは運動機能の低下に気づくことがまずはスタートとなる．患者の生活習慣（外出の頻度，歩行補助具の使用の有無，1日の大まかな歩行時間と距離）を把握しておくとともに，**外来ごとにこの1カ月の転倒の有無を尋ねることは運動機能低下を発見する契機になりうる**．そして，介入すべき運動機能低下を発見した場合は，現在手元にある医療資源で対応が可能かどうかを検討し，もし難しい場合はリハビリテーション科への紹介などを速やかに検討する必要があろう．

まとめ
◆ 早めのアプローチで寝たきりを予防できる患者を見逃さない

＜文献＞
1）「脳卒中による機能障害及び能力障害の治療及び訓練に関する研究 平成15年度 総括研究報告書 維持期におけるリハビリテーション医療とその効果」（山田 深　ほか），pp.40-48, 2004

第2章 高齢者の生活・健康維持を支えるために

11 杖・歩行補助具によるQOLの向上
患者にあった歩行補助具とは

堀江温子

> **症例** [76歳 女性] 杖使用の相談
> ADLは自立しており，調理など家事仕事も行っている女性．糖尿病，高血圧にて外来通院をしている．両側変形性膝関節症で，O脚・円背もあり，腰痛の訴えも多い．担当医は外来で入室時の歩容を見て，杖を使用した方がよいのでは？と考え勧めた．患者に「どういう杖がいいですか？」と聞かれ，杖の種類について疑問に思った．

　高齢者ではさまざまな原因により歩行能力の低下がみられる．その際に，より安全に，安定した歩行を行うために歩行補助具が有効な場合がある．効果的に歩行補助具を使用するためには，患者の残存能力や使用目的・使用場所を把握し，歩行補助具の特性を知ったうえで適応を考えることが必要である．

1 歩行補助具について 〜杖，歩行器〜

　歩行補助具の種類は多様である（表）．まず，歩行補助具の機能については，次の3つが挙げられる．
　①免荷（および除痛）：歩行補助具に体重を移動させ，下肢への荷重を軽減し，疼痛などを軽減させる
　②立位・歩行時の安定性の確保：支持基底面を拡大することで安定性の確保，バランスの補助を行う
　③歩行効率の改善：歩行中の踏み切り時の駆動や踵接地時にかかる負荷を制動し，歩行速度を改善する

　よって歩行補助具は，立位や歩行時に下肢の支持性の障害，バランス障害がある場合に適応となるが，**歩行補助具を検討するにあたり，注意点としては患者の残存能力を評価し，それに応じて種類を考慮した選択をすることである**．重要なこととしては認知機能の評価があり，あらゆる歩行補助具の使用に際して一定の理解力や学習能力があることが前提となる．

表　歩行補助具の種類

杖	単脚杖	ステッキ型杖，T字型杖，L字型杖
	多脚杖	四脚杖，三脚杖，ウォーカーケイン
クラッチ		松葉杖，オルソクラッチ，ロフストランドクラッチ，カナディアンクラッチ
歩行器		固定式四脚歩行器，交互型四脚歩行器，四脚二輪歩行器
歩行車		四輪歩行車，シルバーカー

認知機能が悪く，歩行補助具を道具として使いこなせない場合，手すり使用や手引き歩行などの方がよいだろう．歩行障害があるからといって認知症患者に杖を使用させ，かえって転倒リスクを高めてしまうことすらある．また，そのほかに上肢の力やバランス能力などを考慮して歩行補助具の選択を行う（図1）．

2 歩行補助具の使用にあたって

歩行補助具が身体に合っていなければ身体各部に痛みが生じるなど，誤用による症状の発生などの問題を起こすため，使用にあたってはしっかりとした指導が必要である．注意点を以下に挙げる．

① 杖の高さの調節：上肢の支持機能を十分発揮可能な高さにすることが大切である．肘関節を30°曲げた状態で，握り手が大転子の高さで，杖先の位置が足尖部より，側方15cmになるよう調節する（図2）．

② 杖は基本的に障害脚の対側（健側）につくように指導する．これは障害脚で立脚する際の支持基底面を広げ，安定性を確保するためである．

③ 4点杖は杖そのものが立つ（自立保持機能）ため，単脚よりも安定性が増すことを期待して使用されるが，体重を真上からかける必要があるため，凸凹路面，斜路，敷居などの段差やカーペットなどの柔らかな面では不安定になるという欠点があることに注意する．

④ わが国独自の歩行車であるシルバーカーは主に高齢女性などの日常用具として使用されるが，方向転換が難しく，上肢の力やバランス能力がよい場合でないと使用が難しい（図1）．

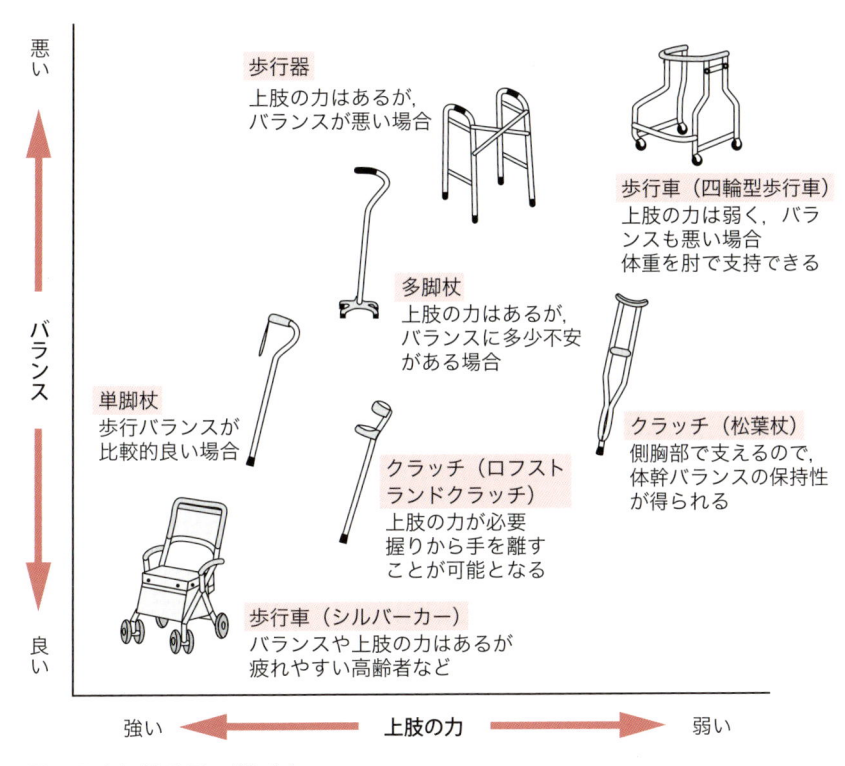

図1● 歩行補助具の選び方
（文献1より改変して転載）

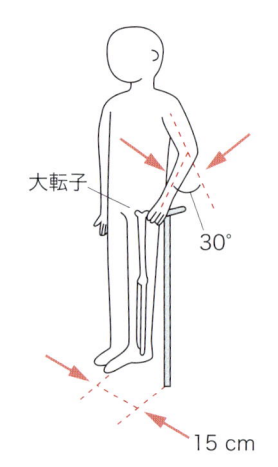

図2 ● 適切な杖の長さ
（文献1より改変して転載）

大転子
30°
15 cm

⑤歩行補助具の長期使用にあたってはメンテナンスも重要である．よくあるものとしては杖先ゴムが摩擦などで劣化してしまうことなどがあり，接地の安定性が損なわれる前に交換するようにアドバイスすることも重要といえよう．

まとめ

◆ 杖などの歩行補助具は万能ではない！ 適応を考えて検討しよう

＜文献＞
1）「日常生活活動（ADL）」（全国PT・OT学校養成施設連絡協議会理学療法部会九州ブロック会 編），p.85, 87，神陵文庫，1999
2）「リハビリテーション技術全書」，（服部一郎　ほか　著），pp.524-600，医学書院，1974

第2章 高齢者の生活・健康維持を支えるために

12 介護保険サービスの内容
医師が知っておくべき導入・認定時のポイント

外山哲也

症例 ［79歳　女性］ADLが低下してきたが，介護保険を未申請

高血圧で半年前から外来通院中．独居であるが，変形性膝関節症の既往もあり，「最近買い物や掃除などの家事も大変になってきた」と外来で訴えた．介護保険の利用状況を尋ねると，申請すらしていないことがわかった．

1 導入時のポイント

適応があるにもかかわらず，介護保険などの公的なケアサービスを利用していない高齢者は，そもそも介護保険を知らなかったり，申請のしかたがわからなかったり，また，使いたくないと考えていたりする．**サービス受給のきっかけをつくるのも主治医として重要な仕事である**．具体的にどういうサービスが受けられるのか，生活がどう変わるか，また申請のしかたなどを適切にアドバイスしたい．

一般的に介護保険申請から認定が下りるまで1カ月を要するが，サービス導入を急ぐ必要がある場合には，暫定利用として申請日からサービスを受けることもできる．

2 認定時のポイント

介護認定区分の決定において重要な基礎資料となるのが主治医意見書である（p.264 付録1も参照）．その記入においては，とりわけ書式最後の「特記すべき事項」欄が重要である．どんなサービスが必要なのかが読み手に伝わるような具体的記述を心がけたい．

介護認定区分により変わるのは，支給限度額だけではない．下記のようなさまざまなサービス利用に影響する[1]．

①グループホーム入所 → 要支援2以上
②ケアマネージャの利用 → 要介護1以上
③特別養護老人ホーム・老人保健施設入所 → 要介護1以上
④介護用ベッド・車いすレンタル → 原則要介護2以上（それ以下でも主治医の判断で可能な場合も多い）
⑤そのほか，各種保険外サービス（紙おむつ支給，配食，訪問理容，緊急通報装置など），有料老人ホームの利用料なども介護度によって設定されていることが多い（料金設定は各自治体や事業主体によって異なる）

ピットフォール なお，訪問調査員による認定調査では，必要以上に頑張ってしまう高齢者の方が多い．実態に即さない認定区分となる可能性があるので，ありのままを見せるように伝える．

表 ● 訪問看護を受けられる疾患

末期の悪性腫瘍	重症筋無力症
ALS	スモン
脊髄小脳変性症	ハンチントン舞踏病
多発性硬化症	シャイ・ドレーガー症候群
進行性ジストロフィー症	CJD（クロイツフェルト・ヤコブ病）
頸椎損傷	亜急性硬化性全脳炎
人工呼吸器を装着	AIDS
パーキンソン病〔Yahr3以上（＝姿勢反射障害あり）かつ生活機能症度Ⅱ以上（＝少しでも生活介助が必要）に限る〕	

3 サービス導入後のポイント

1) サービス全般について

　適切なサービスが導入されているかを意識的にチェックする．ケアマネージャーにはケアプランを逐一医師に情報提供する義務はないため，医師側から積極的に問い合わせる努力も必要である．また，進行するADL低下（老衰，悪性腫瘍など）がある場合，より適切なサービスが受けられるように区分変更手続きのアドバイスを行う．

2) 訪問看護について

　サービスを医療保険で行うか，介護保険で行うかの判断を医師として求められる場合がある．原則は介護保険優先であるが，医師が必要と認めれば，どんな疾患でも医療保険による訪問看護が使える．原則週3日までであるが，法令で定める疾患（表）の場合は日数制限がない．

▶ポイント　表に示す疾患以外でも，**急性増悪により一時的に頻回な訪問看護が必要な場合には，「特別訪問看護指示書」を発行することで，医療保険による連日の訪問看護が可能になる**．特別指示書は14日間有効で，発行は原則月1回だが，気管カニューレを使用している場合と真皮に至る褥瘡の場合は月に2回出すことができる（最大月28日までカバーできる）．なお，介護保険の訪問看護の利用者負担は1割だが，医療保険にすると，収入によっては3割負担になることがあり注意が必要である．

3) ケアマネージャーとの連携について

　ケアマネージャー（以下，ケアマネとする）に診療情報を提供することで，「居宅療養管理指導費」が算定できるが，この場合，情報提供はサービス担当者会議への出席を通じて行うことが原則とされている．しかし実際は，ケアマネからサービス担当者会議への出席依頼が呼びかけられないことも多く，医師の担当者会議への出席頻度は少ない．したがって，情報提供は診療情報提供書の発行をもって代替的に行われることが多い．ケアマネは医師に遠慮して連絡をとらないことが多く[2]，**医師側から積極的に連絡をとったりすることなどで信頼関係を構築し，医師が担当者会議に呼ばれる環境をつくる努力が必要**と考えられる．また，

ケアマネと利用者側の関係を第三者的にアセスメントする視点も重要である．利用者（と家族）はケアマネとよい関係をつくれているか，ケアマネは利用者本人の立場に立っているか（家族だけの意見でサービス内容が決定されていないか）に留意し，必要に応じて，利用者の立場に立ったアドバイスを行うことも必要である．

まとめ
- ◆ 適切な時期に，適切な介護保険サービス導入を促すことも，重要な主治医機能の1つ
- ◆ サービス導入後も，その内容の妥当性を経時的に評価する

＜文献＞
1）「医療福祉総合ガイドブック2012年度版」（日本医療ソーシャルワーク研究所 編），医学書院，2012
2）田城孝雄 ほか：サービス担当者会議の実態と介護支援専門員の意識に関する調査．介護経営，1（2）：68-79, 2006

◆ 介護用品が高齢者のQOLを向上するとき　Column

　在宅療養開始，となるとほぼ自動的に導入されることも多い介護用ベッド．わずかな余命を住み慣れた自宅で過ごし，畳の上で死にたいと退院してきた末期の高齢患者さんのお宅に訪問してみると，明らかにそれまで寝ていたのとは異なるであろう場所に，無理矢理に設置された介護用ベッドと，そこに寝かされている高齢患者さんをみることがあった．しばしば遭遇する光景だが，その際に感じる違和感がある．「畳の上で死ぬ」って，そういうことでしたっけ…？

　確かに介護用ベッドをはじめとした介護用品は，機能性に優れ介護負担軽減にも有用だが，それが患者さん自身のQOLにどう影響するかを考える必要がある．また介護財政も考慮せねばならない（介護用ベッドを1カ月レンタルすると，付属品含め介護保険から2～3万円が拠出される）．例えば朝起きて，今日着る服を選ぶとする．機能性のみを考慮するならばジャージか，あるいは宇宙服がお勧めだ．でもわれわれはそうしない．高齢者の生活環境，ひいてはQOLを規定しうる，福祉用具の選定においてもそれはしかるべきだろう．

＜外山哲也＞

第2章 高齢者の生活・健康維持を支えるために

13 介護者の介護負担
負担感を軽減するポイント

新森加奈子

症例 ［91歳　女性］認知症患者の介護負担

東北某県より長男夫妻宅へ転居し，認知症，高血圧があり訪問診療を開始．長男夫妻は認知症による周辺症状への対応に苦慮していたため，まず一般的な対応法を説明した．その後も長男夫妻の疲労の色は濃くなったため，デイサービスの利用や室内環境の整備，周辺症状に対する薬物療法での介入を行った．いったんは長男夫妻に笑顔がみられたものの，徘徊・妄想は持続したため，長男夫妻は施設入所を決断した．

施設入所が必ずしも"残念"なゴールではないものの，介護者の介護負担に対してできることはなかったであろうか？

介護者の介護負担感に関して，客観的尺度であるZarit介護負担尺度日本語版は高い信頼性と妥当性が示されているが，診療の現場では，それ以外にもいくつかのポイントがある．

①介護負担感は要介護者の身体的介護量とは必ずしも一致しない．徘徊や物盗られ妄想のある認知症高齢者は介護負担が高いため，要介護者の認知機能・認知症の行動・心理症状の評価も重要である．

ピットフォール▶
②高齢者に対する慣れや認知症の進行過程の共有がなく突然介護をはじめる介護者では，介護負担が強いと思われる．高齢者の一般的な事項を説明し，「頭ごなしに否定しない」「洗濯物たたみなどの役割を担ってもらう」といったかかわり方・対応方法を指導するだけで，介護負担が軽減されることがある．

③介護者が外出できないこと，趣味をもてないことは介護負担と相関するため，介護者が介護に縛られていないと思えるよう配慮する．サービス利用への心理的垣根を低くするようかかわり，居宅系のサービスだけでなくショートステイなどの利用を勧めることもときに必要である．

④介護への自己評価が高いと介護負担感が軽減される傾向があると示されている[1]．介護者への教育・支援のなかで，「うまく介護ができている」と介護者の自己評価を高めるアプローチを行う．

介護負担の軽減のためには，介護者の社会的背景・心理的側面にも配慮した対応が必要である．

まとめ
◆ 高齢者介護の負担感は身体的負担だけにあらず

＜文献＞
1）楢木てる子：在宅における認知症の行動・心理症状と介護への自己評価が介護負担感に及ぼす影響．日本認知症ケア学会誌，6（1）：9-19, 2007
2）鷲尾正一：介護保険制度導入1年後における福岡県遠賀地区の要介護高齢者を介護する家族の介護負担感—Zarit介護負担尺度日本語版による検討．日本老年医学会雑誌，40（2）：147-155, 2003

第2章 高齢者の生活・健康維持を支えるために

14 介護休暇（介護休業）とは
医師として知っておくべき内容

木村琢磨

症例 ［88歳 女性］常に介護を要するようになった認知症患者
認知症で要介護5．同居している娘が，夜間熱心に介護しているが，昼間は働いており，デイサービスを利用している．ヘルパーを最大限に利用しても，娘が就労後に帰宅するまで，「本人が1人の時間」が数時間できてしまう．しかも，ここ最近は，一時も目を離せなくなっている．娘は「最期まで家で看たい」というご意向であり，「仕事を辞めようか否か」悩んでいるという．

1 介護休暇（介護休業）とは

「介護休業等育児または家族介護を行う労働者の福祉に関する法律（育児介護休業法）」[1]に則り，家族が何らかの疾患，怪我などによって一時的に介護が必要な状態になった際，介護を行う労働者（介護者）が，休暇や休業を取得できる制度である．取得可能な最大日数は，**ピットフォール▶** 介護休業は通算93日まで，介護休暇は要介護の家族1人あたり年5日までである．事業所の労使協定によって異なるが，正社員に限らずパートタイマーでも，一定の要件を満たせば取**ポイント▶** 得できる．しかし，同居や扶養の有無により，被介護者として認められないこともある．制度の内容が不明な際は，勤務先の人事担当者や都道府県労働局雇用均等室などに相談するように伝える．

2 介護による家族の離職

介護による離職は40～50歳代の働き盛りの世代が多く，両親の介護を行う介護者と想定される．離職には，個人における収入源の喪失，社会と接する機会の減少などの弊害のほか，社会的損失も大きい[2]．そのため，仕事と介護の両立が理想である．

厚生労働省の雇用均等基本調査によれば，全国の事業所の67％が介護休暇制度の規定を設けているにもかかわらず，その取得者の割合は0.14％にとどまるという[3]．介護休暇（介護休業）制度の，労働者への周知が十分ではない可能性がある．そのため，患者を介護する家族などから離職の話題を聞いた際には，そもそも介護休暇（介護休業）制度を知っているかについて，医師から確かめたり，情報提供を行うべきである．

まとめ
◆ 高齢者の家族が，不用意に離職しないように，医師からも介護休暇（介護休業）について情報提供が可能であることが求められる

＜文献＞
1）「育児休業，介護休業等育児または家族介護を行う労働者の福祉に関する法律」
http://law.e-gov.go.jp/htmldata/H03/H03HO076.html
2）「懸念される介護離職の増加」（みずほ総合研究所）
http://www.mizuho-ri.co.jp/publication/research/pdf/insight/pl120124a.pdf
3）「平成23年度雇用均等基本調査」（厚生労働省）
http://www.mhlw.go.jp/toukei/list/dl/71-23r-05.pdf

◆ 高齢者と入所 Column

　ご自宅で介護していても，患者本人の介護度の増加や介護状況によって施設入所がやむを得なくなるケースは多い．患者や家族から施設入所の希望がある場合以外にも，医療者からみて施設入所を考慮した方がよいと感じることもあるが，どのようなタイミングで施設入所を家族に勧めるのか迷うことも多い．施設入所が早すぎれば家族のなかで罪悪感や葛藤が強くなるかもしれない．一方，タイミングが遅すぎれば介護が破綻し，患者本人・家族に不利益となるかもしれない．そのタイミングは家族・ケアマネージャー・医師の間で異なることも多いが，どのような家族なのか（リーダーシップをとる家族はいるのか，抱え込みの家族ではないか）などを考えながら話しあっていくことが重要であろう．

　また，施設に入所した家族と接する際は，入居者に対してさまざまなかかわり方のご家族がいるのを感じ，その背景にどのような気持ちがあるのかと考えさせられることも多い．井上は，入居者家族が「預けることへの後ろめたさや罪悪感」，「面会に行くことの躊躇」，「入居者へのかかわり方への不安」，「入居者の変化に対する悲しさと戸惑い」という迷いを抱えていることを質的研究で報告している[1]．面会の多寡などで家族関係を判断することは必ずしも適切ではなく，家族が抱く「迷い」の把握が重要であると思われる．

＜文献＞
1）井上修一：特別養護老人ホーム入居者家族が抱く迷いと緩和に関する研究．大妻女子大学人間関係学部紀要，12：11-26，2010

＜今永光彦＞

第2章 高齢者の生活・健康維持を支えるために

15 家屋改修
ADLや病態を考慮した住環境

外山哲也

症例 ［82歳 男性］ADL低下に伴う家屋改修
多発性脳梗塞後でADLが低下傾向であり，月2回の在宅訪問診療を行っている．サービス担当者会議にて，ケアマネージャーから家屋改修について，主治医としての意見を求められた．

1 病態，予後により異なるアプローチ

医師は，医学的判断にもとづいたうえで，住環境整備の方針を，関係職種にアドバイスする必要がある．進行性の病態か否か，予測される生命予後などにもより，ハードウェア改変へのアプローチは異なる．つまり予後1カ月の末期がん患者と，在宅リハビリを継続しながらADL向上が期待できる脳血管障害患者では，住環境整備へのアプローチのしかたは全く異なるのである．

2 介護保険による住宅改修

介護保険では，手すりの取り付け，段差の解消，床・通路（外構も含む）の材料変更，建具の変更，便器の変更とそれらに関連する工事について，要支援・要介護区分にかかわらず，20万円を上限として改修費が支給される（1割は自己負担なので実質18万円）．工事終了後の償還払いである．20万円を複数回に分けて使うこともできる．また，要介護区分が3段階以上上がった場合と，転居した場合にはリセットされ，改めて20万円までの援助を受けることができる．

3 関係職種

ケアマネージャーの仲介のもと，建築業者，福祉用具業者が実際の業務を請け負うが，実用に即した有効な改修とするためには，初期計画段階からPT，OT，福祉住環境コーディネーターなどの専門知識をもった職種がかかわる必要がある．経験のないケアマネージャーと業者だけに任せてはならない．また，高齢者を狙った悪質なリフォーム業者も問題になっており，特に認知機能の低下した高齢者では注意が必要である．

4 ニーズを把握する

▶ピットフォール "住宅改修＝バリアフリー＝段差解消"のような短絡的な思考に陥らないように注意したい．バリアフリーとは床を平らにすることではない．そこで生活する住み手が，より高いQOLを実現するための障壁となる環境要因を除去していくことである．そのためには，住み手の顕在的／潜在的なQOL改善へのニーズを把握ないし掘り起こし，障壁となる環境要因を

明らかにし，その除去の手段を提案するプロセスが必要である．
　①高齢者本人のADL維持・向上，快適性の向上，②事故防止，③介護負担の軽減，④家族機能の維持・回復，などが挙げられる．

1）ADL維持・向上，快適性の向上

　寝室，トイレ，食堂，居間の平面的位置関係から見直してみる．場合によっては使用用途の変更も考慮する．実際にベッドなどの家具をどこに置くのかを残存機能も考慮し検討する．

ポイント▶ **片麻痺などがある場合には，ベッドやトイレへのアプローチ方向も重要なポイントである．**
必要があれば非構造壁の撤去も検討する．ベッド上で過ごす時間が大半なのであれば，ベッドから窓外やテレビが見えるか，家族の様子がうかがえる位置なのかなどのほか，天井の照明や，エアコンの位置などにも気を配る必要がある．日常生活動線のなかでバリアになりうる，建具や金物があれば撤去や変更を考慮する（例：開き扉を引き戸に，球形ドアノブをレバーハンドルに変更するなど）．

2）事故防止：home hazardの観点

　65歳以上の高齢者の転倒転落や溺水による死亡数は合わせて年間1万人を超え[1]，その4割が家庭内で発生し，その数は交通事故による死亡数をしのぐ．その予防は社会的にも重要な課題であることには論を俟たないが，転倒に関していえば，内的要因（筋力訓練など）と外的要因（住環境整備）を含めた多面的介入が転倒事故を減らすことがさまざまな研究で実証されており，運動プログラムや薬剤の調節などと同時に，住環境整備を行うことが求められる．しかしながら，ここでいう住環境整備は，住居そのもののハードに手を加えることを必ずしも意味しない．わが国における研究[2]では，住環境中の転倒危険因子として，滑りやすい床，障害物，サンダル・スリッパの使用，合わない靴が挙げられており，これらは特別な工事などを必ずしも行わなくても排除可能な因子である．なお，この研究では段差は必ずしも転倒の危険因子とはならないとされており，高齢者の転倒による骨折は段差以外の平坦箇所で多く起こることも報告されていることから，**段差以外の転倒危険因子を排除することの重要性が示唆されている．**

3）介護負担の軽減

　車いすで移動介助する場合の床段差や，排泄・入浴介助する際の狭小空間が介護動作のバリアとなることが多い．部屋の出入り口の段差は，多くは三角断面のすりつけ板で段差の吸収が可能である．

ピットフォール▶ しかし，歩ける高齢者の場合には逆にすりつけ板に足を取られて転倒するケースもあり，注意が必要である．トイレや浴室・脱衣室ではほとんどの場合車いすを用いた介助は困難であるため，車いす使用を前提とする場合，間仕切壁の撤去が必要になる．デイサービスなどで外出する際には，玄関の上がり框や外構の階段などがバリアになるが，これらはハードそのものを改変するよりも，スロープなどの福祉用具で解決可能なことが多い．

ポイント▶ これらの部分的な住宅改修はもちろん大切であるが，それにもまして，**「介護者（家族）が快適に過ごせる家」にしていくことも，介護負担感軽減の重要な要素である**ことを忘れてはならない．

4）家族機能の維持・回復

　脳血管障害などで急性に発症した機能障害や，慢性的経過であっても寝たきりになってしまったような場合には，家の機能に「療養のための空間」という新たなプログラムが要求されるようになる．もともとの寝室が療養空間として利用されることもあれば，スペースの都合上居間が療養空間として利用されるケースも多々ある．家の空間構造は，介護する側・される側の関係性と密接に関連し，空間利用の設定は家族機能を大きく左右する．介護提供者としての家族機能の維持も，住環境整備の重要な論点である．

まとめ

- ◆ 医学的判断にもとづいたうえで，改修の大まかな方向性を提案し，本人家族や関係職種と共有する
- ◆ 1つの視点や価値観にとらわれず，全体のバランスを考慮したうえで改修をすすめていく

＜文献＞
1）「平成21年度 不慮の事故死亡統計」（厚生労働省）
　http://www.mhlw.go.jp/toukei/saikin/hw/jinkou/tokusyu/furyo10/index.html
2）Demura, S. et al.：Examination of useful items for the assessment of fall risk in the community-dwelling elderly Japanese population. Environ. Health Prev. Med., 15（3）：169-179, 2010

第2章 高齢者の生活・健康維持を支えるために

16 ケアマネージャー・訪問看護師とのやりとり
連絡ノートの活用と電話が必要なとき

筧　孝太郎

症例

[85歳　男性] 多職種での在宅ケア

7年前に脳梗塞で右半身麻痺・構音障害をきたし，誤嚥性肺炎で入退院をくり返していた．2年前から当院で訪問診療を開始し，ケアマネージャーにより担当者会議が開かれ，本人・主介護者の妻・医師・訪問看護師・訪問介護士・デイサービス先の看護師・訪問歯科医師・介護用品担当者，ケアマネージャーらで行われた．それ以降，誤嚥性肺炎を起こすことなく，自宅で穏やかな生活を送っている．

ただし，担当者会議以外で多職種とのコミュニケーションは困難な面もあり，在宅医として「日々の生活や介護について，ケアマネージャーや訪問看護師などと，どのような方法でやりとりするのが適切であるか」と考えた．

具体的説明法

在宅療養中の患者にとって医療と介護は車の両輪のように双方とも必要であり，その連携が望まれる．在宅療養中の患者がQOLの高い生活を送るために**多職種連携がカギ**であり，その際に役立つのが連絡ノートである．本人・家族には，「大学ノートのようなものを1冊用意していただき，ご家族や○○さんにかかわるすべての職種で書き込むようにしましょう」と伝える．訪問看護師や訪問介護士にはそれぞれ記録用紙があるが，医療・福祉介護で連携をとり共有するためには連絡ノートは有用である．

疑問点や質問はもちろんだが，心配なこと・気になることの報告も遠慮なく記載していただきたい．

また，下記のような場合には，医師－訪問看護師などで電話でやりとりする必要がある．

①患者の状態変化に対して，ある程度緊急性が高いと看護師が判断し，初期対応での判断に苦慮したときに看護師が医師に電話で相談する．

②患者の状態変化に対して，医師の判断により，在宅での方針転換があり，時間・日単位で変化する際には医師が訪問看護師へ電話連絡する．

電話は相手の時間を邪魔することになるため，かける時間帯，内容は吟味する必要はある．多様な臨床現場では，電話を用いる状況について多職種で共有したい．またFAX，電子メール，最近では各種のソーシャルネットワークサービスを使う場合もある．

> **診察メモ**：信頼できる力量の高い訪問看護師への訪問看護指示書は，具体的で細かい指示より包括的な指示の方がよい．そして訪問看護師の裁量のなかで対応できない場合に，連絡ノートや電話などを併用することが重要であろう．

> **まとめ**
> ◆ 必要に応じて定期時に連絡をとろう
>   - 年・月単位：サービス担当者会議
>   - 月単位：訪問看護指示書
>   - 週・日単位：連絡ノート
>   - 日・時間単位：直接電話のやりとり

＜文献＞
1）田城孝雄　ほか：介護保険法改正のサービス担当者会議への影響—神奈川県と尾道市の比較調査—．介護経営，3（1）：10-22, 2008

第2章 高齢者の生活・健康維持を支えるために

17 成年後見制度について
医師として情報提供できるために

外山哲也

> **症例** [82歳 男性] 診察を拒む認知症の患者
> 地域包括支援センターから新規往診の依頼あり．足の不自由な妻と二人暮らし．身体的には元気だが，徘徊や妻への暴力行為，通帳をなくして「盗られた」と親戚中に電話をする，などの行動が出現．「自分は何も悪いところはない」と，医師診察を固く拒み，介護保険サービスの導入も困難な状況．今後の生活も考え，成年後見制度を使った方がよいか考えた．

1 成年後見制度とは

認知症の行動・心理症状（behavioral and psychological symptoms of dementia：BPSD）が顕在化する一方で，本人の同意にもとづく諸契約が困難なため事態が打開できない本症例のようなケースは，成年後見制度を有効に使い，予測される生活破綻を回避し必要なサービスの枠組みを与える必要がある．成年後見制度は「精神上の障害により判断能力が不十分な者について，契約の締結などを代わって行う代理人など本人を援助する者を選任したり，本人が誤った判断にもとづいて契約を締結した場合にそれを取り消すことができるようにすることなどにより，これらの者を保護する制度」と定義されている[1]．適切に後見制度について情報提供し，利用を導入することは一般臨床医の重要な仕事の1つである．後見制度には法定および任意の2種類があるが，ここでは現実的に利用する機会の多い法定後見について述べる．

2 医師はどのように後見制度にかかわるのか

法定後見制度は，認知症や精神疾患などの精神上の障害により判断能力が不十分な者を対象とした制度であるため，精神上の障害があることを，診断書・鑑定書を通じて医師が証明する必要がある（ALSなどで，精神障害はなく判断能力が保たれていても身体機能に問題があるため財産などの管理ができない者などは対象とはならないので注意）．一方，法律上，後見人などは治療の同意を代行することはできないとされており，医療提供者としては注意が必要である．

3 法定後見制度の実際[2]

1）後見人は何ができるのか？

法定後見は，判断能力の不十分さの程度により以下の3つのランクに分けられる．ここでいう「重要な財産行為（民法13条）」は，車・不動産の売買や自宅の増改築，金銭の貸し借りなどの，比較的大きな金額を動かす行為をさしている．

a）補助

対象：重要な財産行為は自分でもできるかもしれないが，誰かに代わってもらった方がよい程度の判断能力の人に，補助人を選任する．代理権の内容は家庭裁判所が個々の事例によって決定する．

b）保佐

対象：日常的な買い物程度は単独でできる程度の判断能力の人に代わって，保佐人が重要な財産行為を代理できる．

c）後見

対象：日常的な買い物も自分ではできない程度の判断能力の人に代わって，後見人が本人の行為全般を代理できる．

2）誰が申請できるのか？ 本人の同意はいるのか？

本人以外では，配偶者や4親等以内の親族（やしゃ孫，甥姪の子などが4親等）なら申請できる．身寄りがない場合は市区町村長などによる申請も可能である．申請先は家庭裁判所である．本人の同意は補助には必要だが，保佐・後見には不要である．

3）いくらかかるのか？

申立手数料800円，登記手数料4,000円．そのほか診断書作成料，場合によっては鑑定料が発生する．鑑定料は作成する医師が設定し，裁判所が決定する（5万円以下が6割程度）．そのほか，後見人などへの報酬がある．なお，経済的理由により，後見制度の申請や報酬の支払いができない場合には，「成年後見制度利用支援事業」が利用できる．市区町村の事業で，所得状況によりこれらの費用の一部または全額が支払われる．

4 診断書・鑑定書の作成

1）診断書

通常の臨床で行われる程度の診察を通じて作成されることを前提にしており，書式は1ページのみの簡便なものである．医師ならば作成できるが，本人の精神状態に通じている医師もしくは精神神経疾患に関連する診療科の医師であることが想定されている．本人の精神上の障害に関する記載と，本人の判断能力の程度に関する記載が求められる．**判断能力に関しては，鑑定の要否にもかかわるため，具体的情報を記載することが重要である．**

2）鑑定書

保佐，後見については，診断書に加え，鑑定書が必要になるが，診断書で判断能力の程度が明らかな場合には省略される．裁判所が鑑定人（医師）を指定し依頼する．書式は4ページにわたる詳細なものである．実際の診断書・鑑定書の記載にあたっては裁判所のホームページ上の作成ガイドラインと記載例を参照されたい[2]．

まとめ
◆ 認知症患者には必要に応じて，成年後見制度のアドバイスを行う

<文献>
1) 「医療福祉総合ガイドブック 2012年度版」（日本医療ソーシャルワーク研究会 編），医学書院，2012
2) 裁判所ホームページ http://www.courts.go.jp/saiban/syurui_kazi/kazi_09_02.html

第2章 高齢者の生活・健康維持を支えるために

18 身体障害者手帳，障害年金について
医師として情報提供できるために

鈴木信夫

> **症例** [66歳 男性] 肢体不自由および呼吸器機能障害
>
> 脳血管障害後で肢体不自由4級の身体障害者である．肺気腫があり，最近，息切れがあり，呼吸器機能障害で身体障害者を申請すると，医療費の自己負担給付制度が利用できるかどうか尋ねられた．

1 身体障害者手帳

身体障害者手帳の取得は，重度障害者の医療費の支給，手当金の支給，各種税金の減免，公共料金の割引など幅広い障害福祉サービスの利用ができるようになることもあり，経済基盤が脆弱になりやすい社会的状況にある高齢患者に役立つ制度となっている．なかでも医療費の支給には，障害部位に対する手術などの医療費を公費負担する自立支援医療の更生医療とともに都道府県単位の制度として，身体障害者手帳1〜2級（地域によっては3級も含む）の重度障害者の医療費の自己負担を給付（所得制限のある地域もある）する制度があり，診察早期から手帳の有無，等級，障害名を確認しておき，必要に応じて手帳の新規申請や等級の程度変更の検討も大切である（p.269 付録2も参照）．

> **診察メモ**：肢体不自由で4級に認定されている患者さんが呼吸器機能障害でも4級に該当する場合は，指数計算で上位の3級に認定され，利用できる福祉サービスも広がることになる．指数は，1級（18），2級（11），3級（7），4級（4），5級（2），6級（1），7級（0.5）〔手帳の交付は6級から〕となっており，2つ以上の重複する障害等級は指数の合計が18以上が1級，11〜17が2級，7〜10が3級，4〜6が4級，2〜3が5級，1が6級で認定される（ただし，音声機能障害，言語機能障害およびそしゃく機能障害の重複は適用されない）．

2 障害年金

障害基礎年金は，国民年金の20歳から60歳未満までの年金加入期間中または被保険者であった60歳以上65歳未満で日本国内に住所のあるときに，初診日のある傷病で1年6カ月経過したとき（その間に治った場合は治ったとき，または症状が固定して治療の効果が期待できない状態を含む）の**障害認定日**に1級，2級の障害の状態にある場合に障害年金が支給され，厚生年金加入中に初診日がある者は，障害厚生年金が加算される．

ポイント▶ 障害厚生年金には，障害の状態が2級に該当しない軽い程度の障害で，労働が制限される場合には3級の障害厚生年金が支給され，さらに，障害厚生年金を受けるよりも軽い障害が

残ったときには一時金の障害手当金が支給される場合もある．

　障害認定日は1年6カ月より前に該当する場合もあり，人工透析患者は導入3カ月後，人工関節置換後，心臓ペースメーカーや人工弁の装着後，四肢の切断後，在宅酸素療法開始日などは該当日が障害認定日とすることができる．

　65歳以上の高齢者が障害厚生年金を申請する場合は，障害認定日が65歳過ぎになって障害厚生年金（障害基礎年金は支給される）を申請する場合と就労している65歳以上70歳未満の厚生年金加入者が障害厚生年金（障害基礎年金は支給されない）を申請するときに限られるので，65歳以上の高齢者の患者から障害年金診断書を依頼されることは少ない．

まとめ
- ◆ 身体障害者手帳の取得は，介護保険にない「痰の吸引器やネブライザー」の給付が呼吸機能障害3級認定なら受けられる場合もあるなど，社会生活全般を支えるサービスが障害区分に合わせてあるので，障害名や等級も重要になる

第2章 高齢者の生活・健康維持を支えるために

19 高齢者に対する保健啓蒙活動
健康増進に対するアプローチによる違いと健康教育の実際

今永光彦

> **症例　老人会とデイサービスでの健康教育**
>
> 地域の老人会で，健康教室を行う機会があった．運動器不安定症に関して，その予防を中心にレクチャーを行った．次に，施設のデイサービスに来る人を対象に健康教育の依頼があったので同様のレクチャーを行ったが，不評であった．デイサービスに来る人は老人会の人と比べて虚弱であり，すでに障害をもっている人が多かったため，「運動器不安定症の予防」というテーマは適切ではなかったと痛感した．

一般臨床医は健康教育にかかわることも多いが，高齢者の場合，その集団によって適した教育内容・方法は異なり，対象に応じたニーズ把握や伝え方が重要となる．

1 健康増進に対するアプローチによる違い

ポピュレーションアプローチは，集団全体に介入することで集団全体の健康水準を変化（社会的環境整備，物理的環境整備，啓発など）させることを目的とする．ハイリスクアプローチは，リスクの高い個人に対して健康介入を行うものであり，個別化が重要である．対象者がどのような人々か（リスクが高い人か低い人か）によってアプローチ方法を変える必要がある．

2 健康教育の実際

1）対象者を意識する

性や年齢，ニーズや好み，ライフスタイルが異なるため，ある程度対象者を絞った方が効果的・効率的に健康教育を行える．実際には対象者があらかじめ決まっているなかで，健康教育の機会を与えられることも多いであろう．その場合には，**対象者がどのような人々で，どのようなニーズがあるのかなどを検討する**．例えば，対象者が「地域の老人会」であれば，元気な高齢者が多く，「今の元気さを維持する」というようなニーズがあるのではないかと考え，そのニーズに合うようなテーマや内容を検討する．

2）どのように伝えるのかを考える

「何」を強調して訴えるのかを考え，具体的なイメージを抱いてもらうように工夫する．**視覚的に訴えたり，実際に一緒に何かをやってもらうなど参加型にするのもよいであろう**．また，メッセージの伝え方には一面的メッセージと二面的メッセージがある[1]．一面的メッセージとは，その行動のメリットだけを伝えてデメリットには触れないことであり，二面的メッセージとは，その行動のメリットとデメリットの両方を伝えることである．**一面的メッセー**

ジはすでにその行動に対して前向きな人々によく作用し，二面的メッセージはその行動にまだ気持ちが傾いていない人々によく作用する．対象がどのような人々かを考えながら，メッセージの伝え方を考えていく．

3) 評価を行う

プロセス評価（健康教育を計画通りに行えたか，対象者がどれくらい満足したか），影響評価（対象者の知識や行動にどのように影響を与えたか），結果評価（対象者の健康状態やQOLにどのような効果を与えたか）の3つに分けられる．まずは，行いやすいプロセス評価から行っていくのが実際的であろう．

まとめ
- 健康教育では，対象者がどのような人々かを把握し，それに応じた内容やメッセージを考える

＜文献＞
1) Siegel, M. et al.：Marketing public health：strategies to promote social change. p375, Jones and Bartlett Publisher, 2007

第2章 高齢者の生活・健康維持を支えるために

20 高齢者と事故防止
交通事故・入浴事故・窒息・やけどとその予防

今永光彦

> **症例** [86歳 男性] 自転車で通院途中の事故
>
> 慢性気管支炎，高血圧で外来通院していた方．最近までは，妻の訪問診療の際に一緒に自宅で診ていたが，妻が施設入所となったのをきっかけに自転車で外来通院するようになっていた．高度難聴あり．クリニックまでは自転車で5分ほどの距離であったが，ある通院日にクリニックの前の道路を渡ろうとして交通事故にあい，救急車で搬送となる．その後亡くなられたとの知らせを聞き，外来担当医は，何か防ぎようがなかったのかと自問した．

交通事故を含む「不慮の事故」は，高齢者の死因の第6位である．事故は元気な高齢者にも起こりうるものであり，最悪のアウトカムである死亡にもつながりうるために予防を啓蒙していくことが重要である．高齢者の不慮の事故としては入浴事故，やけど，窒息，交通事故が挙げられる．

1 ポピュレーション・ストラテジーの視点から

ポピュレーション・ストラテジーは，集団全体に働きかけることで，有害事象を予防していくというものであり，入浴事故ややけどなど元気な高齢者でも起こす事故についてはより有用であろう．

1) 入浴事故

具体的説明法 入浴事故の引き金は，環境温度と体温の温度差および発汗による脱水にあるといわれている．それをふまえたうえで，「脱衣所が寒くならないように」，「湯は40～41度くらいにして，長湯しないように」，「冬はできるだけ日中に入るように」，「入浴前後にコップ1杯の水分を」など具体的なアドバイスを行うことが重要である．

2) やけど

具体的説明法 高齢者のやけどの特徴として衣服引火が多いといわれており，「仏壇のろうそくなどはできるだけ消しておくように」，「ガスコンロの火が袖についたりしないよう衣服の種類に気をつけて．あと，コンロの奥に手をのばしたりしないように」などのアドバイスは注意喚起になるであろう．

上記は，通院していないような元気な高齢者にも伝えていくことが重要なことであり，地域医療の現場で，地域の高齢者全般に啓蒙していくよう働きかけていくことが重要であろう．

2 ハイリスク・ストラテジーの視点から

ハイリスク・ストラテジーは，リスクの高い人に働きかける方法である．

1) 窒息

ポイント▶　窒息を起こしやすい高齢者におけるリスクファクターとして，「認知機能の低下」，「食事自立」，「臼歯部咬合の喪失」がある[1]．これらにあてはまる高齢者には介護者に対して注意喚起を行う必要がある．

2) 交通事故

交通事故に関しては，患者がどのような手段で通院しているのか，普段どのような行動範囲をどんな手段で移動しているのかを確認する必要がある．そのうえで，本人の認知機能・身体機能・難聴や視力の程度を査定し，現在の交通手段が妥当か否か，また安全に使用するためにはどのようなアドバイスが必要かを判断していく必要がある（高齢者の運転に関しては，p.57 コラム「高齢者と運転」参照）．

冒頭の症例の場合には，外来通院の様子から，自転車で通院することのリスクを査定し，それに応じて，自転車で通院する際の注意点（道路を横切る際には，必ず一時停止する，車の通りの少ないところを通るなど）を伝えたり，場合によっては徒歩での通院へかえるなどの介入が可能であったと思われる．

まとめ
◆ 目の前の患者に対して事故防止のアドバイスを個別的に行うのと同時に，地域の高齢者全般にも啓蒙していく必要がある．

<文献>
1) 菊谷武　ほか：食品による窒息事故の現状把握②介護老人福祉施設における窒息事故とその要因．平成20年度厚生労働科学特別研究事業　食品による窒息の要因分析，2008

第2章 高齢者の生活・健康維持を支えるために

21 環境要因に伴う障害と予防
熱中症／寒冷に伴う障害と対策

筧　孝太郎

症例　[90歳　女性] 室内での熱中症

高血圧はあるものの老衰の経過をたどっている高齢女性であり，3年前から訪問診療を開始していた．ある夏に訪問すると，自宅で布団をかぶり横になっており，意識がいつもより低下していたうえ，熱は39度の高熱を認め，熱中症が疑われ入院となった．当日は家族も外出しており，窓を閉めきっており，エアコンもない状態だった．

高齢者の熱中症は大きな問題であり，予想されうる事態として，あらかじめ対応しておくべきであった．どのような予防・介入が可能であったのであろうか．

高齢者の熱中症発症のリスクとなる，身体的および環境的特徴は以下のようなものがある[1]．
①体温調整機能の低下（皮膚血流増加反応の低下および発汗の減少，体内水分量の減少，口渇感の鈍化による水分摂取量減少）
②頻尿や尿失禁を嫌って水分摂取を減らす
③心不全などの疾患管理目的の水分制限や利尿薬内服
④認知症や脳血管障害に伴う摂食嚥下障害や身体障害
⑤介護者の不在（独居や老々介護）
⑥空調設備の不備（エアコンを嫌う，リモコンの使い方がわからない）

具体的説明法
これらをふまえた具体的な介入が必要である．本人・家族への説明として，「水分をしっかりとりましょう」というだけでなく**「こまめな水分摂取を心がけましょう」や「食事と食事の間にも十分水分をとりましょう」と声をかけること**が大切である．エアコンがある場合には，**家族に操作の協力を仰ぐ**．また，エアコンを嫌う高齢者には**扇風機の設置を促す**などの対処をする．**掛け物も，夏には薄く，冬には厚く**，などの配慮が必要である．

なお，寒冷による障害は，入浴時に起きることが多い（「第2章20．高齢者と事故防止」参照）．

まとめ
◆ 環境要因に伴う障害は，高齢者の特徴を理解し，適切なアドバイスで予防に努める必要がある

＜文献＞
1）徳田哲男　ほか：環境温度の変化と高齢者の心身諸機能に関する研究．人間工学，25（4）：197-206, 1989

第3章

高齢者によくある臨床問題とその対応

第3章 高齢者によくある臨床問題とその対応

1 複数の臨床問題への対応
患者との問題の共有と優先順位の設定

今永光彦

症例 [82歳 女性] 頻回の救急受診や家族関係などの問題を抱える

慢性心不全で当病院の循環器科に通院していた．腹痛の訴えがあり，内科を受診．担当医は器質的な疾患の可能性は低いと考えていた．そのほか，変形性腰椎症で他院の整形外科へ通院中，1カ月前に腰痛がひどくなり，入院歴あり．息子と二人暮しであったが，息子は無職であり，患者の年金で暮らしているが，本人は息子に対して不満が強い．経過中，腹痛を主訴に何度も救急車で来院．また，腰痛でも何度か他院に救急車で受診しており，その病院からは「もう受診するな」と言われてしまったとのこと．担当医はどの臨床問題から，どのようにアプローチすればよいのかわからなくなってしまった．

高齢者においては，医学的な問題もさることながら，心理的・社会的・倫理的問題も含めて複数の問題を有している人が多い．そのどれが重要で，どの問題から解決すべきか迷うことも多い．

1 多くの問題を有する患者への対応や優先順位の設定

1) 問題の共有と優先順位の設定

▶ピットフォール
健康問題において，高齢患者と一般臨床医の優先順位の一致率は低いとの報告もあり[1]，医療者が問題と感じていることを患者や家族が必ずしも問題と感じていないことも多い．そのため，まず患者・家族と問題の共有を行うことが望ましい．そもそも「問題」とは，"望ましい状況と現実とのギャップ"といわれている[2]．問題の共有を行うためには，医療者が考えている「望ましい状況」と患者や家族が考えている「望ましい状況」のすりあわせを行う必要がある．つまり，まずケアの方向性・何を重視していくかを共有する（図）．そのうえで，重要度・緊急度に応じて問題の優先順位を設定する．また，問題の共有ができない場合には，医療者として重要度・緊急度ともに高い問題であれば介入を試みることも検討する．

▶ポイント
また，患者・家族が（ときには医療者も）どのようなことを重視すればよいかもわからない状況であれば，問題を解決しようとはせず，「見守る」，「見捨てない」，「それなりに落ち着いた状態にする」ということを目的にするのも1つの方法である．

2) 複数の問題は，どのようなつながりがあるのか？

例えば冒頭の症例では，まず，腹痛，腰痛（変形性腰椎症），慢性心不全，家族関係，頻回な救急受診などさまざまな問題を抽出する．次にこれらの問題はどのようなつながりがあるのか検討し，仮説をたてる．そして腹痛・腰痛の増悪や，頻回な救急受診は，もしかしたら

```
            ┌─────────────────────────────┐
            │ ケアの方向性，何を重視していくかを │
            │      患者・家族と共有         │
            └─────────────────────────────┘
         共有できない場合  ↙         ↘  共有できた場合
```

- 医療者からみて緊急度・重要度ともに高い問題がある場合
  ⇒（問題共有できてなくても）介入を検討
- 患者・家族が（ときには医療者も）どのようなことを重視すればよいかもわからない状況
  ⇒「見守る」，「見捨てない」，「それなりに落ち着いた状態にする」を目的とする

- 共有したケアの方向性のなかで，問題は何か検討
- 複数の問題のつながりを考える
- 問題の優先順位を考える（重要度・緊急度を判断）

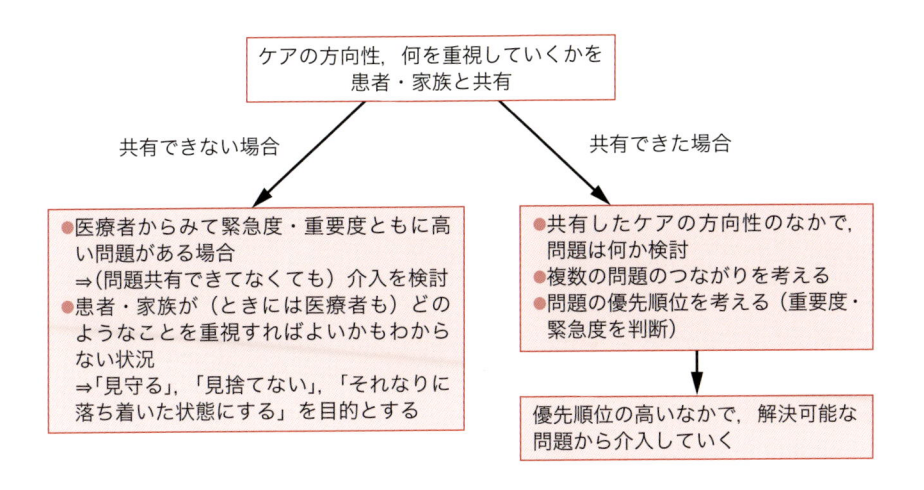

↓

優先順位の高いなかで，解決可能な問題から介入していく

図　多くの問題を有する患者への優先順位の設定

背景に家族関係が関連しているかもしれないとアセスメントする．そのうえで，介入のポイントを検討していく．冒頭の症例では，自宅での生活状況・家族とのかかわりの様子を直接みたり，患者本人の話しを多くひき出すという目的で，訪問診療を導入し，その結果，効率的な心理的アプローチを行うことが可能となり，救急受診の減少や症状の軽減を認めた．

2 社会的問題や倫理的問題と向き合う

社会的問題や倫理的問題に対して，医師1人で向き合うのは物理的にも心理的にも負担が大きい．ほかの医師との意見交換（カンファレンスなど）や多職種でのチーム形成により，問題点を共有し，アプローチしていくことが望ましい．

まとめ
- ◆ 複数の臨床問題を有する患者では，患者・家族と問題の共有を行い，重要度・緊急度を考えて優先順位を！
- ◆ 多職種でのアプローチも重要！

＜文献＞
1) Voigt, I. et al.：Priority setting in general practice：Health priorities of older patients differ from treatment priorities of their physicians. Croat Med. J., 51：483-492, 2010
2) 「問題解決のセオリー」（高杉尚孝　著），日本経済新聞社，2006

第3章 高齢者によくある臨床問題とその対応

2 高齢者臨床におけるEBCPの限界
evidence based clinical practice（EBCP）が行えないとき

五味一英

症例　[93歳　男性] 抗凝固薬の中止

心房細動，高血圧の既往があり，2年前に心原性脳塞栓で入院した際にワルファリン（ワーファリン®）の導入を行っていた．最近，認知機能の低下が目立ち，自宅内で転倒することも多くなった．転倒により身体のいたる所にアザがみられ，同居の娘からも痛々しくてかわいそうとの相談があった．抗凝固療法によるメリット，デメリットを再度検討し，ご家族とも話し合いをもち，ワーファリン®の内服を中止することとした．

■ 限られたエビデンスと向き合う／ガイドラインがないとき

高齢者診療ではエビデンスが乏しいため，診断・治療において判断が困難となるケースが多い．心房細動に対する抗凝固療法の適応はガイドライン[1]にも記載がある一方で，その中止には明確な基準がない．定期通院や血液検査にかかるコストや薬物相互作用の問題，食事制限が患者のQOLを低下させる可能性もある（「第4章12. 抗血小板療法と抗凝固療法の臨床」参照）．また，認知機能の低下がみられるなかでそれらの治療を継続するためには，内服状況を確認することや，転倒による出血を起こさないための見守りや介助などの社会的サポートの環境が整っているかどうか確認することも重要である．

ポイント▶ いまだ限界も多いが，EBCPを実践することには，高齢者臨床において非高齢者のエビデンスの利用や，従来の医学的なリスク・ベネフィットの分析だけではなく，**認知機能やADL，介護環境などを考慮し，患者のQOLを重視した総合的な判断が必要である**．そして何よりそれらの判断を患者および家族，周囲の医療スタッフと十分な意思疎通を図り共有しておくことが重要である．

> **診察メモ**：患者の生活史などライフイベントの聴取や病気に対する基本的な姿勢を把握することが医療判断に重要な要素となる[2]．外来や訪問診療での何気ない会話が参考になることや，ほかの医療スタッフからの情報が役立つことも多い．（「第1章1. 高齢者における患者背景の考え方」参照）

まとめ
◆ 高齢者臨床では医学的な面だけでなく，患者のQOLや生活史を考慮する

＜文献＞
1) 小川 聡　ほか：心房細動治療（薬物）ガイドライン．Circulation journal, 72 (Supplement_IV)：1639-1658, 2008
2) 三浦久幸：高齢者のナラティブ・ベイスト・メディスン（NBM）．Geriat Med., 42 (4)：487-493, 2004

◆「予後予測」の重要性と困難性

Column

　患者の予後予測は，患者への情報提供や，診療方針とりわけ訪問診療を導入するかなど「診療の場の選択」に重要で，高齢者の臨床で不可欠である．しかし，その実際は困難なことも多い．

　まず「がんであるか」「非がんであるか」により，予測が異なる可能性がある．文献的には，米国の在宅ホスピスへ紹介されてきた非がん（心不全，COPD，肝硬変）の患者を「予後6カ月」と予後予測モデルで判定した場合に，40〜75％は予後判定よりも長く生存することが明らかになっている[1]．

　また，非がんのみならず，がんにおいても，予後予測は困難であるとする報告[2]もある．

　次に，わが国で多いと考えられる「退院前後で，主治医が異なること」も原因となっている可能性がある．「退院後の状況が直接は把握できない，病院の主治医」と，「退院前の状況が直接は把握できない，地域の外来医訪問医」では，おのずと予後予測が変わってくるのではないだろうか．ある報告では「医師と患者のかかわりが長い」ほど「予後予測も有意に長い」[2]とされている．

　いずれにせよ予後予測は，容易ではないが，そもそも，"予後6カ月"よりも"予後2〜3カ月"程度を予測するモデルの情報は少ない．これは，「米国では，ホスピスの入所に際し"予後6カ月"という基準」があり，これが予後予測に関する臨床研究で予後6カ月を基準にしていることが多い理由であるように思う．今後の多死社会を前に，1人の高齢者へ最期までかかわることが多い在宅医などこそ，予後予測について慎重かつ経時的な判断が望まれる．

＜文献＞
1 ）Fox, E. et al.：Evaluation of prognostic criteria for determining hospice eligibility in patients with advanced lung, heart, or liver disease. JAMA, 282：1638-1645, 1999
2 ）Christakis, N.A. and Lamont, E.B.：Extent and determinants of error in doctors' prognoses in terminally ill patients：prospective cohort study. BMJ, 320（7233）：469-472, 2000

＜木村琢磨＞

◆「終末期」という判断の重要性と困難性

　「終末期」という判断を行うことは，ギアチェンジと，適切なケアを行ううえで高齢者の臨床において重要である．しかし，日本には終末期の定義が多数あり，疾病や患者の状態によって，①救急医療などにおける急性型終末期，②がんなどの亜急性型終末期，③高齢者，植物状態，認知症などの慢性型終末期の，3つのタイプに大別されると考えられる[1]．つまり，おのおのの終末期医療の内容の差異は大きく，臨床現場では終末期という判断が困難なことも多い．なかには「看取り期のみが終末期である」と誤解している医療者がいることも問題であろう．

　さらに難しいのは，そもそも限界がある「予後予測」の概念（上記コラム「予後予測の重要性と困難性」参照）を，終末期か否かの判断に取り入れることがある点もある．この妥当性については，意見が分かれているようである．

　いずれにせよ，終末期の判断は恣意的となることも多い．そのため，ときに終末期と説明した後に非終末期へ覆さざるをえないこともあるが，安易に"逆ギアチェンジ"を行えば，患者サイドの混乱を招く可能性もあろう．「家族の気持ち」など，非医学的背景も加味して，臨床現場では終末期か否かについて，慎重に評価をくり返していくべきであろう．

＜文献＞
1 ）日本学術会議臨床医学委員会終末期医療分科会：終末期医療のあり方について, 2008
http://www.scj.go.jp/ja/info/kohyo/pdf/kohyo-20-t51-2.pdf 2008

＜木村琢磨＞

第3章 高齢者によくある臨床問題とその対応

3 高齢者に説明するということ
わかりやすくする工夫と服薬指導

筧 孝太郎

> **症例　[78歳　男性] 薬剤調整を行っても症状が良くならない**
>
> 気管支喘息，高血圧で外来通院中の患者である．最近，喘息発作が少し増えたため，いくつかの検査を行い，結果を説明し，薬剤調整を行った．その2週間後，再診外来では症状は持続しており，調整を行ったはずの薬剤を内服していなかったという．
> 患者本人に尋ねると，どうやら検査結果の説明が医学用語ばかりで理解が得られていなかったこと，どの薬をどのように変えるか理解できず，うなずいていただけであったことが判明した．
> 若年者の外来では問題なかった説明法が，高齢者では問題があることを外来担当医として痛感した．

　医療現場においては患者に対する説明を工夫することが大切である．高齢者においては，判断力や記憶力の低下などにより，例えば，薬剤の飲み忘れや飲み間違いを起こす危険性が高くなるため注意が必要である．薬剤師による薬剤の写真入り服薬説明書は分かりやすく説明するための工夫の一例であろう．

■ 説明の際に気をつけること

　高齢者への説明は，われわれ医療者だけでなく，一般社会でもさまざまな工夫がなされている．
　今回，筆者は生命保険会社・不動産会社・市役所・旅行会社・携帯電話会社で働く10人の知人に，「高齢者に説明するときのマニュアル・気をつけていることなど，何かあれば教えてください」という質問をし，9人から回答を得た．その結果は以下のとおりである．

- ■1回の説明時間を短くする
- ■紙に書いて説明する
- ■数回に分けて（日を改めて）説明する
- ■文字を大きくして説明する
- ■キーワード（キャッチフレーズ）を盛り込む
- ■説明の中で大切なことはくり返し伝える
- ■ゆっくり話しをする
- ■大きい声で話すよう心がけるが，大きすぎない声で話す
- ■なるべくほかの家族にも立ちあってもらう
- ■とにかく簡潔な内容にする

　高齢者にいかにわかりやすくするかは臨床で重要であり，このような非医療現場での取り組みはわれわれ医療現場でも大いに参考になる．

われわれ医師も紙に書いて大きな文字で説明したり，後から看護師などほかの人に患者が理解できているか確認してもらったりしている．高齢者に説明するということは，それだけ配慮を要するということがいえよう．

まとめ
◆ 高齢者に説明するということは，きちんと理解されているか，実行されているかを確認し，再評価していかねばならない

Column

◆ 方言と臨床

地域には特有のアクセントや言い回し（方言）があり，それらの理解は高齢者の臨床にかかせない．例えば，帯状疱疹のことを「つづらご」，麦粒腫のことを「ものもらい」という高齢者が時々おり，これらは方言というより俗称に近いが，知っておく必要があろう．

難しいのは，高齢者が方言で身体の不調感を訴え，さまざまな医学的症状を訴えていることがあることである．例えば，新潟県の一部で使用される「ナンギイ」という方言は，身体のつらさや不調感を意味するようだが，医学的にアセスメントすると，実際には身体各部の違和感や痛み，倦怠感や呼吸困難，息切れなどさまざまな症状の表現法として使用されているように思う．

また，同じ音でも地域により意味が異なることも重要であろう．例えば，「コワイ」は，長野県では高齢者が「ご飯がコワイ」など，固いという意味で使用することがある一方，友人に聞いたところ北海道では，身体がだるい，疲れることを「コワイ」と表現する高齢者がいるそうである．

方言は，高齢者が自分の症状を表現するのに，かかせないと考えられ，医師は患者のさまざまな方言を，適切な医学用語に変換する必要がある．

＜木村琢磨＞

第3章 高齢者によくある臨床問題とその対応

4 高齢者の家族をアセスメントする
家族全体と家族メンバーのそれぞれを意識する

木村琢磨

症例 [78歳 男性] 家族の介護力のアセスメントが必要な患者

慢性呼吸不全でADLとIADL（instrumental ADL）が低下し，サポートが必要で，訪問診療も行っている．75歳の妻，長男夫婦と同居している．長男夫婦は，コンビニ経営で昼夜問わず，多忙で，長男夫婦の息子（患者の孫）は大学生である．家族と面談をしたところ，「昼間は，面倒をみることに限界がある」という．三世代家族だが，標準的な介護力であろうか．

1 家族全体を理解する～家族機能を参考にする～

高齢者の臨床では，家族とのかかわりが欠かせない．そのため，可能な範囲で家族を理解する必要がある．しかし，家族には「それぞれの家族メンバーのさまざまな感情」や「長年の事情」があり得るので，医療者などが，家族関係を捉えることには限界がある．その点，

ポイント▶ 家族機能の概念，特に円環モデル（olson）を理解しておくことは有用である（図）[1]．

このモデルは，2つの概念から成る．第一に，凝集性（家族の絆）があり「家族メンバーのそれぞれが互いにもつ情緒的な繋がり」を意味する．適度なつながり（ピッタリ）で，お互いを尊重し合う（サラリ）ことが望ましいが，干渉し過ぎ（ベッタリ）たり，感心がなさすぎる（バラバラ）場合には，家族の機能不全の可能性がある[1,3]．

第二に，適応性（家族の舵取り）があり「家族に危機が生じた際，家族に，何らかのリーダーシップが発揮され，家族が役割に応じて変化するか」を意味する．まとまりよく（柔軟），役割に応じて変化する（キッチリ）場合は理想であるが，あまりに強制しすぎ（融通なし）ても，それぞれが勝手な行動（てんやわんや）をとっても，家族の機能不全の可能性がある[1,3]．

ポイント▶ 加えて，オリジナルの円環モデル（olson）にはないものの，「凝集性と適応性の2つの概念を調整し，うまく機能するように促進的に働くための，コミュニケーション」を，第三の次元とする考え方もある[3]．

いずれも概念的なうえ，実際にこのモデルで家族機能を測定することは，現実的ではないが，「どのような家族なのか」をイメージしたり，アセスメントする際に，参考になると思う．

2 家族メンバーのそれぞれを理解する～ライフステージを参考にする～

高齢者の臨床では，家族とかかわる場合，「家族メンバーのそれぞれを理解すること」も欠

ポイント▶ かせない．患者と家族が同居していても，患者にかかわるそれぞれの家族メンバーの「ライフステージ（サイクル）における位置づけ」[4]と，その一般的な課題をふまえ，アセスメントするとよい．例えば，ある高齢者の一人娘が，その息子夫婦（共働きで二子）と同居していれば，「息子夫婦の子供（つまり，患者のひ孫）の面倒もみていて，患者の介護を負担に感じていないかな」などと推測するなどである．

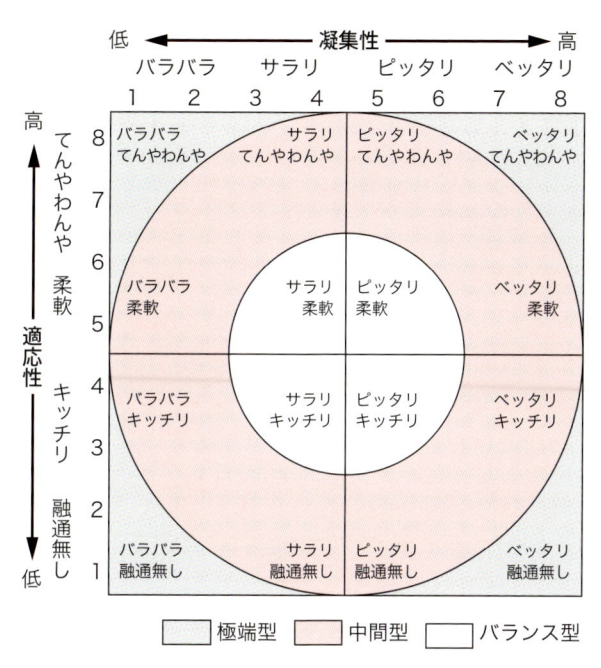

図 円環モデル
（文献1，2を参考に作製）

凝集性：低←→高（バラバラ1,2 / サラリ3,4 / ピッタリ5,6 / ベッタリ7,8）
適応性：高（てんやわんや8,7 / 柔軟6,5）／低（キッチリ4,3 / 融通無し2,1）

区分：極端型／中間型／バランス型

　また，家族内の関係性についても，「舅と嫁」「姑と嫁」「舅と婿」「姑と婿」「祖父母と孫」など，さまざまなパターンをある程度認識しておくと有用であると思う．例えば，ある高齢女性と娘の関係性を，「この世代の母親と娘にしては，関係性はやや希薄かもしれない」などと考えることができる．

> **診察メモ**：高齢者の家族に関する問題は，地域・社会的な側面から捉えることも重要であると思う．例えば，「親子孫と三世代で住んでいれば，おのずと介護力が生まれ，地域で高齢者が住み続けることができる」一方，「農林漁業や，自営業の衰退に伴い，仕事がない地域では，青壮年が都市部へ出向き給与生活者となる．そして，子供夫婦は核家族，地元は老夫婦のみあるいは独居老人のみとなり，介護する人も老老介護と成りうる」．社会のさまざまな歪みは，家族へのしかかってくるといえる．もう1つ例を挙げると，「昔ながらの農業を営む広い家屋では，何世代か同居していても，ある程度は物理的な距離を保つことが可能である」一方，「都会で，特に若い夫婦が老親と同居すれば，都会の住宅事情も相まって，物理的距離を一定以上保つことができるような空間がもてず，ストレスが増大し，関係性が悪化する」．高齢者の医療・介護・福祉のさまざまな状況は，社会の変化に適応していく「個人や家族の主体的な統合過程」として捉えることが必要であろう[5]．

まとめ
◆ 高齢者の家族とのかかわる場合には，家族機能とライフサイクルを意識する

<文献>
1) 横山登志子：オルソンの円環モデルに基づく家族機能評価尺度の作成，FACEKGIV，実年版の開発．関西学院大学社会学部紀要，77：63-84，1997
2) Olson, D. H. et. al : Circumplex model of marital and family systems : Ⅳ. Theoretical update. Family Process, 22 : 69-83, 1983
3) 草田寿子：日本語版FACESⅢの信頼性と妥当性の検討．カウンセリング研究，28：24-32，1995
4) 「家族関係の発達と危機」(岡堂哲雄 編)，同朋舎出版，1989
5) 鑪幹八郎：第Ⅰ章 総論：ライフサイクルと家族．「臨床心理学大系第3巻ライフサイクル」（小川捷之 ほか 編)，金子書房，1990

Column: 高齢者における事前指示について

高齢者医療においては，どこまで治療を行うか迷うことも多い．そのような場合，医療者にとっては事前指示などがあれば参考となることは確かである．事前指示とは，終末期などで自己決定能力を失った場合に，行ってほしい医療行為・行ってほしくない医療行為について，あらかじめ意思を表明しておくことである．しかし，ほとんどの高齢者が事前指示を書面に残していないのが現状である．また，高齢者では本人の状態や周囲の状況などが変化しやすく，事前指示を決定した時期と，いざその事前指示をもとに判断する時期とでは状況が変化していてそのまま適応することが困難な場合も多い．Hansonらも事前指示が後のケア内容に関連していないことを報告している[1]．

Williamらは，一般臨床医が事前指示について話し合うことが，その1年後の患者満足度と関連していたことを報告している[2]．状況が変化しやすい高齢者においては，事前指示を作成することよりも，むしろそのような内容を話し合い，自分がどのように最期を迎えていくかについて一緒に論じたり，イメージをしていく過程が重要なのかもしれない．また，日本人においては代理人による意思決定に賛成している人も多く，家族とそのようなことについて話す機会を促すことも重要と考えられる．

<文献>
1) Hanson, L. C. et al. : Can clinical interventions change care at the end of life ? Ann. Intern. Med., 126 : 381-388, 1997
2) William, M. et al. : The effect of discussions about advance directives on patients' satisfaction with primary care. J. Gen. Intern. Med., 16 (1) : 32-40, 2001

<今永光彦>

第3章 高齢者によくある臨床問題とその対応

5 入院のリスク
せん妄などによる退院の延期

筧　孝太郎

症例　[83歳　女性] 入院によるせん妄の発症

　軽度認知症，高血圧で外来通院していた杖歩行の患者だが，右下肢蜂窩織炎を発症し，入院となった．蜂窩織炎は抗菌薬で軽快したが，入院によりせん妄が強くなり認知機能が悪化，ADL（instrumental ADL）も車いすの状態になってしまった．主介護者の息子夫婦が「この状態では家に連れて帰れない」と話し，施設入所方針に流れがいきかけた．
　結果的にはせん妄が改善し，ADLは元の状態になり，自宅退院となった．外来では認知機能も元に戻っていた．
　担当医として，今回は入院加療が必要と判断したが，高齢者の入院について深く考えさせられる事例だった．

　高齢者の入院では，**せん妄・転倒・転落・骨折・褥瘡・認知機能低下・ADLおよびIADL（instrumental ADL）低下などのリスクが増えてしまう**．長谷川らの報告では，急性期病院に入院した70歳以上の高齢者のうち，入院3日以内にせん妄を発症した高齢者は10.5％だったという[1]．また，伊藤らの報告では，総合病院に入院した65歳以上の高齢者のうち，6日以内に約7割がせん妄を発症し，せん妄回復に10日以上要する場合には，原疾患よりもせん妄治療で退院日が延びるという[2]．

ポイント▶　**せん妄のリスクを増加させる因子は，知覚障害・多剤薬物療法・感染・代謝障害・脱水・抑制・カテーテル留置・病室の移動回数の増加・時計や眼鏡がないことなどがある**[3]が，退院によって元に戻ることが多い．しかし介護をする家族はそれが想像できないために退院ができないことがあり，悪循環に陥る可能性がある．

　入院で生じるさまざまなリスクを回避するために，多くの工夫・介入がなされているが，それでもゼロにすることはできない．

ポイント▶　入院判断をする際は，入院から退院までに生じうる悪影響を考慮し，可能なら**以前の入院中の状態や，介護者の印象を聴取**し，常にリスクを評価すべきである．

まとめ
- ◆ 高齢者の入院では，必ずリスクとベネフィットを考慮し，入院後も常に再評価をする必要がある

＜文献＞
1）長谷川真澄：急性期治療を受ける内科高齢者の入院3日間におけるせん妄発症のリスク要因．老年看護学，14（2）：50-59, 2010
2）伊藤ますみ・松原良次：身体科入院中の高齢者におけるせん妄の転帰について．老年精神医学雑誌，17（4）：441-446, 2006
3）Young, J. and Inouye, S.K.：Clinical review Delirium in older people. BMJ, 334：842-846, 2007

第3章 高齢者によくある臨床問題とその対応

6 検査適応
検査の目的と検査をしないという選択

筧　孝太郎

症例　[88歳　女性] 治癒が望めない疾患への検査

　脳梗塞後遺症・慢性心不全でADLが低下し訪問診療を受けている．自宅でのADLはベット上が基本で，食事のときのみ車いす乗車をしていた．ある日，発熱・全身倦怠感があったため，担当医は急性の感染症と判断し，在宅で血液検査を行った．その結果，肝胆道系酵素の上昇を認めたため精査目的で入院となった．精査で造影CTを施行し，大腸がん・多発肝転移疑いと診断された．
　その際，担当医として確定診断のために下部消化管内視鏡検査を行うべきかどうか悩み，医師チームで協議し，そもそも検査とは何を目的に行うのかを考えさせられた．

　通常の臨床検査は，「診断を確実にし，病状を評価するために最も有用な検査は何か」で選択され，その順序を決めるときには，検査の侵襲性や簡便性が考慮される．検査を行うことで診断から治療へと結びつけることが前提であり，そのような意味で，急性のイベントには検査適応があるといえよう．
　しかし，慢性の経過をたどっている高齢者に急性のイベントが生じた場合はどうだろうか．例えば老衰の経過である患者には，診断を敢えてしない選択肢があってもよいのではないだろうか．また，治療適応がない・治癒が期待できない場合にはそれ以上の検査をしないということも考えられよう．
　高齢者における検査適応を考える際，外来通院している患者で悩むことは少ない．むしろADLが低下して訪問診療しているような虚弱高齢者で悩むことが多い（「第6章15．訪問診療と検査」参照）．
　高齢者における検査適応を明確に決めることは困難であるが，以下のように考える．
　①治癒・軽快可能な疾患を診断and/or除外するための検査は考慮すべきである．
　②治療適応がない場合は，診断をすることで治療方針の変更や・ギアチェンジにつながりうる際は検査の適応になりうる．
　③老衰の経過をたどっている患者にとっては，検査・診断をしないという選択肢も考慮すべきであろう．

まとめ
◆ 高齢者における検査は，何のために検査をするのかを考慮せよ！

第3章 高齢者によくある臨床問題とその対応

7 医学的適応にもとづく検査が施行できないとき

内視鏡検査ができない血便診療

筧 孝太郎

症例 [84歳 男性] 認知症があり，内視鏡検査を行えない

特別養護老人ホーム入所中．ある日，血便が出たという相談があった．もともと認知症のうえ徘徊する程元気な方であり，下部消化管内視鏡検査にはリスクを伴うことが予想された．本人に説明しても理解が得られないため，家族と相談し，まずは造影CT検査を行うことを決め，外来受診とした．

入院患者では当たり前のように下部消化管内視鏡検査を行っていた担当医は，医学的適応にもとづいて検査ができない状態への対処に困惑した．

高齢者の診療をしていると，医学的適応にもとづいて検査が施行できない状況が出てくる．例えば上記の症例のように認知症があり，検査の協力が得られない場合である．そのようなときの対処法について，下部消化管内視鏡検査ができない血便の診療を例に考えてみたい．

下部消化管出血の原因は，憩室症・大腸悪性腫瘍またはポリープ・大腸炎（炎症性・感染性・虚血性）などが大半である[1]．その診断に下部消化管内視鏡検査が優れていることは大前提であるが，代替検査として3Dの造影CTがある．ある研究では，同CTによる6 mm以上の隆起性病変を検出する感度は85.3％，特異度は87.8％であったという[2]．比較的侵襲性の低い検査であり，その限界をふまえれば適応となりうる．

医学的適応にもとづく検査が施行できない場合は，その代替検査などを施行し，その意義や限界を本人・家族と共有することが大切である．なお，何のために検査するかが最も重要であることも忘れてはならない（「第3章6. 検査適応」参照）．

まとめ

◆ 医学的適応にもとづく検査が施行できないときは，代替検査などを利用し，家族と共有をすることが重要である

<文献>
1)「考える技術」(Scott, D. C. Stem ほか 著，竹本 毅 訳) pp.221-236, 日経BP, 2007
2) Regee, D. et al.: Diagnostic accuracy of computed tomographic colonography for the detection of advanced neoplasia in individuals at increased risk of colorectal cancer. JAMA, 301 (23): 2453-2461, 2009

第3章 高齢者によくある臨床問題とその対応

8 高齢者と薬剤
服薬アドヒアランスを上げるには

森川日出男

症例　[82歳　女性]重複処方

高血圧，脂質異常症，骨粗鬆症などで自宅近くのクリニックへ通院している．また1カ月前に転倒して以来，腰痛が続き，近くの整形外科にも通院している．最近，嘔気と食欲低下を認め，当院を紹介受診した．高カルシウム血症による症状と診断した．クリニックから，骨粗鬆症に対して活性型ビタミンD_3製剤が処方されていたが，整形外科からも同様の処方が開始されていた．本人は同じ薬という認識はなく，処方薬をすべて持参してもらい，はじめて重複処方であることが判明した．また最近，血圧が高く，複数の降圧薬が増量されていたが，内服したりしなかったりで残薬数はバラバラであった．転倒の原因として，結果的に過量となった降圧薬による影響も考えられた．

1 高齢者の薬物療法の考え方

ピットフォール▶　高齢者は複数の疾患があるため，複数の医療機関を受診し，各症状に対して対症的に投薬が行われると容易に多剤併用となってしまう．また，慢性疾患が多いため，長期服用になる

ポイント▶　場合が多い．投与には薬物の有用性と安全性が問題となる．**高齢者では少量の薬剤で有用性を高めることが臨床課題となる．**

上記の症例でも，内科医と整形外科医それぞれが処方内容を確認しなかった結果，高カルシウム血症となってしまった．また，服薬アドヒアランスや残薬を確認していれば，複数の降圧薬は処方されず，転倒せずにすんだ可能性もある．医療者が処方内容を確認するとともに，本人に「何の目的で内服しているのか」，「どのような処方内容であるのか」，などを理解してもらうことも重要である．

ピットフォール▶　高齢者では薬物の代謝・排泄能低下や多剤併用を背景として，有害作用が出現しやすく，すべての薬剤について投与に注意を要する．**症状改善をめざして投与したはずの薬剤の副作用で，転倒や認知機能低下，誤嚥性肺炎，排尿障害，せん妄，錐体外路症状，抑うつ，消化管出血，食欲不振，腎機能障害などさまざまな医原性疾患や事故を引き起こし，ADLやQOL**

ポイント▶　**を低下させる．高齢者においては投与薬剤を5剤以下にすることが，有害作用を減少させる最も重要な方法である**ことが示されている[1,2]．また，薬物有害作用の減少を目的として，「高齢者に対して特に慎重な投与を要する薬物のリスト」が提唱されている[3]．

ポイント▶　高齢者の薬物療法は，個々の状況を勘案し生活機能の全体像を把握したうえで，薬剤適応と優先順位を考えることが重要である．また薬物開始時の投与量は成人の1/2〜1/3で開始することが望ましい．高齢者に薬物療法を行う際に注意すべき点を表に挙げる．

表 高齢者の薬物有害作用予防のための注意点

① 可能な限り非薬物療法を用いる
② 処方薬剤数を最小限にする
③ 服用法を簡便にする
④ 処方計画にもとづき，目標を設定して処方する
⑤ 生理機能に配慮して処方する
⑥ 必要に応じて臨床検査を行う
⑦ 定期的に処方を見直す
⑧ 新規の症状が出た場合には必ず薬剤の有害事象を疑う

(文献3，4を参考に作製)

2 服薬管理

ポイント▶ 高齢者は，認知機能やADLの低下，視力・聴力の低下などにより，飲み忘れや管理能力の低下，服薬作業能力の低下，説明の不理解などが起こりアドヒアランスが低下する．

また前述のように多剤服用となることが多く，それぞれの薬剤の形状，内服回数・量，食前と食後などの用法は異なり，処方薬が増えるほど煩雑になり，管理が困難となる．アドヒアランスを上げるためには工夫が必要である．

1) 医療機関側ができる工夫

まず処方薬剤は可能な限り少なくし，そのうえで1日1回の内服ですむ薬は1回にするなどして**内服回数を減らす**．また内服のタイミングを朝だけ，夕だけなど揃えるようにする．家族と一緒に食事をするときに内服するなどの工夫もよい．一包化することで薬包から出す手間が省けたり，飲み間違いを減らすことができる．

複数の医療機関を受診している場合には，**薬局による処方薬の一元管理**や，**お薬手帳を活用する**などして，重複投与や相互作用が起こらないようにする．

2) 患者による飲み忘れを防ぐ工夫

まず薬を飲む習慣をつけることが大切である．そのためには，なぜその薬を飲まないといけないのかを理解している必要がある．**規則正しい生活を送ることも大切**で，食後に必ず薬を飲むように食卓の自分の席の近くに置いておく，血圧計の横に薬を置き，毎朝血圧測定を行うときに内服するなどの工夫がある．ピルケースに分けて入れたり，服薬カレンダーを利用する方法もある．**介護力がある家庭なら，服薬管理はすべて家族に任せてしまうのも一法である．**

まとめ
◆ 高齢者に対する処方薬剤数は可能な限り少なくすること！

＜文献＞
1) 秋下雅弘 ほか：高齢者の服薬状況および副作用．日老医誌，32：178-181，1994
2) 鳥羽研二 ほか：老年者の薬物療法 薬剤起因性疾患．日老医誌，36：24-28，1999
3) 「高齢者の安全な薬物療法ガイドライン2005」(日本老年医学会 編)，メディカルビュー社，2005
4) 「老年医学テキスト改訂第3版」(日本老年医学会 編)，メディカルビュー社，2008

第3章 高齢者によくある臨床問題とその対応

9 高齢者と閉じこもり
寝たきりや認知症を予防するために

今永光彦

症例 ［80歳　男性］現状に満足し，外出したがらない

慢性心不全，喘息などで外来通院していた方．変形性膝関節症の悪化を契機に通院困難となり，訪問診療開始となる．本人の居住空間は2階で，階段の昇り降りは困難な状況．本人は手が届く範囲に必要な物を配置し，日中は趣味である習字や絵を書いたりして過ごしている．外出を全くしていない状況であり，居住環境を1階に移すことやデイサービスの利用も勧めるが，本人は「今の生活に満足しているから」と希望されない．担当医は，現在の閉じこもりの状況は好ましくないと思う反面，本人も今の生活に満足しているので今後介入を試みるべきか，また介入するならどのように介入するべきか悩んでしまった．

「閉じこもり」についての明確な定義はないが，一般的には週1回未満の外出頻度である場合に「閉じこもり」とされている．移動能力は高いにもかかわらず閉じこもっている高齢者では後の死亡率・入院率・入所率が高く[1]，また「閉じこもり」がうつ発症や認知機能の低下・ADLやIADL（instrumental ADL）低下と関連があることが報告されている[2]．「閉じこもり」の予防や介入は高齢者の寝たきり予防やうつ・認知症の発症予防という観点で重要である．

1 「閉じこもり」の要因

身体的要因（疾病・障害・加齢による体力低下），心理的要因（活動意欲の低下・障害受容・性格），社会・環境要因（家族や友人との関係，家屋構造，気候風土）に分けられる．

2 「閉じこもり」への予防・介入法

ポイント▶ 有効性が証明された介入法はないのが現状であり，個々の症例に応じて介入を考えていく必要がある．上記の要因のうち，**何が理由で本人が外出しないのかを検討する**．そのなかで，介入が可能なものは行っていく．例えば，筋力低下で転倒リスクがあるため外出できない場合（身体的要因）には歩行補助具を使用する．また，2階から降りられないために外出できない場合（社会・環境要因）は居住スペースを1階に移し，介護サービスを使用する．

心理的要因が原因の場合には介入が困難なことも多いが，特にうつ状態は積極的に治療を検討する．最も介入が難しく，また介入するかどうか迷うのは，自宅での生活に満足感をもち，日課に楽しみを組み込むなど前向きに過ごしている高齢者である．古田らの質的研究では，そのような高齢者の思いとして，「今の暮らしができることがいい」という思いを抱いており，そのうえで外出に対して消極的な気持ちと積極的な気持ちで揺れ動いていることを報告している[3]．そのため，まず外出頻度が少ないと今後，今の生活が変化してしまうかもし

具体的説明法

れないことを説明することがよいであろう．例えば，「今は本当にしっかりされていて趣味も楽しんでらっしゃいますが，外出頻度が少ないとどうしても体力が低下したり，もの忘れが出たりすることもあるんです．そうすると今と全く同じ生活というのは難しくなるかもしれません．○○さんには今の趣味をぜひ長く続けていただきたいので，医者としてアドバイスさせていただければと思います」などと伝える．

また，現在閉じこもりでない高齢者や閉じこもりのリスクのある高齢者をいかに今後閉じこもりにさせないように力を注ぐことも重要である．そのためには健診でのスクリーニングや高齢者に社会的役割を担ってもらう地域づくりなどが求められよう．

まとめ

◆ なぜ「閉じこもり」となっているのかを検討し，高齢者の心理を理解したうえで介入を試みる

<文献>
1) 新関省二 ほか：地域高齢者におけるタイプ別閉じこもりの予後 2年間の追跡研究．日本公衆衛生誌，52：627-737, 2005
2) Jiska, C. M. et al.：The impact of homebound status in older persons. J. Am. Geriatr. Soc., 58 (12)：2358-62, 2010
3) 古田加代子 ほか：在宅閉じこもり高齢者の現在の生活についての思いに関する質的研究．愛知県立看護大学紀要，14：45-52, 2008

◆ 薬剤師から医師に望むこと　Column

今後，在宅医療がより必要とされる時代を迎えるにあたり，薬剤師が積極的に参加できない現状は，将来その発展の足枷になる可能性がある．いくら医師・看護師が機動力よく在宅患者へ対応しても，薬の供給が滞れば，患者はよい在宅療養を受けることができない．

現在，在宅医療にかかわる薬局は限られるが，今後は地域に根付いた人員の少ない薬局も積極的な参加を必要とされる日がくる．在宅患者は外来患者と比べて重症度が高く，一包化や粉砕業務など調剤に時間と手間がかかることも多い．また最小限の人員で業務する多くの薬局にとって，薬剤師を外へ派遣する余裕がないこと，確保しようにも人件費が高いこと，安定的に依頼される在宅業務を確保できるかなど問題が山積している．その結果，在宅業務を担える薬局は限られ，地域に根付いていても薬剤師が少人数の薬局は参加しづらい現状である．

しかし，この現状を改善するための環境づくりは急務である．

1つは，近隣の薬局同士が連携をとりながら，在宅業務を行えるような環境を整えることである．

もう1つは定期薬の残薬日数にゆとりをもつことである（もちろん，緊急を要する薬は迅速な対応が必要）．医師が訪問した翌日または翌々日から定期薬が必要となると，薬局側もタイトスケジュールとなり，残薬がわずかな患者側も「今か今か」と不安な気持ちで薬が届くのを待たねばならない．もし定期の残薬に余裕ができれば，人員の少ない薬局でも，合間をぬって調剤し，お届けする環境を整えることができる．患者も安心して薬を待つことができる（2011年の東日本大震災の教訓として，薬の流通がある程度復旧するまでの約1週間分位の残薬を持つことが必要かもしれない）．

また，当日服用などの緊急性を要する薬に関しては，クリニックや病院に戻り処方箋を発行してから，薬局へ指示するよりも，その場で電話やメールなどでの指示をいただければ，薬局はより迅速な対応できるようになる．

在宅に携わる先生方には，地域の薬局の現状をご理解いただき，余裕をもった定期処方と緊急時の迅速な指示を切望する．

<宗像久敬>

第3章 高齢者によくある臨床問題とその対応

10 高齢者の臨床と共依存
臨床像と対応

今永光彦

> **症例** ［73歳　男性］介護サービスを受け入れない
> 脳梗塞後遺症で寝たきりであり，胃瘻造設されている方で訪問診療を行っていた．介護者である妻は介護に対して熱心であったが，担当医からみると，負担が大きすぎるのではないかと思われた．妻にデイサービス・ショートステイなどの介護サービスも勧めるが，妻は「自分がやるから」と拒否的であった．ケアマネージャーに聞いても，以前からサービス導入を勧めているが受け入れないとのことであった．経済的にサービス利用が難しいというわけではないらしく，担当医は，なぜ妻が介護サービスを受け入れないのか不思議であった．

医療者からみて，「介護かかえこみ」の状態にあると思われる介護者のなかには，「共依存」状態にあると考えられる方がおり，疑うことが重要である．

1 共依存とは？

アルコール依存症者には，その嗜癖を可能にするenablerといわれる配偶者の存在があり，回復を妨げる役割をしているといわれている．そのような配偶者の特徴として，「共依存」という概念がいわれはじめた経緯がある．

ポイント▶ 共依存とは，関係依存の1つであり，「愛しすぎる人々」ともいわれる．すなわち，人の世話をやき頼られることで他人を支配し誇大感を得，その結果自らの存在を恍惚として認識するという自己愛的行動を特徴とする．現在ではアルコール依存症者の配偶者のみならず，高齢者の介護者などにもその概念があてはめられている．また，**自己評価が低いため対象に裏切られると容易に恨みの感情が生じ，不適切な方向性をもった感情が弱者に向けられる**といわれており，虐待などにつながることもある．

2 どのような際に「共依存」を疑うか？

難波らは，エスノメソドロジーを用いて，共依存の介護者の介護パターンを次のように報告している[1]．①被介護者を大切な存在でありながら思い通りにできると考えているために，不適切な介護を正当化する，②被介護者の身体状態が悪化した場合には両価的感情が嵩じて虐待行為に発展する．また，被介護者の特徴として，①不適切な介護に対して無力感に陥っている，②病人役割や幼児役割をとることで主介護者をコントロールしようとする，と報告している．以上のような特徴や，これらの結果としての不自然な「介護かかえこみ」がある場合には共依存状態にあることを疑う．

3 どのように対処するのか？

実際に介入するのは困難なことも多く、また必ずしも介入が必要なわけではない。まずは共依存にあることを認識したうえで、個々に応じた対応を考えていく必要がある。難波らは、不適切な対応として、①介護者の「大丈夫」という発言を真に受けてそれ以上の介入をしない、②介護者の両価的感情に気がつかない、③共依存関係に巻き込まれる、④専門職間の情報不足、を挙げている[1]。これらに注意するには、医療者が適切な関係性を保ちつつ、介入が必要な時期を逃さないことが重要であろう。そのためには、各職種が情報共有を行い、介護破綻や虐待などのサインを見逃さないように努めていく必要がある。

まとめ
◆ 介護かかえこみの傾向にある「熱心な介護者」のなかに共依存状態がないか考慮する

＜文献＞
1) 難波貴代　ほか：高齢者虐待における介入モデルの開発　主介護者と被主介護者間の共依存関係に焦点をあてて．日本保健福祉学会誌，13 (1)：7-18, 2006

◆ 1人の高齢者を最期まで見届けるということ　Column

昨今の医療情勢においては、高齢者が、急性期病院、回復期ケア病棟、慢性期（老人保健施設、訪問診療、外来など）と移っていくことがめずらしくない。そのため、ある高齢者に医師としてかかわることが「一時的」になることも多い。一方、高齢者の臨床を研鑽する際には、「さまざまな場で高齢者に接すること」が重要な側面があるように思う。つまり、入院中の高齢者を診療するだけでは不十分であることはもちろん、外来・訪問診療をはじめ、施設で生活する高齢者など、さまざまな診療経験が求められるであろう。

そのほか、「外来で担当した患者を、訪問診療でも診療する」、もしも可能なら「外来で診ていた患者が、入院した病院（病棟）へ回診に行く」「病棟を退院した患者を外来でも診る」などを実行することが理想的である。例えば、ある患者に新たなイベントが生じ、一時的に自分の手を離れ、自らの施設と別の施設で精査加療が行われることとなっても、特に終末期などであれば、外来診療や訪問診療で、再びかかわる努力をする。これらの積み重ねは、責任をもって1人の高齢者を最期まで見届けるアプローチの実践に、ある程度繋がると考えられる。

＜木村琢磨＞

第3章 高齢者によくある臨床問題とその対応

11 高齢者と虐待
分類と介入方法

今永光彦

> **症例** [83歳 男性] 介護の放任と年金の使用
>
> 認知症，脳梗塞後遺症などで訪問診療していた方．介護者は長男の嫁であったが，仕事もあり，介護はあまりできていない状況であった．訪問時に尿や便まみれとなっていることもあり，本人のケアの質に問題があると考えていた．介護サービスの導入などもケアマネージャーから勧められていたが，週1回の訪問入浴以外のサービスを増やすことには拒否的であった．ケアマネージャーからの情報では本人の年金を長男家族の生活費の一部にあてているとのことであった．担当医は，どのように対処してよいのか悩んでいた．

虐待は患者本人のQOLを著しく低下させるのはもちろん，何らかの虐待を受けていると，死亡率が3倍に高まるとの報告もある[1]．しかし，高齢者虐待は顕在化しにくく，また医療者も対処に慣れていないなどの問題がある．

1 高齢者虐待の分類

① **身体的虐待**：暴力的行為により身体に傷やアザ・痛みを与える行為
② **心理的虐待**：脅しや侮辱などの言語や威圧的な態度，無視，嫌がらせなどによって精神的・情緒的に苦痛を与えること
③ **性的虐待**：本人との間で合意が形成されていない性的な行為またはその強要
④ **経済的虐待**：本人の同意なしに財産や金銭を使用したり，本人の希望する金銭の使用を理由なく制限すること
⑤ **介護・世話の放棄・放任**：意図的か，結果的かを問わず，介護や生活の世話を行っている家族がその提供を放棄・放任し，高齢者の生活環境・身体や精神状態を悪化させること

2 介入方法

虐待を早期発見して介入するためには，まず家族内の人間関係や介護者のストレスを把握し，介護負担をいかにサポートするか考える．田中らの調査[2]では「人間関係の不和」と「介護者側の心身の疲労」が高齢者虐待の2大要因であると指摘しており，これらはほかの研究結果とも共通している[3]．なお，高齢者の身体的虐待によくみられる出血斑は90％が四肢に認められ，頸部・耳・陰部・臀部・足底には観察されなかったという[4]．明らかな外傷のエピソードがなく，これらの部位に出血斑などがある場合には身体的虐待も考慮するべきである．

ポイント▶ 虐待が明らかになった場合，状況によって介入方法は変わってくる．**生命・健康に著しい影響があると考えられる場合**（ひどい外傷がある，食事を与えられないために衰弱する，年

金が使われ電気や水道が止められている）には緊急入院や緊急ショートステイなどの分離介入を行う必要がある．また，2005年より高齢者虐待防止法が制度化されており，窓口である地域包括支援センターへの連絡も考慮する必要がある．しかし，日常臨床では通報への抵抗感がある場合も多いであろう．そのような状態になる前に事前に介入することが重要であり，介入が困難でも危険な状況となっていないか観察していく必要がある．医師のみでなく，多職種で情報共有を行うことが虐待の早期発見・介入には不可欠である．

まとめ

◆ 高齢者虐待の早期発見と介入のためには，家族内の人間関係や介護者のストレスの把握と介護負担の軽減を多職種で行うことが重要である

＜文献＞
1) Lachs, M. S. et al.：The mortality of elder mistreatment. JAMA, 280 (5)：428-432, 1998
2) 田中荘司　ほか：わが国における高齢者虐待の基礎研究．月刊地域福祉情報, 32：200-224, 1995
3) 上田照子　ほか：在宅要介護高齢者の虐待に関する調査研究，日本公衆衛生雑誌, 45 (57)：437-448, 1998
4) Mosqueda, et al.：The cycle of bruises in older adults. J. Am. Geratr. Soc., 53 (8)：1339-1343, 2005

第4章

高齢者の外来診療でよくある問題とその対応

第4章 高齢者の外来診療でよくある問題とその対応

1 生活習慣病の治療目標
治療閾値をどこに設定するか

矢吹　拓

> **症例** ［90歳　男性］血圧が徐々に上昇してきた患者
>
> もともと10年以上前から高血圧，糖尿病，脂質異常症で外来通院中である．幸いにも心筋梗塞や脳梗塞の既往なく通院されていた．3カ月くらい前の外来から，自宅血圧を含め収縮期血圧が150〜160 mmHg前後と上昇傾向となった．後期高齢者の高血圧に対してどの程度まで治療を行うべきだろうか．

1 高齢者での慢性内科疾患のジレンマ

高齢化とともに，生活習慣病と呼ばれるような高血圧，糖尿病，脂質異常症などの慢性疾患を抱える高齢者も増加の一途をたどっている．これらの疾患では，多くの場合自覚症状はなく，患者本人は全く困っていないため，どこまで治療すべきか難しいケースも多いのではないだろうか．

2 治療意義

ポイント▶　基本的にはこれらの疾患の治療意義は予防である．すなわち冠動脈疾患や脳血管障害の1次および2次予防に重点がおかれる．したがって，**1次予防か2次予防か，合併症（ほかの動脈硬化因子や慢性腎障害など）の有無によっても治療意義は異なってくる．治療意義は個別化して考えることが必要である．**

3 治療目標

1）高血圧

『高血圧治療ガイドライン2009』において75歳以上の後期高齢者でも最終的な目標血圧は140/90 mmHg未満としている．一方で，HYVET研究[1]などの結果からは，収縮期血圧を150/80 mmHg未満に保つことで，致死的脳卒中や総死亡率は減少するとされており，高齢者での治療目標は健常者と比較すると高めでよいとの見解もある．また，65歳以上の高齢者において，歩行速度が遅い群および寝たきりの群では，高血圧群が正常血圧群より生命予後が良かったという研究[2]もあり，年齢のみならず患者状況によって血圧目標を個別化することが重要である．

2）糖尿病

日本糖尿病学会ガイドライン[3]では，高齢者はHbA1c目標値が7.4％（NGSP値）とやや緩く設定されている．また，米国老年医学会では虚弱高齢者（合併症やADL，低血糖リスクなどを勘案）を規定し，HbA1c 8.0％（NGSP値）未満などのさらに緩い基準を定めている[4]．

表 ● 高齢者で注意すべき薬剤の副作用（降圧薬・経口血糖降下薬・脂質異常症治療薬）

薬剤	問題点
降圧薬全般	ふらつき，起立性低血圧，転倒など
サイアザイド系利尿薬	電解質異常，尿量増加
β遮断薬	徐脈，気管支喘息の悪化
経口血糖降下薬全般	低血糖（特にSU薬の作用遷延に注意）
ビグアナイド薬	消化器症状，乳酸アシドーシス，造影剤併用時に注意
チアゾリジン系薬	浮腫，心不全増悪
スタチン系薬	横紋筋融解症

血糖を厳密にコントロールしたことで死亡率が上昇したとの報告[5]もあり，過度な血糖コントロールには注意が必要である．

3）脂質異常症

積極的なコレステロール降下療法のメリットは，前期高齢者（65〜75歳）では確立されているが，後期高齢者（75歳以上）ではコンセンサスが得られていない．

4 注意すべき事項

1）患者背景

疾患悪化の背景に生活環境の変化や，認知・身体機能の低下，周囲の介護状況などが関連する．糖尿病悪化の背景に配偶者の介護疲れが隠れていたり，脂質異常症の悪化が甲状腺疾患の兆候であるということもあり，個々の状況を把握し，症例ごとに工夫することが必要である．

▶ピットフォール

2）薬剤の副作用（表）

高齢者は生理的に体重が減少し，潜在的な臓器障害をかかえている可能性があることから，健常人と比較して薬剤副作用が出現しやすいことを自覚すべきである．**健常人の通常量でも高齢者では過量投与になることもあり，半量程度から開始し，状況に応じて徐々に増量していくことを検討する．**

▶ポイント

3）服薬状況

高齢者では認知機能・聴力・視力の低下などによる服薬管理能力の低下も十分考慮する必要がある．実際には服薬していない，服薬タイミングが間違っている，過量に内服しているなどの問題はしばしばみられ，1日1回内服や一包化などの配慮も重要である（「第3章8．高齢者と薬剤」参照）．

まとめ
- 高齢者での生活習慣病の治療は個別化が重要である
- 高齢者のかかえている虚弱性に十分な注意を払いつつ,副作用が少なく予防効果の高い治療を図っていくことが医師の腕の見せ所である

<文献>
1) Beckett, N. S. et al.：Treatment of hypertension in patients 80 years of age or older. N. Engl. J. Med., 358：1887, 2008
2) Michelle, C. et al.：Rethinking the Association of High Blood Pressure With Mortality in Elderly Adults. Arcg. Intern. Med.,172 (15)：1162-1168, 2012
3) 「糖尿病治療ガイド＜2012-2013＞」(日本糖尿病学会 編), 文光堂, 2012
4) California Healthcare Foundation/ American Geriatrics Society Panel on Improving Care for Elders with Diabetes：Guidelines for improving the care of the older person with diabetes mellitus. J. Am. Geriatr. Soc., 51：S265-S280, 2003
5) Action to Control Cardiovascular Risk in Diabetes Study Group：Effect of intensive glucose lowering in type2 diabetes The ACCORD study group. N. Engl. J. Med., 358：2545-59, 2008

Column：付き添い者とともに外来へ来院する高齢者について

近年,「明らかな認知症はないが足腰が弱り,軽度の視力・聴力障害を有する高齢者」が家族などの付き添い者とともに外来を来院することが多くなったように思う.「付き添い者のいる臨床」は,患者と医師の「二者のやりとり」に,付き添い者という第三者が加わった「三者のやりとり」である.「三者のやりとり」では,相互作用のダイナミクスが大きく変化するため,いくつかの臨床的問題が生じ得る.

第一に,「三者のやりとり」では,個人的な情報を開示しない傾向があるとされ,診療の際「患者,家族,医師」のそれぞれに「言いにくいこと」や「聞きにくいこと」が生じ得うる.第二に,「三者のやりとり」では「2人と1人に分離する傾向をもつ」ことが実証されており,「医師と家族」の会話が多くなり,肝心の患者が参加できていない診療になる可能性もある.

「付き添い者のいる臨床」の外来診療におけるプラス効果[1]には,患者サイドに対しては「医師へ症状,質問,要望を伝えること」「意思決定」などへのサポートが,医師サイドに対しては「情報収集の充実」などがある.一方,弊害[1]として,「患者中心の診療」ではなくなる可能性を秘めている.そして,これらのサポートが,適度ではなく過度となれば,患者の自律性を奪うことへ転じうる.

「付き添い者のメリット」を生かしつつ,「患者中心の診療とする」ため,医師には「患者の自律性を一定以上,担保するべく調整を図る」ことが求められているように思う.それには,医師が「患者が医師の前に座り,同伴者はその周囲に座ってもらうようにする」「付き添い者は,ときに患者が話す機会を奪う可能性があるため,医師が必要に応じて患者自身が話す機会をつくり,発話の権限が患者に戻るようにする」「患者にときどき視線を送ること」などが有効であろう.さらには,必要に応じて付き添い者に退出してもらい「患者と二者関係でやりとりする」ことも検討したい.動作が緩慢で,会話も迂遠なことが多い高齢者に,これらを,忙しい実地臨床で行うことは,難しいことも多い.しかし,例え"話の要領を得ない場合"でも,ほんの少しでも患者自身から話を聴くことは「治療的効果」もあると考えられるのでなるべく実践したいと思っている.

<文献>
1) Jennifer, L. Wolff：Family Presence in Routine Medical Visits：A Meta-Analytical Review. Soc. Sci. Med., 72 (6)：823-831, 2011

<木村琢磨>

第4章 高齢者の外来診療でよくある問題とその対応

2 栄養・食事療法の進め方
患者の生活習慣を聞こう

宮内眞弓

症例　[75歳　女性] コントロール不良の糖尿病

15年前に糖尿病を指摘されたが，コントロール不良であった．問題は，①食事摂取量は少ないが間食が多い，②経口血糖降下薬の飲み忘れが多いが医師へ報告していない，という点である．そのためしばしば低血糖を起こしていた．食事の量と，間食の時間と量を調整，服薬の確認をすることで低血糖は減少した．

　高齢者はさまざまな疾病をかかえていることが多い．これらの疾病に対する栄養療法は重要であるが，「栄養療法＝制限」ではない．医師は，個人個人に合った食生活を組み立てることが栄養療法であることを理解してほしい．

ポイント▶　虚弱高齢者の栄養療法は，**「食事療法を守ること」や「血圧やHbA1cの値を下げること」が第一の目的ではなく，重篤な合併症や低栄養を回避することを目的としたものである**．特に，低血糖を生じる糖尿病患者，腎臓病患者には低栄養の注意が必要である．**ピットフォール▶** 間食や薬の飲み忘れを「先生にしかられるから」と医師に告げないケースもみられる．

　高齢者の食事療法で大切なことは，細かい指導ではなく，日常生活の確認である．

具体的説明法　「食事はちゃんと食べていますか」ではなく**「今朝は何を食べたか．昨日の昼食は，夕食は？ 間食は？」「薬は残っていないか」などの具体的な質問**から，1日3食食べているか，バランスは良いか，薬は飲んでいるかなど，確認することが重要である．

ポイント▶　糖尿病であれば，低血糖の予防が第一であり，そのためには「食べる時間や量」が大切である．高齢者の低血糖は自覚症状が出にくく，異常があっても年のせいとして見過ごされることがある．**腎臓病であれば，摂取量不足による低栄養や摂取量過多による高カリウム血症に注意が必要である**．カリウム値の高い患者には，高齢者が比較的好んで食べるバナナや芋料理，納豆などカリウムの多い食品をただ禁止するのではなく，食べ方を指導する必要がある．

まとめ
◆ 高齢者の食事指導は数字を見るのではなく生活を見よう

第4章 高齢者の外来診療でよくある問題とその対応

3 健康診断と検診
受診者へのアプローチの方法

今永光彦

> **症例** ［75歳 男性］健診では異常がない受診者
>
> 特に既往のない方．今回，市から後期高齢者健診の知らせが来たため，内容はよくわからないが受診したことのこと．診察上問題はなく，検査をオーダー．後日説明した健診結果は，特に異常を認めず，「何もひっかからなくてよかったですね」と担当医は説明を行い，終診とした．上級医にその旨を報告したところ，「がん検診は受けるつもりなのかな．そのあたり勧めてもよかったかもしれないね．タバコやアルコールは問題なかった？ 転倒歴はどうなのだろう？ 何か運動などはしているのかな？」と言われた．担当医はもっと話すことがあったのかもしれないと感じた．

　2008年度から健康診断（健診）の制度が変更となり，40～74歳に対しては特定健診が，75歳以上に対しては後期高齢者健診が行われている．前者は生活習慣病の発症を未然に防ぐためメタボリックシンドローム（内臓脂肪症候群）の該当者や予備軍を見つけ出し，対象者に生活改善を指導することを目的とした健診であり，後者は生活習慣病の早期発見および健康の保持増進を目的としている．また，65歳以上を対象に，基本チェックリストでスクリーニングがなされ，健診の際に生活機能検査を行い，介護予防の必要性がある人（特定高齢者）かどうかを判断する仕組みとなっている（この一連の流れが生活機能評価といわれる）．しかし，健診や生活機能評価の際に，臨床医が実際にどのようにかかわるのがよいのかは不明瞭な点が多い．

1 疾病予防・健康維持の視点

　健診で生活習慣病を認めれば，それに対して介入を行う（「第4章1.生活習慣病の治療目標」を参照）．健診では健診項目にひっかからない受診者に対してどのようにアプローチするかも重要と思われる．Prochazkaは，米国の一般臨床医への調査で，94％は「健診を予防教育のためのカウセリングの場，医師と患者の関係を築く場」と考えていることを報告している[1]．**ポイント▶** 健診をカウセリングの場と考え，健康に対する動機づけを行い，ポピュレーション・ストラテジーの一種としてアプローチしていく．具体的には，喫煙や飲酒，栄養・運動などに関して，ワンポイントでも健康教育を行うのがよいであろう．

2 介護予防のための生活機能評価

　基本チェックリストで選定された「特定高齢者の候補者」に対して医療面接・診察（運動器・口腔内観察・反復唾液嚥下テスト含む）・検査（貧血・血清アルブミン・心電図）を行い，介護予防が必要な特定高齢者であるかの判定を行う．その際に，貧血や循環器疾患，運動器の問題などで介護予防事業の利用が不適当かどうかの判断を行うのが1つの役割となっている．生活機能評価にもとづく介護予防の介入に関しては，ランダム化比較試験

（randomized controlled trial：RCT）を用いた介入効果についてのデータも蓄積されてきている（転倒・失禁・足部変形など）．しかし，実際には特定高齢者のうち1/4以下しか介護予防事業に参加していない[2]．**特定高齢者となる受診者には，医師の立場から介護予防事業に参加する必要性を説明するとよいであろう．**

また，地域高齢者を対象とした健診参加者における基本チェックリストの予測妥当性を検証した研究では，2年追跡中の要支援・要介護者の発生に対する，感度は60％（男女とも），特異度は男性76.4％・女性57.4％であったという[3]．基本チェックリストで問題がない高齢者に対しても健診受診時に，介護予防の必要性がないかという目でみることも重要であろう．さらに要介護認定を受けていない65歳以上の高齢者を対象とした研究では，「特定高齢者」と判定された人の46.1％が健診未受診者であり，そのような高齢者が気兼ねなく行ける外出先は公共施設よりも病院・診療所が多かったと報告されている[4]．つまり介護予防が必要となるような高齢者は健診を受診していないことも多く，定期的，または非定期的な外来受診は健診以外で介護予防のスクリーニングを探る機会として重要である．

3 がん検診

高齢者におけるがん検診のエビデンスについて下記に記す．

①**大腸がん**：USPSTF（U.S. Preventive Services Task Force）は50〜75歳に関してはスクリーニングを推奨しているが，76歳以上に関してはルーチンに行うことは否定的であり，個々の患者の状況に応じて行うことを推奨している．

②**乳がん**：70〜74歳ではマンモグラフィーによるスクリーニングにより死亡率が低下することが示されているが，より高齢の患者に対しての有効性は不明瞭である．米国老年医学会（American Geriatrics Society：AGS）は4年以上の予後が見込める患者には1〜2年ごとのスクリーニングを推奨している．

③**子宮頸がん**：USPSTFは，65歳以上で最近の頸部PAPスメアが正常でリスクファクターがない人にはスクリーニングを行わないことを推奨している．

④**胃がん，肺がん**：検診自体の有効性が日本で行われた数例の症例対照研究（case control study）に基づいており，高齢者における有効性となると不明瞭である．

このように，高齢者，特に75歳を超えた高齢者に関しては，がん検診が有効であるという明確なエビデンスはない．しかし筆者は治療につながることもありえるような状況の高齢者に対しては，がん検診をお勧めするようにしている．

まとめ

◆ 個々の高齢者に応じて，健診や検診の意義を考えていく必要あり！

＜文献＞
1）Prochazka, A. V. et al.：Support of evidence-based guidelines for the annual physical examination -A survey of primary care providers. Arch. Intern. Med., 165（12）：1347-1352, 2005
2）平成21年度介護予防事業の実施状況に関する調査結果．厚生労働省老健局老人保健課．
http://www.mhlw.go.jp/topics/2010/10/tp1029-1.html
3）厚生労働省老人保健増進事業報告書．「基本チェックリストの予測妥当性についての研究」（代表研究者 鈴木隆雄）．日本公衆衛生協会，2008
4）平松 誠 ほか：介護予防施策の対象者が健診を受診しない背景要因－社会経済的因子に着目して－．厚生の指標，56（3）：1-8, 2009

第4章 高齢者の外来診療でよくある問題とその対応

4 変形性膝関節症や腰痛に対する運動療法の進め方
介入方法と装具を検討するとき

堀江温子

症例 [78歳 女性] 膝の疼痛に対する鎮痛薬以外の対応法

外来通院しているADLの自立した女性．変形性膝関節症があり，両膝痛に対して鎮痛薬の処方をしている．ある日の外来で膝の痛みが増強しているため，もっと効く薬が欲しいと言われたが，漫然と鎮痛薬を増量するだけでよいのか疑問に感じた．

高齢化に比例して変形性膝関節症や腰痛などの運動器疾患は増加している．これらの疾患は疼痛などにより活動性が低下し，廃用性の筋萎縮などが生じるため，なるべくADLを低下させないよう運動療法の介入を行うことは効果があるとされている．しかし，**運動療法で成果を得るためには患者のアドヒアランスの向上が不可欠で，そのために医療スタッフの介入を行うことが有効であると実証されている**．

1 変形性膝関節症

変形性膝関節症の治療は薬物療法・運動療法・装具療法に大別される．いずれも症状の軽減を主目的とした対症療法であり，そのなかで運動療法は重要な位置を占める．

1）運動療法

運動療法の目的は疼痛などによりADLが低下することで起きる筋肉の廃用性萎縮を防ぐことであり，多数のランダム化比較試験（randomized controlled trial：RCT）にて有効性は検証されてきた．推奨されているものに筋力強化運動（straight leg raising：SLR訓練など），柔軟性運動，有酸素運動などがあるが，どの方法をどれだけ行えばよいかというコンセンサスは今のところない現状である．**変形性膝関節症の症状進行には生活様式も影響すると言われており，ADL評価も含めて患者個々に合わせたアプローチが必要である**．運動療法の効果はすぐには現れず，継続することで効果がでることが多いため，「**すぐに効果がないと判断するのではなく，最低2〜3カ月は継続することが必要です**」などと事前に説明しておくとよい．

ただし，運動療法については，病期が進行するに従って運動の継続率が低下していたという報告があること，また有効性も低下することが報告されており[1]，膝のレントゲン評価で中等度〜重度の変形性膝関節症症例では運動療法を漠然と継続するのではなく，客観的な評価にもとづいて治療法を選択し，外科的治療の適応について整形外科に紹介することも考慮すべきである．

2）装具療法

運動療法と並行して装具療法が有効な場合がある．一般的によく処方されるものは軟性膝装具であり，主観的な疼痛が軽減するといわれている．外側楔状足底挿板は膝関節の内側にかかるストレスを軽減する目的で使用され，病初期から使用すると効果があるとされている．装具については整形外科医やリハビリテーション科医に依頼するのがよいだろう．医療保険で作製が可能である．

2 腰痛

運動療法はred flags（腰椎における腫瘍，感染，骨折）を除外した非特異的腰痛が適応となる．その目的は疼痛の緩和，身体機能の向上とQOLの改善である．腰痛は病期で主に以下のように分類される．

①急性腰痛（＜4週），②亜急性腰痛（4〜12週），③慢性腰痛（＞12週）

1）急性腰痛

急性腰痛に対する運動療法については有効であるといわれる研究はほとんど見あたらないものの，安静は害となることもあり[2]，廃用を進行させないようベッド上安静にするよりも鎮痛薬を使いながら活動性を維持することが大切である．急性腰痛に対しては軟性コルセットや腰椎バンドが適応となるがコルセットを継続して使用することで体幹筋の筋力低下など廃用をきたすことが指摘されており，急性期が過ぎれば徐々に運動療法へ移行していく．

2）亜急性腰痛・慢性腰痛

腰痛に対する運動療法は主に亜急性〜慢性腰痛に対するものが主となる．推奨されるものは体幹筋力強化訓練（腹筋，背筋など），ストレッチング，持久力運動（水泳，散歩など）などがあるが，変形性膝関節症と同様，どの運動が最適なのかははっきりしておらず，**患者に合わせて施行可能で継続しやすいプログラムを指導することが必要である．**またこれらも同様に効果は短期間で現れるものではないため，継続するよう指導する．

また，腰痛によりADLが低下してしまう患者も多く，認知行動療法を含む心理的な介入も重要である．

まとめ
◆ 運動療法は継続することが鍵．本人に合わせて継続しやすい運動を指導しよう

＜文献＞
1）池田 浩 ほか：変形性膝関節症に関する運動療法の効果と限界．日本臨床スポーツ医学会誌，15（3）：340-347，2007
2）Allen, C. et al：Bed rest：a potentially harmful treatment needing more careful evaluation. Lancet, 354：1229-1233, 1999
3）Kenneth C. Kalunian：Nonpharmacologic therapy of osteoarthritis, Up to Date, 2011
4）中村信義 ほか：整形外科疾患を対象とした無作為化比較研究－変形性膝関節症に対する運動療法の効果－ 理学療法の医学的基礎，11（2）：20-31，2008
5）戸田佳孝 ほか：変形性関節症・脊椎症－診断と治療の最前線－各論4．変形性膝関節症の治療：装具療法の有効性と限界－2006〜2010年の国際雑誌掲載論文からの考察－．Geriatric Medicine, 48（3）：329-336, 2010
6）Gwendolyn Sowa：Exercise-based therapy for low back pain, Up To Date, 2012

第4章 高齢者の外来診療でよくある問題とその対応

5 風邪症候群
誤嚥を察知する／貴重な介入機会

木村琢磨

> **症例** [88歳 男性] 風邪を主訴に来院
> 37.8度の発熱と喀痰で家族とともに来院．家族は「風邪をひきまして」と言う．しかし，話を詳しく聞くと「食事でむせることも多く，転倒歴もある」とのこと．誤嚥している可能性が疑われ，外来へ通院してもらい，種々の介入を検討する方針である．

1 患者サイドが"風邪"だと考えている誤嚥

ポイント▶ 一般の臨床現場においては，いわゆる感冒様症状を訴える患者を診る機会は多い．その診療は，"感冒様症状の仮面を被った重篤な疾患群"を除外するプロセスが重要であり，高齢者においては，鑑別診断に誤嚥性肺炎を入れるべきである．

たとえ患者や家族が「風邪をひいた」と受診しても，特に"比較的虚弱"な高齢者であれば，誤嚥に関連した臨床情報である脳梗塞や認知症などの既往歴，食事時の様子（「第2章4．誤嚥をくり返す高齢者への対応」参照）などについて聴取する必要がある．

2 貴重な介入機会としての風邪診療

ポイント▶ 通院歴もなく，足腰・認知機能も保たれている"比較的元気"な高齢者が，感冒様症状で受診することがある．一定以上，虚弱な高齢者は，いずれかの医療機関へ通院していることも多いと考えられるが，"比較的元気"な高齢者は，"風邪をひいた"ことがなければ，医療機関を受診しないことも多い．つまり，**かぜ症候群の診療は「感冒を契機に，普段は医師と会うことのない，高齢者がわざわざ医療機関を訪れた貴重な機会」**ということができよう．

ピットフォール▶ そして，貴重な受診機会を，介入のチャンスと認識する必要がある．具体的には，予防接種，健康診断・検診を勧めること，運転などについて話題提供することであると思うが，肝要なのは，それを「押しつけがましくなく」行うことであるように思う．なお，高齢者である個々の患者のライフステージにあわせたヘルスプロモーションについての具体的な内容を検討する際には，米国予防医療サービス専門委員会（USPSTF）のガイドライン[1]などが参考になる．

まとめ
◆ 高齢者における風邪症候群では，"比較的虚弱"なら誤嚥を鑑別に入れること，"比較的元気"なら貴重な介入機会と捉えることがポイントである

＜文献＞
1) http://www.uspreventiveservicestaskforce.org/index.html

◆ 抗パーキンソン病薬が高齢者の QOL 向上に寄与するとき　Column

● どのようなアウトカム（効果をねらって）に対して，どのように使用するべきか

抗パーキンソン病（PD）薬は，PD患者の主に運動症状の対症療法として用いられる．PDの運動症状は，静止時のふるえ，動きが遅い，姿勢が傾く，倒れやすいなどである．これらの症状が改善したら，ADLが改善しQOLが向上すると考えられる場合に，抗PD薬の投与を考慮する．作用機序が異なる種々のPD薬があるが，最も効果が強いのはレボドパ合剤である．

70歳以上の精神症状がない高齢PD患者で，ADLが低下している場合は，QOLの向上を期待できるのでレボドパ合剤を第一選択としてよい．

次のようなケースでは，抗PD薬の投与によりQOL向上を期待できないばかりか，逆に下げてしまうことがあり，抗PD薬投与は慎重に考慮するべきである．

1）幻視などの精神症状がある場合

抗PD薬投与によって，精神症状が悪化することがある．すでに精神症状がある場合はさらに悪化させうる．多くの場合，運動症状よりも精神症状が強い方が介護者も医療者も対応が困難なことが多い．

2）寝たきりですでに関節拘縮がある場合

すでに関節拘縮がある場合は，たとえ抗PD薬投与で運動症状の一部が改善しても，ADLおよびQOLの改善は期待しづらい．そればかりか，精神症状や消化器症状などの副作用のみが前面に出てしまう可能性がある．

3）PD以外の疾患が考えられる場合

抗精神病薬などの薬剤の投与，多発性脳梗塞，他の神経変性疾患により，PDによく似た症状を呈することがある．その場合はPDの場合よりも薬の効果が期待できず，副作用が前面に出ることがある．

抗PD薬の投与をするか否か，すでに投与されているが本当に必要かどうか判断に迷う際は，症状や患者背景など総合的に考慮する必要があり，専門医に相談することも必要であろう．

<鈴木幹也>

◆ 漢方薬が高齢者の QOL 向上に寄与するとき

高齢者は生態機能低下から老人症候群と称され，慢性多臓器疾患を有することが多い．漢方薬には多彩な作用機序があるが，高齢者のQOL向上に寄与し，臨床医学的エビデンスを有する代表的なものを列挙する．

- 牛車腎気丸，八味地黄丸：排尿障害，しびれ，冷え，精力減退
- 抑肝散：認知症の行動・心理症状（behavioral and psychological symptoms of dementia：BPSD）
- 釣藤散：脳循環改善，軽度うつ，めまい，早朝頭痛
- 麻子仁丸：便秘
- 芍薬甘草湯：ぎっくり腰，急な胃痛，尿管結石

現在，医薬学教育に漢方医学のカリキュラムが取り込まれている．漢方薬は3千年の臨床経験から「証（症状・体質）」に準じた2種以上の生薬からなる複合多成分薬なので，「証」を全く無視しての診断処方は現在では難しい．しかし，「証」の診断には長い，多くの経験，熟練が要求される．また一時，行政刷新「事業仕分け作業」のなかで，漢方は保険適用除外が提示された．これらの一連の無用論は，「エビデンスのない医療」という誤解から発しているといえよう．そのため，将来は漢方薬が誰でも処方できるように，基本漢方医学の解説と西洋医学的観点（エビデンス）から標準化されることが望まれる．

<筧 孝太郎>

第4章 高齢者の外来診療でよくある問題とその対応

6 軽度の物忘れへの対応
薬物介入の適応と本人・家族への説明

齋藤雄之

症例 **[75歳 男性] 物忘れが多いとの訴え**
定期通院はなく,健康診断で会う程度の患者で,「最近物忘れが多くなった」と妻が連れてきた.患者はちょっとした頼みごとを忘れてしまうことや,物の場所が思い出せないことがあるという.本人も少し忘れやすくなったと感じているが,日常生活で支障はない.妻から「認知症ではないですか? 薬の必要性はないですか?」と質問があった.改定長谷川式簡易知能評価スケール (HDS-R) は26点であり明らかな認知症ではなかった.

ピットフォール▶ ちょっとした物忘れは年のせいとされていることが多くあるが,認知症の初期段階の可能性があり,早めの介入により症状の改善が期待されている.

ポイント▶ 認知症の手前の概念として,軽度認知機能低下 (mild cognitive impairment:MCI) と呼ばれる状態がある.認知症とは呼べない状態で,**物忘れ(記憶障害)が通常より少し進行しており,注意力,集中力,実行力が少し低下しているだけの状態である**.なかには加齢による生理的変化のみの場合もある.MCIは正常と認知症の中間段階・認知症の前段階と考えられており,高齢者の1/3程度であり,MCIの半分程度は3〜4年で認知症になるといわれている.

ポイント▶

1 軽度認知機能の対策

認知症と診断されたら,早期に薬物を使用することにより,初期効果として認知機能の改善が期待されている.しかしMCIについては現時点では薬物介入の適応はないとされる.日常生活で適度に頭を使う・無理のない運動をする・規則正しい生活習慣を守ることが認知機能低下に対する抑制効果が期待されている.

2 本人・家族への説明として

具体的説明法「今の状態は認知症ではありません,年齢に伴う変化かもしれませんが,認知症の手前の状態の可能性があります.今後は規則正しい生活をし,体と頭をできるだけ使ってください,定期的に奥様と受診し物忘れの具合,日常生活について教えてください」と予防方法と定期受診を勧める.

> 🔍 **診察メモ**:高齢者診療において常に認知機能低下の可能性を考え,定期外来・健康診断時に認知・生活状況を確認し,MCIに早期介入を行うことが重要である.

まとめ
◆ 本当にただの物忘れ？ 認知症の始まりかも！
◆ 高齢者診療において常に認知機能低下の可能性考える必要がある

<文献>
1) Petersen, R. C. et al.：Current concepts in mild cognitive impairment. Arch. Neurol., 58（12）：1985-1992, 2001

第4章 高齢者の外来診療でよくある問題とその対応

7 "食べられない"という訴え
高齢者における診察と鑑別のポイント

木村琢磨

> **症例** [83歳 男性] 食欲不振で来院
> 「食欲がない」と心配した娘と来院.体重減少はなく,身体所見でも明らかな異常を認めなかった.詳しく聞くと「食事のときに入れ歯があたって痛い」と言う訴えがあり,歯科と連携しながら外来で経過観察したところ,次第に食事量は改善した.

1 診察の進め方

まず,体重減少は何らかの疾患を示唆することがあるので,その有無について必ず聴取する.既往歴はもちろん,内服薬,健康食品,サプリメントについて聴取するのも忘れない.

ピットフォール▶ 例えばカルシウム,ビタミンD製剤による高カルシウム血症や,ジギタリス製剤などの副作用で食欲不振が生じうる.

次に,食欲と日常生活のかかわりは深いため,飲酒,睡眠,排便,生活の変化,について

ポイント▶ も尋ね,うつのスクリーニングも行う.**同居している家族がいるか否か,介護力など社会的な要因も,食欲と深く関係している場合がある**.

身体診察では,腹部などの一般的な身体所見も重要だが,特に,義歯不適合には留意する.

高齢者に限らないが,面接で想起された鑑別診断を念頭において身体所見を行い,診断仮説を絞り込み,検査前確率を高める必要がある.しかし食欲不振の診療では,面接・身体所

ポイント▶ 見のみで鑑別診断が想起されないことがあるのも事実である.そのような際は,**診療所などでも施行可能な血液・尿検査などのスクリーニング検査や,システム・レビューにより新たな情報が得られることがある**.

2 診断へのアプローチ

食欲不振の原因は多岐にわたり,消化器疾患や悪性疾患のみではない.一般に鑑別診断として想起していない診断名を確定することは難しいため,代表的な原因を認識しておく必要があり[1],3つのカテゴリーに分けて理解しておけばマネージメントにも役立つ(表).

まず,高齢者に急性の経過で食欲不振を認めれば,食欲不振が前景に立つ肺炎や尿路感染

ピットフォール▶ 症などの急性感染症を必ず鑑別に入れる.**食欲不振が主訴で,発熱や特徴的症状に乏しい高齢者の感染症を臨床的に多く経験する**.

一方,慢性に経過し,バイタルサインや自覚症状が安定していれば,患者本人と相談して注意深い経過観察(watchful waiting)をすることが一般診療での基本方針である.そして,希死念慮の強いうつや,潜在的な悪性腫瘍の可能性が除外しきれない際などには,必要に応じて精査目的で紹介する.

なお高齢者では,老衰の過程あるいは生理的な範疇の食欲不振を臨床的に多く経験する.

表　食慾不振における鑑別診断の考え方

除外すべき疾患 (緊急に処置をしないと生命やQOLを維持するうえで重篤なアウトカムをきたしうる)	急性感染症（肺炎，尿路感染症，胆嚢炎），消化器系悪性腫瘍，非消化器系悪性腫瘍など
ありふれた疾患 (頻度が高く可能性を常に考慮すべき)	消化器疾患（消化性潰瘍・胃炎，機能性胃腸障害），便秘，うつ，慢性呼吸不全，認知症，疲労・過労，老衰の過程，神経性食欲不振など
考慮しておく疾患 (頻度も緊急性も高くないが，鑑別診断として念頭におくべき)	味覚障害（亜鉛欠乏など），義歯不適合，薬剤の副作用（ジギタリス中毒，薬剤性高カルシウム血症），心不全，糖尿病，結核など

もともとの患者の状態や，経過をふまえ方針を決定する必要がある．特に，嚥下機能の評価がポイントとなるが，嚥下造影を行うことができる症例や施設は限られるため，病歴における「食事時間の延長，むせ，声がれ」や，簡便な検査である「空嚥下，唾液反復嚥下試験（repetitive saliva swallowing test：RSST）」はもちろん，認知症が増えている近年では，患者自身の協力がなくても嚥下機能を評価できる「二段階簡易嚥下誘発試験（東大法）simple two step swallowing provocation test」[2]を，一般診療の場においても，検討する必要がある．

> **診察メモ**：患者が「食欲がない」と訴えたり，家族が「食が細くなった」と言って患者を連れて来ることがあるが，実際には，特定の食物や固形物のみ食べられない（嚥下障害や誤嚥など）ことや，食事がおいしくないために食べられない（味覚障害やうつなど）ことが主体のことがある．診断の第一歩は，"食欲不振"の具体的内容を確認することである．

まとめ

◆ 高齢者の食欲不振では，多彩な原因を念頭におきつつ，もともとの患者の状態や，経過をふまえ方針を決定する

＜文献＞
1) 木村琢磨 ほか：食欲不振．今月の治療，12：79-84，2004
2) Teramoto, S. et al.：Simple two-step swallowing provocation test for elderly patients with aspiration pneumonia. Lancet, 353：1243, 1999

第4章 高齢者の外来診療でよくある問題とその対応

8 失神・一過性意識障害へのアプローチ
食後低血圧と高齢者のてんかん

今永光彦

> **症例** ［81歳 男性］食後の失神
> 慢性気管支炎，便秘症などで外来通院していた方．失神のエピソードで半年前に入院歴あり．その際に，48時間の心電図モニターや心エコーで異常を認めなかった．今回，再度失神を起こし，救急車で来院．入院後に家族より詳しく病歴聴取をしたところ，前回も今回も食後30分くらいで失神を起こしたとのこと．失神と食事との関連はあるのだろうか？

失神・一過性意識障害に対するアプローチでは心疾患の除外が重要であるが，それらを除外したうえで原因がはっきりしない場合も多い．近年，高齢者の失神・一過性意識障害の原因の1つとして，食後低血圧・高齢発症のてんかんがいわれている．

1 食後低血圧

食後低血圧は，「食後またはブドウ糖摂取後に収縮期血圧が20 mmHg以上低下した場合」と定義される．食後の低血圧は通常，食後15分くらいからはじまり，30～60分後に最大血圧の低下が認められ，2～3時間で血圧が正常化する．頻度として，ナーシングホームの入所者を対象とした研究では24～36％に食後低血圧を認めたという[1,2]．また，原因不明の高齢者失神の約半数に食後低血圧が認められたとの報告もある[3]．対策としては，**1回の食事摂取量を制限する（特に炭水化物），食後にできるだけ下肢を下げないようにする**．これらでコントロールできない場合には，薬物療法として，起立性低血圧での使用薬剤〔ミドドリン（メトリジン®），フルドロコルチゾン（フロリネフ®）〕を検討する．なお，カフェインの有効性がいわれていたが，現在は否定的である．

ポイント▶

2 高齢者のてんかん

従来，てんかんの高齢発症は稀であると考えられてきたが，近年の疫学研究の集積により，てんかん発症率は高齢者で最も高いことが明らかとなっている．失神外来に紹介された患者の9％にてんかんを認めたとの報告もあり[4]，高齢者の失神で原因不明の際に鑑別として考慮するべきである．しかし，複雑部分発作では意識障害を伴わないうえに，高齢者のてんかんにおいては脳波所見は感度が30～70％と高くないため，診断が困難なことも多い．原因疾患（脳血管障害後，脳腫瘍など）を認めることが多いといわれており，画像検査がヒントになることもあるであろう．

また，高齢者てんかんとアルツハイマー病・その他認知症疾患との関連もいわれており，アルツハイマー病ではてんかんの発症率が約8倍高いとの報告もある[5]．なお，てんかん発

作という診断のもとに薬物療法を行って，患者のQOLをどの程度改善するかは，個々の患者により異なり，検査や薬物療法の適応を吟味する必要がある．例えば，発作をくり返し，それにより本人のQOLが損なわれてしまうようであれば，薬物療法を積極的に考慮する．また，高齢者では抗てんかん薬の副作用に対する注意が強く求められる．

> **まとめ**
> ◆ 高齢者のくり返す失神・一過性意識障害の，原因がはっきりしなければ，食後低血圧・てんかんの可能性も考慮する

＜文献＞
1) Vaitkevicius, P. V. et al.: Frequency and importance of postprandial blood pressure reduction in elderly nursing-home patients. Ann. Intern. med., 115 (1): 865-870, 1991
2) Aronow, W. S. et al.: Postprandial hypotension in 499 elderly persons in a long-term health care facility. J. Am. Geratr. Soc., 42 (9): 930-932, 1994
3) Jansen, R. W. et al.: Postprandial hypotention in elderly patient with unexplained syncope. Arch. Intern. med., 155 (9): 945-952, 1995
4) McIntosh, S., et al.: Outcome of an integrated approrch to the investigation of dizziness, fall and syncope in elderly patients referred to a 'syncope'clinic. Age Aging, 22 (1): 53-58, 1993
5) Scarmeas, N. et al.: Seizures in Alzheimer disease: who, when, and how common?. Arch. Neurol., 66 (8): 992-997, 2009

◆ 睡眠導入剤の有害作用を認識する　　Column

　65歳以上の高齢者のうち，男性の3〜21％，女性の7〜29％が睡眠薬を服用している[1]．薬物療法の中心はベンゾジアゼピン（BZ）系睡眠薬，あるいは非BZ系睡眠薬の内服であるが，筋弛緩作用，健忘作用などの副作用への注意が必要である．薬物代謝および排泄機能が低下した高齢者においては，残留した睡眠薬による日中の眠気，ふらつき，認知機能低下がより強く生じることは容易に予測される．

　体内への薬物の蓄積が少なく筋弛緩作用の少ない超短時間〜短時間作用型のω1作用薬であるゾルピデム（マイスリー®），ゾピクロン（アモバン®）が推奨されることが多いが，服用量が多くなれば筋弛緩作用を併せもつこととなるため注意が必要である．

＜文献＞
1) Nan, S. D. et al.: Treatment of Insomnia in order adults. Clin. Psychol. Rev., 25: 645-672, 2005

＜五味一英＞

第4章 高齢者の外来診療でよくある問題とその対応

9 軽度貧血への対応
治療を行うべきかどうか

森本泰治

> **症例**　[91歳　女性] ビタミンB_{12}欠乏による貧血
>
> 自宅で息子夫婦と3人暮らし．ADLは車いす乗車，意思疎通は困難であるが介助により経口摂取を行っていた．数日前からの食欲不振を主訴に来院し入院となった．採血にてHb10.9 g/dL，MCV106 fL，MCH36.7 pgと大球性の貧血を認めた．既往に胃がんがあり胃の部分切除を受けていた．血清ビタミンB_{12}は75 pg/mLと低値を示したためメコバラミン（メチコバール®）を投与した．その後，血清ビタミンB_{12}は改善しHb11.4 g/dLとなった．
> みなさんはこのような患者さんを担当したら，どのようにアプローチしていきますか？

WHOの基準では高齢者の貧血は男性Hb 13.0 g/dL未満，女性でHb 12.0 g/dL未満である[1]．これを基準とした場合，臨床の場面で高齢者の貧血を経験することは多いが，必ずしもプロブレムとして取り上げているとは限らない．ここではこれらの貧血についてのポイントを考えてみる．

1 頻度と重症度

第一に「高齢者の貧血の頻度」については次のような報告がある．65歳以上の住民の約10％に貧血が認められ，85歳以上に対象を絞ると約20％まで頻度は上昇し，そのなかでも90％がHb 10～12 g/dLの比較的軽症と考えられる正球性の貧血であった[2]．つまり高齢者の貧血のほとんどは軽症なのである．

2 原因疾患

第二に「高齢者の貧血の原因疾患」は，前述の報告では①鉄やビタミンB_{12}，葉酸など栄養素の欠乏によるもの，②腎疾患や慢性炎症など慢性疾患によるもの，③原因不明のもの，がそれぞれ約1/3ずつとなっている[2]．これらのうち栄養素の欠乏は，血液検査で診断がつくため，疑いがある場合は鉄やフェリチン，ビタミンB_{12}や葉酸，銅などの測定は考慮してみるとよいであろう．ここで留意するべきなのは，高齢者ではこれらの原因が単一で存在しているとは限らないということである．例えば鉄とビタミンB_{12}の双方が不足している可能性もあるので，一般的な貧血のアプローチを行うと診断がつかない症例があることを認識しておきたい．

3 症状

ポイント　第三に「高齢者の貧血の症状」には**精神神経症状**（意識障害，認知機能低下，歩行障害），**呼吸循環器症状**（呼吸困難，喘鳴，浮腫，胸痛），**消化器症状**（食欲不振，悪心，嘔吐，口内

ピットフォール▶ 炎，舌炎）などがある．これらの症状は高齢者によくみられ，高齢という理由で経過観察となっていることもあるが，原因として貧血が潜んでいる可能性があることは認識しておくべきである．治療可能な原因を見落とさないことが重要である．

4 治療

第四に「貧血の治療」は原因疾患により異なり，なかには高齢者には難しい治療もある．そのため特に重要なのは，その貧血による症状があるか否かである．症状を呈する場合は積極的に治療を行うべきである．特に栄養素の欠乏による貧血や腎性貧血は，投薬のみで改善する可能性があるため，積極的に加療を行うべきである．逆に無症状で治療が困難なことが最初から予想される疾患は，精査自体を行うかよく考える必要がある．前述の報告で高齢者の貧血の1/3とされている原因不明な軽度の貧血については，無症状であれば十分な説明のうえ経過をみるのが妥当であろう[2]．

5 患者・家族への説明

第五に「患者や家族への説明」では，悪性腫瘍が貧血の原因になることを十分伝えておくべきである．これらは進行性の疾患であるため，後に悪性腫瘍が診断された際に，貧血を経過観察していた医師が責任を問われる可能性があるからである．原因不明な場合や，原因精査や治療をしない場合でも，医師と患者さんもしくはその家族で，貧血の原因疾患として想定される疾患を共有しておくことは重要である．

例えば，「貧血はがんが原因となることがあります．現時点で貧血の原因は不明ですが，このまま経過観察した場合，後になって進行したがんが発見されることがあります」といった説明をしておく．

> 診察メモ：高齢者の軽度の貧血は，発見されても経過観察される傾向が強いように思われる．理由は検査が容易にできない，認知症などさまざまである．しかしそのなかで重要なのは，症状を呈しているか否かではないだろうか．貧血を診た際にはそれによる症状を有するか確認する習慣をつけたい．

まとめ
◆ 高齢者の貧血を発見したら症状の有無を確認！
◆ 高齢者の貧血でも治療可能な疾患はある！

<文献>
1) Nutritional anaemias. Report of a WHO scientific group. World Health Organ Tech Rep Ser., 405：5-37, 1968
2) Guralnik, J. M. et al：Prevalence of anemia in persons 65 years and older in the United States：evidence for a high rate of unexplained anemia. Blood, 104：2263-2268, 2004

第4章 高齢者の外来診療でよくある問題とその対応

10 浮腫への対応
生理的浮腫と心不全などによる浮腫

齋藤雄之

症例　[80歳　女性] うっ血性心不全による浮腫

5年前から糖尿病，高血圧，慢性腎臓病にて通院していた．特に内服の変更はなかった．定期受診時に，「1週間くらい前から少し足がむくむ．なんとなくだるい」と来院．バイタルサインの変化，胸痛・呼吸苦などは認めず，診察時には軽度の下腿浮腫であった．座ってテレビを見ることが多いとのことであったため生理的浮腫と考え，下肢挙上を指導し経過観察とした．「5日後むくみがひどくなった」と言って来院した．精査にてうっ血性心不全を認めた．高齢者の浮腫は生理的なことも多いが重大な疾患のはじまりであることもあり，注意深い経過観察が望まれる．

ポイント
　高齢者の浮腫は重大な疾患でも典型的な症状が出にくく，生理的な浮腫も多くあるため発見が遅れてしまうことがある．
　重大な疾患による浮腫としては急性心不全・下肢静脈血栓症などがあり，発症として急性・片側性，胸痛・呼吸苦などの随伴症状があるときは精査が必要である．
　高齢者は，典型的な所見・随伴症状が出にくく，「元気がない，普段と違う」という訴えや，夜間せん妄がサインのこともあり，重大な疾患を見逃さないためには心電図・胸部レントゲンを考慮する必要がある．
　一方，生理的な浮腫として体位，低栄養，神経性浮腫（脳血管障害・パーキンソン病），変形性関節症などがある．慢性的，両側下腿であれば緊急性の低いものが多い．また，高齢者は多くの薬剤を内服しており，他院から処方を確認することも必要である．非ステロイド性抗炎症薬（NSAIDs）・降圧薬・ホルモン剤・インスリン抵抗改善薬など浮腫を起こす薬物は多岐にわたる．**ピットフォール**　生活スタイルとして，水分・塩分摂取の過剰摂取が浮腫と関係していることも多い．**具体的説明法**　生理的浮腫に対しては水分・塩分を控え，体重を量る，いすに座っているときも足を投げ出して，寝るときは足を少し高くする，きつめの長い靴下を履くなどの生活指導にて改善することがある．

> 💊 **診察メモ**：高齢者の浮腫は典型的な症状が出にくく，さまざまな症状を生理的なものと考えたくなるが，重大な疾患を起こすことも多く，小さな訴えに耳を傾け，必要に応じて経過観察を行う姿勢が必要である．

まとめ
◆ 高齢者の浮腫は症状が出にくいので全身状態・生活状況の変化確認を！
◆ 生理的な浮腫は生活の工夫で改善することがある

第4章 高齢者の外来診療でよくある問題とその対応

11 予防接種

インフルエンザ，肺炎球菌ワクチン

齋藤雄之

症例 ［80歳　女性］インフルエンザワクチンの相談

夫婦で半年くらい前に娘のところに引越し，現在は高血圧にて通院中．11月の定期外来でインフルエンザの予防接種の案内が来ているのだが受けた方がいいのかと相談を受けた．今までは予防接種を受けたことはなかった．インフルエンザワクチンとともに，肺炎球菌ワクチンの説明をするとそれも受けてみたいとのこと．助成がある場合があるため役所に確認していただき，次回外来で夫婦ともインフルエンザワクチン・肺炎球菌ワクチンを同時接種することとした．

高血圧・脂質異常症などの慢性疾患で通院中の患者は心血管疾患などを予防するために通院をしている．同じように高齢者ではインフルエンザや肺炎にて死亡することもあり，予防できる可能性があるインフルエンザ・肺炎球菌性肺炎はワクチン接種を行うことが重要である．**すべての高齢者には，予防接種の説明を行うべきである**．

ポイント

ピットフォール

また，感染予防として手洗い・うがい・マスク・口腔ケア・栄養状態の保持なども重要である．また感染症の予防は患者の周囲の予防も必要であり，接触のある家族・訪問看護師・ヘルパー・施設や医療機関職員の予防も必要である．

インフルエンザワクチンはインフルエンザの罹患率を下げ，重篤化・合併症を防ぎ，死亡・入院も減るといわれている．高齢者・基礎疾患を有する方への接種が推奨されていて，ウイルスの型が毎年変わるため毎年接種が必要である．

具体的説明法

肺炎球菌ワクチンは肺炎の12.3～38.7％程度の原因とされている肺炎球菌に対するワクチンで，肺炎球菌性肺炎の発症予防，入院・死亡減少に効果あるといわれている[1]．ただし，すべての肺炎を予防するわけではない．高齢者・基礎疾患を有する方に勧められおり，**1度の接種で3～5年間有効で，2回摂取が可能である．**

いずれのワクチンも行政によっては助成があるので確認が必要である．

まとめ

◆ 感染症は予防が第一．本人の予防と周囲の予防の両方を！
◆ すべての高齢者に予防接種の説明を！

<文献>
1）「成人市中肺炎診療ガイドライン」日本呼吸器学会, 2007
2）Maruyama, T. et al.: Efficacy of 23-valent pneumococcal vaccine in preventing pneumonia and improving survival in nursing home residents: double blind,randomized and pracebo controlled trial. BMJ, 340: c1004, 2010
3）Increases in Age-group-specific injury mortality-United State 1999-2004, MMWR, 56 (49): 1181-1306, 2007

第4章 高齢者の外来診療でよくある問題とその対応

12 抗血小板療法，抗凝固療法の臨床
アスピリン，ワルファリンの処方上の注意点

森川日出男

症例　[89歳　男性] 抗凝固薬の副作用
心原性脳塞栓症の既往があり，右下肢不全麻痺を認め，室内は伝い歩き，屋外は杖歩行レベルである．ワーファリン®を内服していたが頻回に転倒するようになり，継続するべきか悩んだ．

1 抗血小板療法

抗血小板療法のエビデンスが確立されているのは，非心原性脳梗塞や虚血性心疾患，慢性末梢動脈閉塞などの二次予防である．

ピットフォール▶　無症候性脳梗塞に対して抗血小板薬を内服している高齢者によく遭遇する．無症候性脳梗塞は脳卒中発症の高リスク群であるが，抗血小板療法での予防作用に関する質の高いのエビデンスはまだ報告されていない．無症候性脳梗塞からの脳卒中発症例の21％が高血圧性脳出血だったとの報告があり[1]，抗血小板薬の投与には血圧コントロールが前提となる．

ポイント▶　抗血小板薬の重大な副作用は，頭蓋内出血や消化管出血などの出血である．頭蓋内出血の発症率は年に約0.3％とされており[2]，非心原性脳梗塞や虚血性心疾患の再発抑制率の方が明らかに高い．アスピリンによる消化管障害に関して，1カ月以上の服用で10.7％に潰瘍がみられ，しかも8割は無症状だったとの報告があり注意が必要である．輸血を要するような重症消化管出血の報告は年0.12％と頻度は高くないが，高齢者，特に消化管潰瘍の既往，ほかの抗血小板薬や抗凝固療法の併用，ステロイドや非ステロイド系抗炎症薬（NSAIDs）投与例では予防内服が推奨される．なお H. pylori 陽性例では除菌後にプロトンポンプ阻害薬（proton pump inhibitor：PPI）内服が推奨されている．

2 抗凝固療法

高齢者で抗凝固療法が必要なのは，主に非弁膜症性心房細動（non-valvular atrial fibrillation：NVAF）の脳梗塞予防である．脳梗塞発症のリスク評価法に，CHADS2 scoreや，新たなリスクを加えたCHA2DS2-VASc score（表1）が採用された．0点は抗血小板薬も不要，1点以上は経口抗凝固薬投与が必要とされる．

ポイント▶　日本人のNVAFに対してアスピリンの予防効果を調査した試験では，脳梗塞予防効果はなく，重篤な出血性合併症発症率を高める結果が報告され，抗血小板薬は推奨されない．

出血リスク評価も重要であり，HAS-BLED bleeding risk score（表2）がわかりやすい．3点以上が出血のハイリスクとされ，抗血栓療法の内容や出血のリスク管理に配慮が必要となる．

ポイント▶　高齢者でもワルファリン療法を第一に考慮すべきだが，内服管理能力がない，転倒のリス

表1 ● CHA2DS2-VASc score

リスク項目		スコア
Congestive heart failure または LV dysfunction	うっ血性心不全 左室機能不全	1
Hypertension	高血圧	1
Age	年齢75歳以上	2
Diabetes Mellitus	糖尿病	1
Stroke/TIA	脳卒中・TIAの既往	2
Vascular disease	血管疾患［心筋梗塞の既往，末梢動脈疾患，大動脈プラーク］	1
Age	年齢65〜74歳	1
Sex category	女性	1
最大スコア		9

表2 ● HAS-BLED bleeding risk score

リスク項目		スコア
Hypertension	高血圧※1	1
Abnormal Renal and Liver Function（1point each）	腎・肝機能異常（各1点）※2	1〜2
Stroke	脳卒中	1
Bleeding	出血※3	1
Labile INR	国際標準値（INR）※4	1
Elderly（age＞65 years）	高齢者（65歳以上）	1
Drug or Alcohol（1point each）	薬物とアルコール（各1点）※5	1〜2
最大スコア		9

※1 収縮期血圧160 mmHg以上
※2 腎機能障害：慢性透析や腎移植，血清クレアチニン2.26 mg/dL（200 μmoL/L）以上，肝機能異常：慢性肝障害（肝硬変など）または検査値異常（正常上限2倍超のビリルビン値，AST/ALT/ALP正常上限の3倍超など）
※3 過去の出血歴かつ/または出血傾向（出血素因，貧血など）
※4 不安定な/高値INRまたは時間域の管理不良（60％未満など）
※5 抗血小板薬や非ステロイド性抗炎症薬などの併用，またはアルコール依存症など

クが高い，活動性の出血性合併症を有するなどの場合や，脱水や抗菌薬などの薬剤相互作用でPT-INRのコントロールが不良となる．実地臨床では高齢者に安全にワルファリンを使用するのは難しい場合も多く，むしろ抗血栓療法を行わないことを本人や家族と相談する必要がある．

　ワルファリンに代わる経口抗凝固薬として抗トロンビン薬と抗Xa薬の開発が進められている．これらの薬剤は，薬効のモニタリングが不要で食物やほかの薬物の影響を受けない．ただし半減期が短いため，1日に1〜2回の内服が必要である．頻回な採血が困難であるが，内服管理が可能な高齢者には，今後ワルファリンに代わって使用が期待される薬剤である．

まとめ
◆ 高齢者の抗血栓療法の適否は，症例ごとに慎重に出血リスクを検討すべきである

＜文献＞
1) Kobayashi, S. et al.：Subcortical silent brain infarction as a risk factor for clinical stroke. stroke, 28：1932-1939, 1997
2) Bleeding with Antithrombotic Therapy (BAT) Study Group：Dual antithrombotic therapy increases severe bleeding events in patients with stroke and cardiovascular disease: a prospective, multicenter, observational study. Stroke, 39：1740-1745, 2008
3) Lip, G. Y. et al.：Atrial fibrillation. Lancet, 379（9816）：648-661, 2012
4)「脳卒中治療ガイドライン2009」（篠原幸人 ほか 編），協和企画，2009

第4章 高齢者の外来診療でよくある問題とその対応

13 血圧左右差の臨床的意義
どのような疾患を疑うか

堀江温子

> **症例　[75歳　女性] 高血圧患者の血圧左右差**
> 脳梗塞後遺症，高血圧にて外来フォロー中である．脳梗塞による右片麻痺はほとんどわからない程度でT字杖歩行を行っており，ADLは自立している．脳梗塞後，食事管理や体調管理をしっかり行っており，血圧手帳もつけている．ある日の外来で本人より，両上肢で血圧を測定し，収縮期血圧の左右差が10 mmHgあるが大丈夫だろうかと質問された．本人の自覚症状はないが，外来担当医として高齢者における血圧左右差の臨床的意義や今後の介入について疑問に思った．

高血圧は高齢者においてcommon problemの1つである．日本の『高血圧治療ガイドライン2009』では，血圧測定に際して「血圧の左右差を確認する」とされているが，血圧の左右差があった場合，どう考えればよいのだろうか．

■ 血圧左右差の研究と臨床での対応

血圧の左右差については1915年 Oslerが注目して以降，多くの報告があり，正常人でも上腕の収縮期血圧の左右差は平均6～10 mmHg認められるとされている[1]．左右どちらが高いかについてはAmsterdamらの研究[2]をはじめ大多数の研究で右腕の方が左腕よりも高値であることが示されており，その理由の1つとして左右の血管の解剖学的違いが考察されている．

一方，National Institute for Health and Clinical Excellence（NICE）の高血圧に対する臨床ガイドラインには血圧の左右差が20 mmHg以上あるのは異常であり，血管疾患が基礎にあることが多いとしている．

また，そのほかの研究では収縮期血圧の左右差が10 mmHg以上または15 mmHg以上ある場合には末梢血管疾患や動脈硬化性病変の存在が示唆され，生命予後も不良であるとされる．Christopherらはこれら収縮期血圧の左右差についてのこれまでの研究のシステマティックレビューとメタ解析を行っており[3]，末梢血管疾患については左右差が10 mmHg以上と15 mmHg以上でのリスク比（95％信頼区間）はそれぞれ2.44（1.53-3.87），2.48（1.63-3.77）であると報告している．また，左右差が15 mmHg以上の場合の全死亡，心血管疾患死亡のハザード比（95％信頼区間）はそれぞれ1.55（1.07-2.25），1.68（1.11-2.53）としている．

ポイント▶ 以上より，臨床現場においては，初診時には収縮期血圧の左右差が10～15 mmHg以上認められる場合には末梢血管疾患や心血管疾患，動脈硬化性病変などの疾患の存在を念頭に検査などを行いながら経過をフォローすることが必要であろう．

まとめ
- 血圧測定は上腕の左右差がないかどうかもチェックしよう．
- 左右差を認める場合は，基礎疾患を疑おう

<文献>
1) Lane, D. et al. Inter-arm in blood pressure : When are they clinical significant? J Hypertens, 20 : 1089-1095, 2002
2) Amsterdam, B. and Amsterdam, AL. : Disparity in blood pressures in both arms in normals and hypertensives and its clinical significance. NY state J. Med., 43 : 2294-2300, 1943
3) Clark, C. E. : Association of a difference in systolic blood pressure between arms with vascular disease and mortality : a systematic review and meta-analysis. Lancet, 379 : 905-914, 2012
4) Agarwal, R. et al. : Prognostic Significance of Between-Arm Blood pressure Difference. Hypertension, 51 (3) 2008 657-662, 2008

◆ 外来看護師から医師に望むこと　Column

　当院の総合診療科外来は，6割が65歳を過ぎた高齢者が受診している．高齢患者のなかには医師がわかりやすい言葉で説明しているにもかかわらず，「診察室」という場で，医師との会話をすることに緊張してしまい，説明や話の内容を理解するのに時間がかかっている．また，「医師に質問することがおこがましい」との思いから，スムーズに会話が進まないことがある．そして，付き添いで来院した家族も高齢者の場合，「医師に何をどのように相談すればよいか」わからず悩んでいることがある．

　そのような状況のなかで，外来看護師は診察の前後に患者や家族の話をよく聞き，医師に情報を提供している．また，医師の説明の理解に時間を要している高齢患者や家族には，看護師が話を整理し，説明を補足している．

　高齢患者が不安なく，積極的に治療や検査に参加できるためには，医師と患者や家族，看護師の情報伝達がスムーズに進むような環境が大切であり，お互いの要望を出し合えるようなコミュニケーションの場が重要と考えられ，今後も医師と共により良い関係を保てるようにしていきたい．

<中島久美，大舘ときゑ>

第4章 高齢者の外来診療でよくある問題とその対応

14 潜在性甲状腺機能低下症への対応
スクリーニングや治療をどう行うべき？

矢吹 拓

> **症例　[85歳　女性] スクリーニング検査でTSHが軽度上昇していた症例**
>
> 最近，認知症と診断された．採血でTSH 10.2 μIU/mL, fT$_3$ 2.25 pg/mL, fT$_4$ 1.14 ng/mLと軽度のTSH上昇を認めた．甲状腺疾患の既往もなく追加で提出した各種自己抗体は陰性だった．
> 潜在性甲状腺機能低下症が疑われたが，そもそも症状が出るのか，治療すべきかわからなかった．高齢者における甲状腺機能のスクリーニング検査や治療介入をどのような症例で検討すべきだろうか．

1 潜在性甲状腺機能低下症とは？

ポイント▶
ピットフォール▶

甲状腺ホルモン値（fT$_3$・fT$_4$値）は正常だが，甲状腺刺激ホルモン（TSH値）が上昇している状態である．ほかの甲状腺疾患の治療中や自然経過で一過性にこのようなホルモン状態になることもあり，診断に注意を要する．60歳以上では，男性16％，女性21％とかなり高頻度にみられるとの報告[1]がある．

2 スクリーニングの是非

無症候性で通常は臨床症状からの診断は不可能である．脂質異常症や認知機能低下などが診断の契機となることがあるが，どのような患者にスクリーニングを行うべきかは専門家の間でも意見が分かれている．

3 治療適応と治療目標

症状の有無にかかわらずTSH＞10 μU/mL以上は治療適応とされている．一方，75歳以上や心疾患を有する症例では，甲状腺薬による心疾患の増悪や過補充になる可能性もありリスク・ベネフィットを勘案して投与を検討する．甲状腺薬は25 μg/日程度の少量から開始し，TSHが正常化するまでは1〜2カ月ごとに，安定後は3〜6カ月ごとに甲状腺機能を確認する．

まとめ
◆ 潜在性甲状腺機能低下症は高齢者では比較的よくみられる．治療適応はTSH＞10 μU/mL. 75歳以上や心疾患患者では適応を慎重に検討する

＜文献＞
1) Canaris, G. J., et al.：The Colorado thyroid disease prevalence study. Arch. Intern. Med., 160：526-534, 2000
2) 網野信行　ほか：潜在性甲状腺機能低下症：診断と治療の手引き．ホルモンと臨床，56：705-724, 2008

第4章 高齢者の外来診療でよくある問題とその対応

15 高齢者における禁煙の意義
健康への影響とモチベーション

齋藤雄之

症例　[75歳　男性] 禁煙希望のない患者

病院受診をしたことがなかったが，今回ラクナ梗塞で入院，明らかな後遺症はなく退院となった．
1日20本50年間の喫煙歴があった．今まで禁煙については考えたこともなかった．禁煙を勧めるが，「もういい年だし，今回の病気も大丈夫だったから禁煙はいいや」という．本人の病気の発生・再発の低下などについて説明するも，自分が病気になることについては現実味がなく恐れていることもなかった．趣味を聞くと40年来ゴルフをしているが，最近は歩くと疲れ，飛距離も出なくなってきたという．また同居の孫を溺愛していることもわかった．タバコが孫に悪いとは思っていなかった．
禁煙希望のない高齢者にどのように禁煙を勧めればいいのだろうか？

ポイント　喫煙により本人・周囲に健康被害が及ぶことは明らかであり，禁煙をすることが必要である．**喫煙者の多くは禁煙を望んでいるが，禁煙に踏み出せずにいる**．禁煙を続けるモチベーションも見出せないでいることが多い．患者の生活スタイル，考え方などを知ることにより，禁煙のモチベーションを保つことができる．

具体的説明法　何歳で禁煙をしても患者自身の健康は改善することが明らかになっている．しかし，高齢者は自分の病気のことだけだとあまり関心のないこともあるが，趣味・家族（特に孫，ペットも）への影響などが禁煙のモチベーションとなることがある．例えば，上記の症例のようにゴルフが禁煙のモチベーションとなるような場合，**ゴルフ中の呼吸苦・疲れの軽減，それにより飛距離が向上し，今からでもゴルフがうまくなる可能性**などを説明する．また，副流煙（受動喫煙）による孫への影響（喘息・中耳炎などの発生率増加，身体・知的活動能力低下など）の説明も禁煙のモチベーションとなることがある．

> 🔖 **診察メモ**：高齢の喫煙者は趣味や孫でモチベーションを高め，禁煙を勧めることがポイント．

〜症例の続き〜
「ゴルフと孫にいいならやってみる」と禁煙外来に通うこととになった．禁煙外来では「思っていたほど大変ではなく禁煙を続けることができて，ゴルフ中の疲れも減った．こんなに楽に止められて，孫にも影響があるならもっと早くやめていればよかった」と言っている．

まとめ
◆ 禁煙は何歳からはじめても遅くない！
◆ 本人の本人の周囲にモチベーションは多くある！

＜文献＞
1）米国公衆衛生長官報告（2006年6月27日）
　　http://www.surgeongeneral.gov/library/secondhandsmoke/
2）「禁煙学　改定2版」（日本禁煙学会　編），南山堂，2010

Column: 外来カンファレンスの実際

　外来カンファレンスは，外来教育における方略の1つである．対象症例（初診か再診か，全例か特定症例か）により進行法が異なると考えられるが，まず外来を行った医師がプレゼンテーションを行った後，ある論点に沿って，参加者とやりとりがなされるのが基本的な形式であろう．

　カンファレンスの論点は，診断，マネージメント，治療への動機づけ，患者教育，行動科学的アプローチ，家族背景，生活全般，行政や保健・医療・福祉との橋渡し，多職種連携，病診・診診連携など多くが考えられる．そのほか，高齢者においては，入院適応や検査適応について，さまざまな背景や文脈をふまえて，ディスカッションすることが有益である．

　ただし，カンファレンスは，「症例の共有」「ディスカッション」に適すが，「面接や身体所見」に対するフィードバックは行いにくく，「素朴な疑問は言いにくい」ことに留意する．また，総じて，カンファレンスが有効に機能するか否かは，指導医次第であるといえる．

　なお，高齢者においては，救急外来や初診外来以上に，長期に同一患者にかかわる継続外来の症例を検討することが真髄であるように思う．また，検（健）診受診者を通じて，比較的健康な高齢者の予防介入についても取り上げるべきであろう．

＜木村琢磨＞

第5章

高齢者の病棟診療でよくある問題とその対応

第5章 高齢者の病棟診療でよくある問題とその対応

1 入院中の指示簿について
経時的に変化させる視点

木村琢磨

> **症例** ［90歳 女性］入院時よりも状態が改善してきた患者
> 発熱で入院．尿路感染症と診断され，身体的には抗菌薬などで軽快してきた．入院後7日目，看護師より「バイタルは3件必要でしょうか．安静度はベッド上ですが，入浴させてもいいでしょうか」と聞かれた．もともと，自宅で歩行していた方であり，ADL維持の観点や，看護師サイドの立場もふまえ，入院時の指示を，もっときめ細かく変化させるべきであった．

1 コール条件の設定

　一般に，入院時には指示簿を記載し，バイタルサインなどのコール条件を記載する．その際，「不眠時」「不穏時」「便秘時」「疼痛時」「呼吸困難時」「胸痛時」などの指示を具体的に記載することが多いが，加えて高齢者では「薬剤を使用する指示」を初回から記載することは，若壮年者より慎重であるべきである．もちろん，基礎疾患や状況によるが，たとえ一時的にドクターコールが増えることにはなっても，薬剤使用による症状マスク，副作用発現のリスクを常に念頭におくべきである．

▶ピットフォール

2 入院時の指示を経時的に変化させる視点

▶ポイント
　まず，入院関連機能障害[1]のうち，特に「廃用や認知機能低下の予防は，安静度など入院時の指示を変化させることと密接に関連すること」を肝に銘じるべきである（「第5章2．廃用予防の視点からの安静度の設定」参照）．個々の患者によって異なるが，安静度のアップはリハビリテーションそのものになりうる．ただし，転倒と表裏一体であるため，もともとのADLなどをふまえ，看護師などと密接な協議を行い，指示をup dateしていくことが必要であろう．

▶ポイント

　次に，食事指示についても経時的に目を向ける必要がある．特に，「理由もなく禁食が続いていないか」「治療と称して，栄養学的・患者満足度の点から不適切な食事内容となっていないか」に留意する．

　さらに，バイタルサインや尿量のチェックについても，患者はもちろん，看護師の負担になりうるので，回数や必要度について経時的に吟味するべきであろう．また，入浴が可能な患者が清拭となっていないかにも留意する．

3 急変時の本人や家族の意向

▶具体的説明法
　患者が終末期の場合はもちろん，高齢者の場合には，重篤な基礎疾患がなくても，急な状態変化時，具体的には「心停止時・呼吸停止時など」における蘇生［いわゆるDNAR（do not attempt resuscitate）オーダー］について，入院時に意向を確認することが必要である．「入

院中ですと，夜間など当直医をはじめさまざまな医師が拝見することがありますので，みなさんに念のために聞いております」などと切り出すと，普段の外来診療などでは聞きにくい「事前指示」に関する話題を提供することとなり，意外なほど，患者サイドの意向を聞くことができることも多い．

> 診察メモ：近年，わが国においても，臓器提供に関する議論が活発である．臓器提供は「患者本人の意思が不明な場合にも，ご家族が臓器提供について説明を聴くことを希望する場合には，主治医などから移植コーディネーターに連絡をする」ことが推奨されている．

まとめ

◆ 高齢者においては，入院時の指示を経時的に変化させる視点が若壮年者以上に求められる

<文献>
1) Covinsky, K. E. et al.：Hospitalization-associated disability："She was probably able to ambulate, but I'm not sure". JAMA, 306：1782-1793, 2011

第5章

Column ◆ 入院患者を訪問診療につなぐということ

高齢者が入院した場合，せん妄などにより入院継続が困難となることは多い．さらに，もし抑制などを行いながら入院を継続すれば認知機能やADLが低下してしまうことも懸念される．そのような場合に，入院期間を短期間とし，訪問診療につなげることができれば理想的と思われる．この場合，本人のQOLを維持しながら急性期を乗り切るという目的となる．必ずしも入院中の担当医がそのまま訪問診療を行えるわけではないため，困難な部分も多いが，今後さらに高齢者が増加するなかで，訪問診療の重要な概念の1つとなるべきであると思う．

また，さまざまな入院患者のなかから，訪問診療にメリットのある患者を選別し，よい形で訪問診療につなげることは病院医師に必要な能力である．「自宅でできるだけ過ごしたい」という希望が患者や家族にある場合や，訪問診療のメリットとデメリットを患者・家族が十分に理解したうえで導入となることが理想であるが，現状では「病院医療が必要ないから在宅」という消極的な訪問診療導入が少なくないのも事実である．高齢者にかかわる医師は，まず患者・家族のニーズを把握し，それが訪問診療に適しているかを判断し，またそのメリットとデメリットをきちんと説明していく必要があるであろう．入院患者をその後も継続的に訪問診療でみる機会などが増えれば，若手の医師たちにとって，さまざまな気づきにつながると考えられる．

<今永光彦>

第5章 高齢者の病棟診療でよくある問題とその対応

2 廃用予防の視点からの安静度の設定
臥床のデメリットとリハビリテーションの依頼

堀江温子

> **症例** ［82歳 男性］入院によるADL低下を防ぐ
>
> 認知症，高血圧で外来フォロー中である．妻・息子家族と同居している．屋内歩行は自立しているが，過去に転倒歴が数回ある．今回，38.5度の発熱と咳嗽の症状で受診し，肺炎の診断で入院加療することとなったが，担当医は入院でADLが低下することを危惧した．そのため家族へ入院時に，入院することのデメリット（環境の変化，臥床の不利益，せん妄・転倒のリスクなど）を話し，なるべく早い退院をめざすことを共有した．病棟では日中・夜間のリズムをつくるよう車いすの乗車時間を増やすこととした．その甲斐あってか約1週間の入院を経ても，入院時と変わらないADLで退院することができた．

入院診療において，疾患治療のためにある程度の安静が必要な場合がある．一方，寝かせきりにしてしまうと高齢者では廃用は進行してしまうため，患者の状態をみながら安静度の設定・変更を行うことが重要である．

1 安静度を考える

安静度の設定には，①頭部挙上（や下肢の下垂），②活動度の2つの要素が含まれると考える．

1）頭部挙上

臥位（体の長軸方向に重力負荷がかからない状態）から，起こすことによって体に生じる影響に耐えられるかどうかの判断となる．具体的には，頭部挙上による脳の虚血や下肢の下垂によって生じる循環器系・自律神経系などの反応で，バイタルが不安定になる病態かどうかや，脊椎圧迫骨折など筋骨格系への影響があるかどうか，などがある．

一方，臥床により体の長軸方向に重力がかからず動かない状態が続くと，その状態に体が適応した結果として，循環器系・筋骨格系・呼吸器系などにさまざまな変化が生じる．これが廃用症候群の病態である．いったん生じた変化は元に戻るには時間がかかり，高齢者であればなおさらである．上記のような疾患，病態がない場合，**臥床状態でいることのメリットは限られ，むしろデメリットの方が大きい．バイタルが安定していればどんどん起こしていかねばならない．臥位→坐位→立位→歩行へと進めていく．**

ポイント▶

2）活動度

実際の臨床場面において，ギャッジアップ坐位で寝かせられている患者をよく見かけるが，ギャッジアップ坐位は臥位から坐位になる途中の体位であり，厳密には坐位とは異なることに留意する．どちらかといえば臥位に近いものと考えた方がよい．坐位や立位に進めていく過程で1つの段階として行うのはよいが，ギャッジアップ坐位で長期間いることは下肢の関

ポイント▶ 節可動域制限を助長することにもなりうるため，**坐位をとるのが可能な全身状態なのであれば積極的に車いすに乗車させた方がよい**．1日のなかで臥位・坐位と体位を変えるだけでも関節の拘縮予防にもなると考える．

　また，離床については転倒リスクとの兼ね合いも考えて設定しなければならない．「活動度を上げること＝転倒リスクが増すこと」でもあり，うまく転倒リスクを減らしながら活動度を上げていくことが必要である（詳細は「第5章4．転倒予防の視点」参照）．認知症患者などでは，転倒を危惧して患者のADLに比して，過小な安静度を設定せざるを得ない場合があるが，安静度を制限すること自体がその後の転倒リスクを増大させていることにも目を向けねばならない．

2 リハビリテーション依頼をするとき

　入院患者に対して，廃用予防でリハビリテーションを行うという意識は重要であるが，リソースなどを考慮すると全例にリハビリテーションを行うことは難しい．リハビリテーションの介入は入院前と比較しADLが低下している，または低下する可能性が高いと予想される場合に早期から行うことが必要である．

　リハビリテーションを行うことは活動性を上げることであり，安静時のみならず，運動負荷時のバイタルも安定していなければならない．主治医としてその評価を判断することも忘れないようにする．

3 病棟スタッフ・家族との連携

　高齢者の診療を行ううえで重要なのは医療スタッフとの連携である．疾患リスク・ADLなどの情報から決定した安静度は医療スタッフと共有する．安静度の指示を出すのは医師であるが，実際その安静度を患者にフィードバックするのは看護師やリハビリテーションスタッフである．患者を多方面から評価・ゴール設定をし，過度な安静にならないようスタッフ間でコミュニケーションをとることが重要である．また，家族とも患者の一番の問題点は何か明らかにし，共有することも必要であろう．

まとめ
◆ "臥位は害"ということを念頭に安静度を設定しよう

＜文献＞
1) Greenleaf, J.E.: Physiological responses to prolonged bed rest and fluid immersion in humans. J. Appl. Physiol., 57 (3): 619-633, 1984
2) 小泉龍一 ほか: 体力低下と低活動. Journal of clinical rehabilitation, 17 (2): 123-128, 2008

第5章 高齢者の病棟診療でよくある問題とその対応

3 入浴の可否について
入浴を避けるべき病態

外山哲也

> **症例** ［81歳 男性］血圧が高めの患者の入浴
>
> 肺炎にて入院加療中．抗菌薬治療に反応し，昨日から解熱している．もともと高血圧があり，収縮期血圧が160 mmHg前後になることがある．病棟の担当看護師から，「解熱して間もないうえに，血圧も高めであるが，入浴させてよいか」と尋ねられた．

施設入所者に対する調査[1]では，施設サービスに対する満足度には入浴内容が大きく影響していると報告されており，多くの高齢者にとって，入浴は重要な生活行為と考えられる．高齢者のみならず日本人のQOLに大きくかかわる入浴であるが，われわれが日常的に行っている全身浴・高温浴は日本独特の生活習慣であり，また欧米諸国では入浴事故そのものが少ないこともあり，入浴の安全性などに関してはエビデンスが限られているのが現状である．

1994年の東京都監察医務院のデータによると，入浴中急死の8割は高齢者である．溺死を主体とする外因死は13％と少なく，内因死は87％でありその71％が循環器疾患，23％が脳血管疾患によるものとなっており，特に循環器系への入浴の影響の大きさがうかがえる．

1 入浴による身体への影響

入浴による身体的影響の主なものは，①血行動態への影響，②代謝への影響，③凝固線溶系への影響が挙げられる．そのため，入院患者や施設入所者の入浴の可否については医師による判断が求められる．

1）血行動態への影響

静水圧と温熱効果が血行動態に影響を及ぼす．静水圧により静脈還流と肺動脈圧が増加し，換気が抑制される．温熱効果により血管が拡張，後負荷が軽減し血圧が低下する．副交感神経亢進により心拍数・心拍出量はそれほど増加しないが，42度以上の高温では交感神経が亢進し，血圧や脈拍の増加がみられるとされる[2]．しかし高齢になるに従い脈拍の増加傾向は減少し，80歳を超えると増加がみられなくなる[3]．

2）代謝への影響

温熱効果により，代謝が亢進する．42度，39度の湯にそれぞれ20分間つかると，それぞれ220 kcal，50 kcalを消費する[2]．

3）凝固線溶系への影響

発汗により血液粘度が上昇する一方，38〜42度では線溶系は亢進する．しかし42度以上

となると，線溶系が抑制され血小板が活性化するとされている[2]．

2 入浴を避けるべき病態

前述の身体的影響を考慮すると，下記のような病態においては入浴は禁忌となりうると考えらえる．

1) 循環器疾患

心筋梗塞急性期，重症心不全，重度低血圧の場合は入浴は禁忌と考えられる．しかし，慢性期の虚血性心疾患や慢性心不全には入浴は治療にもよい影響があるとの報告もあり[4]，これらの場合，入浴は必ずしも禁忌とならない．入浴には降圧効果があり高血圧で入浴を制限すべきとの根拠はみあたらない．逆に，**過度の降圧や起立性低血圧に注意が必要である**．

ポイント▶

2) 呼吸器疾患

静水圧の影響により換気量が減少するため注意が必要である．影響を小さくするためには，坐位での半身浴とする．COPD，気管支喘息では蒸気の吸入により気道分泌物のクリアランスが期待できる[5]とされている．

3) 発熱

日本では発熱時に入浴を避ける風習があるが，これに関しては発熱の際に入浴を控えるべきとのエビデンスは見あたらない．

禁 忌　以上より，**入浴を避けるべき病態としては，全身状態不良，脱水，虚血性心疾患急性期，重症心不全，重症呼吸不全，重度低血圧が挙げられる**．いずれも高齢者で多いと考えられ，留意する必要がある．しかしながら，これらの病態の際あえて入浴をさせる機会は少ないと

ポイント▶　考えられ，常識的な範囲で入浴の可否は判断してよいと考えられる．むしろ**不必要に入浴を制限することで高齢者のQOLを妨げることのないように病院などの看護師や施設のスタッフに啓蒙することも求められよう**．

まとめ
- ◆ 医学的に入浴を制限すべき病態は限られている
- ◆ 不必要な入浴制限は行わないようにする

＜文献＞
1) 神部智司　ほか：施設入所高齢者のサービス満足度に関する研究．社会福祉学 43 (1)：201-210, 2002
2) 樗木晶子　ほか：入浴の人体に及ぼす生理的影響．九州大学医療技術短期大学部紀要, 29：9-15, 2002
3) 浅川康吉　ほか：高齢者における浴槽入浴中の心・血管反応．理学療法科学, 21 (4)：433-436, 2006
4) Tei, C. et al.：Acute hemodynamic improvement by thermal vasodilation in congestive heart failure. Circulation, 91 (10)：2582-2590, 1995
5) 樗木晶子　ほか：肺気腫患者の入浴における血圧・脈拍・SpO2・1呼吸困難感の変動についての検討．「第30回成人看護Ⅱ」（日本看護協会 編），pp.57-59, 日本看護協会出版会, 1999

第5章 高齢者の病棟診療でよくある問題とその対応

4 転倒予防の視点
リスクアセスメントと注意が必要な患者

堀江温子, 川上途行

> **症例** [81歳 男性] リハビリテーションを行っている患者の転倒
> 一人暮らしで身の回りのことはすべて自分で行っていた. 尿路感染で入院し, 当初は高熱のため, ベッド上でぐったりしていたが, 徐々に解熱し, 食欲も戻ってきた. 看護師から「立位時にふらつきがあります」と報告を受けた主治医はリハビリテーションを開始した. リハビリテーションも順調で担当のリハビリテーションスタッフからは「そんなに時間もかからず元のレベルに戻ると思います」と言われ, 主治医は安心していた. しかし, 数日後, 看護師からは「病棟で何度か転びかけているので先生から本人に話してください」と言われた. どのように話そうか考えていた翌日の朝, 患者はベッドから転落した状態で発見された.
> 幸い骨折は認められなかったが, 主治医はこの転倒は防げたのかもしれないと考えた.

転倒は入院中に多いインシデントの1つであるが,「転倒する」ということは言い換えれば,「転倒できるところまでは動ける（ようになった）」という意味でもある. 転倒のリスクの高い時期を見極め, 適切な介入を行うことが重要である.

1 活動度と転倒の関係

転倒は低い活動度のときは起こりにくい. つまり, ベッド上で動く元気もない時点ではそのリスクは低いが, 活動度が上がってくると転倒のリスクも上がる. しかし, 活動度が低い状態が続くと廃用が生じ, 身体機能低下に伴い, 最終的には転倒のリスクは上がる. よって, 転倒のリスクを評価しながら, 適切に活動度を上げていく（という一見すると矛盾した）調整が重要になる. そのためには, **医師やリハビリテーションスタッフによる「動作能力の評価」と看護師による「日常場面での観察による評価」の両面から評価することで, 転倒のリスクをより適切に評価する必要がある**[1].

2 転びやすい時期を知っておく

活動度を上げていく際に, 転倒しやすい時期があることを念頭におくことは有意義である. 入院患者の転倒で多いのは, リハビリテーションでは歩行訓練を行っているが, まだ病棟では歩行をしておらず, ベッドから車いす, トイレなどの移乗動作が自立から監視レベルの患者である[2]. この時期は, 患者が動けるという自信をつけてきていながら, 能力としてはまだ不十分であるため, 特に注意が必要であり, 移動時にできるだけ付き添いを行うなどの配慮が必要である.

3 自分で勝手に動いてしまう自立心の強い高齢者への対応

前述のように, 医療者側が安静度を設定しても, 患者がそれを遵守しないと意味がない.

転倒例のなかには「看護師さんを呼ぶのが悪くて，自分でやって転んでしまった」「呼んでもすぐに来てくれないから自分でやった」「できると思って」「家族が一緒なら大丈夫と思って」など，患者が安静度を守れずに起こる例は少なくない．認知機能低下例ではこれらを徹底することは難しく，抑制などの手段を検討せざるを得ないケースもあるが，患者・家族への十分な説明と理解によって防げるケースも多々存在する．すなわち，「**動けるようになりかけている時期，自信がついてきた時期が転倒の最も多い時期です**」「**ここをもう一段階乗り越えれば，安全に自分で動けるようになる可能性が高いです**」「**われわれもそれをめざしているので，今は窮屈だと思いますが，動くときは医療スタッフと一緒にやってください**」と医師から説明しておくことで患者は納得することも多い．

まとめ
- ◆ 転びやすい時期を把握しておこう
- ◆ 寝かせすぎずに転倒を防ぐのは，高齢者をみる医療チームの腕の見せ所

＜文献＞
1）大高洋平　ほか：転倒を発生させずにいかに活動度を上昇させるか　－「能力推定」と「現場証拠」ハイブリッド型システムの紹介．Osteoporosis Japan, 16（3）：538-540, 2008
2）大高洋平　ほか：回復期リハビリテーション病棟における脳卒中患者の転倒時の動作能力．The Japanese Journal of Rehabilitation Medicine, 47（suppl）：5321, 2010

第5章 高齢者の病棟診療でよくある問題とその対応

5 せん妄の予防と対応
環境への配慮と訪問診療への切り替え

五味一英

症例 [83歳 女性] せん妄による早期退院

高血圧で外来通院し，降圧薬の処方を受けていた．遠方に住む娘の家に1カ月間滞在し，自宅へ帰宅したころより息切れがひどくなり，外来を受診した．診察，検査から心不全と診断し，酸素飽和度の低下もあることから入院で加療の方針となった．

入院後，夜間より点滴を気にするそぶりや大きな声を出すなど落ち着かなくなり，朝まで一睡もしない状態であった．家族とも相談し，在宅酸素療法および訪問診療を導入し早期退院となった．

内科・外科病棟に入院している70歳以上の患者においてせん妄の発生率は9％といわれる[1]．認知機能の低下や脱水，内服薬などもせん妄の発生に関与しており，予防的な介入が重要である．

1 環境への配慮

ポイント▶ せん妄発症のリスクのある患者に対しては**不必要に病棟，病室間の移動を行わないことや，睡眠中の見回りや医療処置をできるだけ少なくし，睡眠の質の向上に努める．**

また，感覚の遮断はせん妄を助長させるので，適切な環境刺激が必要である．**眼鏡や補聴器の装着，適度な照明，時計やカレンダーなど患者が慣れ親しんだ物品の配置，家族や友人の付き添いや定期的な訪室により，患者に安心感と見当識を回復するきっかけを与える．**

ピットフォール▶ H_2受容体拮抗薬や抗ヒスタミン薬，不眠に対して処方した睡眠導入剤がせん妄の原因となりうることも忘れてはならない．原因と考えられる薬剤は原則中止する．

興奮したり攻撃的になった場合に，無理に抑制を試みることはせん妄を助長させるため逆効果である．

2 早期退院させる場合

医療者への暴力行為や点滴の自己抜針などで自傷他害の恐れがある場合には，退院して通院加療や訪問診療へ切り替えることを考慮する．その際には家族の理解が欠かせないため，

具体的説明法 **せん妄はあくまでも一過性の症状であり，住み慣れた環境に戻り病状が安定することで改善する可能性が高いことを十分に説明しておく．**

急性期に新規の訪問診療を導入することは，現時点で一般的とは言えないが，今後の高齢社会ではますます求められると予想される．退院直後は，本人の病状の確認や家族の不安感を取り除くため，短い間隔で訪問することも重要である．

> 📝 **診察メモ**：入院が困難な患者に対しては，予想される症状に応じた頓用薬の処方や在宅酸素の導入など自宅でしのぐための準備が不可欠となる（「第6章17.電話対応の実際」参照）

まとめ
◆ せん妄に対しては，抑制や薬の前に環境面の配慮を！

<文献>
1) Inouye, S. K. et al.：Nurses' recognition of delirium and its symptoms：comparison of nurse and researcher ratings, Arch. Intern. Med., 161：2467-2473, 2001
2) O'Mahony, R. et al.：Synopsis of the National Institute for Health and Clinical Excellence Guideline for Prevention of Delirium. Ann. Intern. Med., 154 (11)：746-751, 2011
3) Young, J. and Inouye, S. K.：Delirium in older people. BMJ, 334：842-846, 2007

◆ 身体拘束のジレンマ Column

　身体拘束は2001年に厚生労働省が「身体拘束ゼロへの手引き」を出し，その回避へ10年以上の努力がなされてきた．しかし，身体拘束がやむを得ずなされることがある．本人の生命または身体が危険にさらされる可能性が著しく高く，身体拘束以外に代替する介護方法がなく，一時的であればしかたがない場合である．ただし，やるべきでないときもまたあると思う．それは余命が残り少ない場合ではないだろうか．身体拘束が効果的である科学的裏付け（エビデンス）は乏しい．

　何より無視できないのが，転倒回避のための身体拘束のはずが，かえって逃れようとして転倒事故が重大化する可能性がある（せん妄が増悪する）．また人間は最期まで聴力などによる状況判断がある程度は可能であり，自ら拘束されていることを多くの患者が自覚するため尊厳の喪失から患者のQOLを低下させている可能性がある．

　またケアスタッフを増やすことなく拘束を減らした例が多くの文献で示されている[1]．拘束された患者の方が観察の時間が増え，看護の必要度が増加したという研究もある．

　われわれは「もし自分が身体拘束されたら」という視点で常に身体拘束のジレンマを感じていくべきであろう．

<文献>
1) 義本純子：高齢者施設における身体拘束廃止に関する介護・看護職員の意識について．北陸学院短期大学紀要，40：113-112, 2008

<筧　孝太郎>

第5章　高齢者の病棟診療でよくある問題とその対応

6　末梢点滴の適応
文脈によって変わりうるその意義

木村琢磨

> **症例**　**[90歳　男性] 点滴を中止できないまま永眠された患者**
> 「食欲がない」ため入院し，点滴が開始された．しかし，食欲は改善することなく，次第に全身状態は悪化していった．最期まで点滴を中止することなく，永眠された．

1　末梢点滴の適応とは

　経静脈的な末梢点滴は適応を明確にして行うべきである．適応を理解するには，まず点滴の利点を医師として再認識する必要がある．医学的には「ショック，脱水，電解質の補正などの治療」「抗菌薬などを使用するためのメインの輸液として」などがあろう．また，薬理作用では説明が困難な「患者や家族の安心」や，「患者が周囲の人物に"点滴をするほどの状況なんだ"と思ってもらえる」というある種の"疾病利得"も，外来などではあるように思う．

　次に，末梢点滴の不利益も理解しておく．これには「終末期患者における，胸・腹水，浮腫，喀痰の増加に伴う苦痛の増大」「針を刺されることや，腕などにチューブが留置されることに伴う不自由さ」などがあろう．また，高齢者でしばしばある"点滴が入りにくい"，"点滴が漏れやすい"という状況も不利益であるといえ，これらで看護師の手を煩わせないような視点も求められよう．

　末梢点滴は，以上のような利点や不利益をふまえ，適応を吟味して行うべきで，しばしば見かける「入院するから」「救急外来に来たから」という理由だけで末梢点滴を行うことは，慎むべきである．また，外来・病棟・訪問診療などの場，本人や家族の意向などの背景をふまえ，適応を考えることも重要である．

▶ピットフォール

2　「食事量が少ない」際に末梢点滴を行うべきか

　「食べられないので点滴してほしい」と本人や家族から要望があったり，「食べていませんので点滴を出してください」などと病棟の看護師に相談されることがある．家族やスタッフの意見を聞くことは重要だが，"それでは点滴をしましょう"のような安易な末梢点滴の開始は慎みたい．なぜなら高齢者では「点滴を開始したが経口摂取が進まず，中止するタイミングがないまま，漫然と点滴を続けることになること」が起こりうるからである．

▶ピットフォール

　高齢者に末梢点滴を行って，「食事が再開できたので点滴を終了すること」ができれば理想である．しかし，特に病棟診療や訪問診療では，高齢者の末梢点滴が経口摂取量の改善につながらないどころか，本人のQOLに寄与しないまま，継続せざるを得なくなることが，しばしば生じるように思う．

▶ポイント

　高齢者における点滴は，**何らかの疾患の終末期であるかはもちろん，老衰的な経過か否か**

などを見立てたうえで，開始するべきであろう．ただし，終末期という判断は恣意的であるうえに（「第6章6．非がんの終末期とターミナル」参照），高齢者では何らかの慢性期の状況に急性イベントが生じることが多いため，実際には判断が難しいことも多い．したがって，さまざまな文脈を加味して判断することが鍵である．

なお，外来診療では「例え連日，末梢点滴を行っても，その都度抜針する」「あまりに"食べられない患者"は，病棟・訪問診療に移行する」などを行うことにより，「点滴を止められなくなること」はあまり生じないように思う．その一方で，医学的に適応がないにもかかわらず，「点滴をしてほしい」と来院する患者が外来には一定数いるのも事実である．医療者を困らせたり，ほかの患者への影響の点で問題になりうるので，医師には「点滴をしなくても大丈夫」ということを切々と説いていくことが求められるが，忍耐が必要な面がある．筆者は，「口から少しずつでも摂取ができるなら，点滴よりも身体にいいですよ」などと言うことが多い．

3 末梢点滴を行う際の治療構造の設定

具体的説明法

末梢点滴を行う際には，まず期間について，ある程度，患者サイドと共有するべきである．筆者は「食べられれば点滴を止めますが，もし食べられなくても漫然と続けるわけにもいきません」「手の血管からの点滴は，次第に刺せなくなる方も多いですし，何度も刺す必要が出てくると本人も大変です．その際に，また相談しましょう」などと説明しておくことが多い．

最近は，古くて新しい投与経路として皮下輸液が，訪問診療をはじめ，病棟診療でも行われるようになってきた．末梢静脈からの点滴に比べ「刺しにくい，漏れやすいなどの問題が生じない」というメリットは大きいが，その分，漫然と行わないよう，特に医師の適応判断が問われると思う．

なお，点滴が入りにくくなったから中止し，軽率に中心静脈栄養や，胃瘻・経管栄養に移行するのは論外であろう．

> **診察メモ**：高齢者においては，点滴を減量するという判断や，さらに中止するという難題にも向き合う必要がある．先述のように，点滴で何かしらの苦痛を生じていればもちろん，何らかの理由で治療として始まった点滴が「もはや延命行為になっているのではないか」と考えさせられることも，しばしばあるからである．
>
> しかし，概念的に延命行為だと結論づける前に，点滴の「別れの時間を提供する意義」や「家族や医療者の心理的負担を軽減する意義」も加味する必要があるであろう[1]．そのため「点滴を中止するべきか」「減量するか」については，多くのケースでは，本人の意思は聞けないため，家族や多職種とさまざまな要素を勘案して決断するべきであろう．

まとめ

◆ 高齢者に対する点滴は，安易に行うことがないようにしつつ，家族の気持ちなどのさまざまな文脈も加味して行う

＜文献＞
1) 会田薫子：医師対象調査報告食べられなくなったらそうしますか？　認知症のターミナルケアを考える．日本老年医学会シンポジウム，2011
　　http://www.jpn-geriat-soc.or.jp/member/kaikai/koku_2011sympo-doctor.pdf

第5章 高齢者の病棟診療でよくある問題とその対応

7 コンサルテーションのタイミング
適切に行うためには

木村琢磨

> **症例** [88歳 男性] 他院へ紹介するかのジレンマ
>
> 高血圧で外来へ通院している．外来受診の際に，「排尿障害」「腰痛」などを訴えることがあるが，可能な範囲で対応し，投薬も行っている．しかし，検査も限られるため，症状が続いたり悪化すれば，総合病院の専門医受診を提案している．しかし，患者は決まって「もう年なので，受診しなくていい」と言う．「なるべく患者の意向に合わせたい」と思うものの，「重大な治療可能な疾患があるのではないか」「このままでよいのか」という疑問や，漠然とした不安があるのも事実である．

1 コンサルテーションのタイミングと種類

1) 種類

いわゆるコンサルテーションには，いくつかの形式があり，その概念を理解しておく．まず，紹介（refferal）つまり患者の診療上の問題についての全責任を後医に移譲するという形式がある．次に，対診（consultation）つまり患者の診療上の特定の問題について，一時的に他の医師に意見を求めるという形式もある．この際，診療上の責任は前医のままである．

2) タイミング

高齢者は多くの臨床問題を抱えることが多いうえ，さまざまな文脈をふまえた臨床判断が求められるので（「第3章1．複数の臨床問題への対応」参照），1人の医師が主治医として幅広く対応する必要がある．「安易に紹介する」"送りドクター"や"振り分けドクター"は望ましくなく，確定診断に至らないまでも，まず緊急度や原因の仮説を立て継続的にかかわる必要があろう．

一方，高齢者に限らないが，主治医として質の高い医療を患者に提供するには紹介が不可欠である．つまり，"抱え込みドクター"も望ましくなく，適切な専門家にタイムリーにコンサルトする必要がある[1]．

コンサルテーションのタイミングは，個々の臨床医に委ねられ，地域や専門医へのアクセス状況によって異なるが，一般にいくつかのポイントがある[1]．第一に「医師が診療する守備範囲や診療環境により，その患者に対応できない際」である．これに気づくには，病態のアセスメントと，医学的適応をふまえる能力が必要である．第二に「見立てた診断や，行っている治療について，専門的な見地からの意見を求めたい場合」である．紹介を通して専門的な内容をup dateすることは，診療の幅を広げ，有効な生涯教育法の1つとなりうる．第三に「患者側が，医療者側の診療姿勢や効果に満足しない場合」である．セカンドオピニオンはもちろん，「一度，受診してみたい」というような希望があれば考慮する．

ポイント▶ そのため，高齢者の主治医としてコンサルテーションの際に重要なのは，「可能な範囲で，対診に留めつつ」「もし紹介しても，転帰を見届けるのみならず，早い段階で経過を確認すること」であると思う．そして，紹介先が「重装備の診療環境である医療機関」である場合，ただただ周到に検査が行われることのないように，継続性・文脈をふまえた意思決定に寄与するように努力するべきで，これは患者と比較的長期にかかわっていれば，なおさらである．

2 コンサルテーションの実際

絶妙なコンサルテーションのためには，タイミング以外に関する能力も主治医には問われる．

まず，「どこの誰へ紹介するか」つまり，紹介する医療機関や診療科のみならず，どの医師がその患者に適するかを見極める能力が，主治医には求められるように思う．

次に，診療情報提供書を適切に記載する能力も重要である．目的を明確にすることはもちろん，直接的な生物医学的問題とともに，**患者・家族の生活・社会背景や心理状態，解釈モデル，意向について，はじめて患者と会う医師が理解しやすいように記載すること**[2]は，高齢者では特に重要である．そして，先述した，紹介（refferal）か対診（consultation）か，つまり，患者の最終責任の所在も明確にしておく．

ポイント▶

なお，文章上の誤解や認識のズレを防ぐため，電話などであらかじめ，直接コミュニケーションをとることができれば理想である．

3 本来行うべきコンサルテーションが不可能なとき

高齢者では，「ADLが高くないことがあること」などから，若壮年者に比べ，医療へのアクセスが良好ではなく，容易にコンサルテーションができないことがある．

また，臨床的には「本来は医学的適応が一定以上ある診療行為に関するコンサルテーションについて，患者サイドが同意をしない」「患者に直接，専門診療科を受診してもらうには至らないが，主治医としては専門医の意見も聞いてみたい」ことも，しばしばある．このような際には，主治医が「**診療内容について非公式に専門医へ相談する**」**Informal（curbside）consultation**も有効であると思う．また，電話やメールを用いれば，自施設以外の専門医へ容易に相談が可能なほか，今後は各種のSNS（social networking service）も有効な手段となりうるであろう．ただし，これらは，「顔の見える関係を構築したうえで」が原則である．また，<u>個人情報とともに，相手の医師に診療責任が生じないように配慮することが必要な点に留意したい</u>．

ポイント▶

ピットフォール▶

一方，直接，患者を診ない専門医が一定の診療責任も担う診療形態として，リエゾン（consultation liaison）がある．これは，もともとは精神科においてが主であるが，例えば手術適応など，専門医受診の閾値が高くなりうる高齢者診療において，今後，系統的に機能することが望まれると思う．

> 🖊 **診察メモ**：コンサルテーションは患者サイドのみならず，医師にとっても不安なことが多い．「あの処置をやらずに，もう少し早く送るべきであった」「いま送るのは早すぎたのではないか」などを考えさせられることは多い．近年は，外的な基準として診療ガイドラインに「専門医へのコンサルトの基準」が記載してあることもあるが，特に地域の現場では，コンサルトするタイミングに医学的な部分以外が大き

いので，機械的にあてはめることはできない．専門医へ紹介し「紹介のタイミングが遅すぎる」と思われること[3]は，立場の違いから仕方がない面があり，永遠に続くのかもしれない．医師として研鑽を続けるとともに「閾値は個々の臨床医によって異なって当然であること」「自己の能力を客観視できるか否かが問われること」「紹介することは紹介先の医師より，自分が劣っているわけではないこと」を認識しておく必要があろう．

まとめ

◆ 高齢者においては，生活や意向などさまざまな文脈をふまえた臨床判断が求められるので，紹介時はもちろん，紹介後もかかわることができれば理想的である

＜文献＞
1) 青木 誠：患者紹介のタイミング．日本医師会雑誌，129 (8) 付録：18-22, 2003
2) 松村真司：患者紹介後のかかりつけ医の対応．日本医師会雑誌，129 (8) 付録：50-54, 2003
3) Williams, P. T. et al.：Differences in the value of clinical information：Referring physicians versus consulting speciaqalist. J. Am. Board. Fam. Pract., 7：292-302, 1994

◆ 病棟カンファレンスの実際　Column

　病棟カンファレンスの方法は，参加者（医師全員か，屋根瓦チームのみか，多職種か），対象症例（入院時，入院中，退院時），目的（症例の共有か，監査・教育か，ディスカッションか），頻度（毎日か，週・月に何回か）などによって異なると考えられる．さらに，医師チームの診療体制（夜間・休日も主治医制か否か，on-offを明確にした診療体制か否か）によっても違う面があろう．

　いずれのセッティングにおいても，カンファレンスの主目的は，高齢者であることをふまえ，検査・治療計画やマネージメントの方向性について「○○の理由で行う/行わない」という点について共有したり，適宜ディスカッションすることである．

　筆者らは，医師チーム全員で，平日の毎夕，新入院と入院中の症例の双方についてカンファレンスを行っている．「on-offを明確にすることを目指した診療体制」のため，症例の共有目的の意味合いが大きいが，さまざまな臨床判断に関するディカッションも行っている．No blame cultureで，さまざまな論点について「"ああでもない" "こうでもない"」とお互いに言い合えることが，チーム感があり，後悔することが少ない臨床に繋がるように思う．

＜木村琢磨＞

◆ 高齢者の食欲と環境

Column

高齢者に医療を通してかかわっていると，"食べられない"という臨床問題に頻繁に遭遇する．その際，行うべきアプローチは多岐にわたるが，食欲を「環境面」からアセスメントすると役立つことがある．

元来，高齢者は，リロケーションダメージすなわち，「居住環境の変化による，精神心理への悪影響」をきたしやすいとされる．例えば，入院を契機に食欲が低下したり，元気がなくなった際は，自宅や施設という場から，病院という特殊環境の場へ移ったことによる影響も考慮に入れるべきであろう（低活動型せん妄）[1]．筆者らは，食事摂取量がほとんど認められないが，関係諸氏と協議して，思いきって自宅や施設へ帰した結果，食べられるようになる高齢者を多数経験している．

さらに，場がどこであれ，食事を摂っているときの物理的環境（食べているときの周囲の状況）も重要である．ある研究によれば，1人で食事を摂ると，誰かと一緒に食事をした場合と比べ，30％エネルギー摂取量が減少するという[2]．

また，食事を摂る際の精神的環境（食べたいという気持ちになること）も重要である．食事に時間を要することも多く，個々で食べるペースが異なる高齢者では，食事時間に制約がないことが理想であろう．食事介助が必要な際は，介助者が一定の方が，特に認知症などでは，うまくいくように思われる．この際，各種の自助具や介護用食器の使用も，環境を整えるために考慮する．

<文献>
1）Huffman, G. B.：Evaluating and treating Unintentional Weight Loss in the Elderly. Am. Fam. Physician, 65：640-651, 2002
2）de Castro J. M. et al.：Spontaneous meal patterns of humans: influence of the presence of other people. Am. J. Clin. Nutr., 50：237-247, 1989

<木村琢磨>

◆ 禁食中の入院患者の点滴にはビタミンを忘れずに

● 点滴により発症しうるWernicke脳症

高齢者のビタミン欠乏は，食生活の変化や食事量低下に伴い近年増加している．ビタミンB_1欠乏は，以前はアルコール多飲患者や栄養状態の非常に悪い患者で考慮すべきと考えられていたが，近年，施設や病院にいる高齢者の半数以上でビタミンB_1欠乏を認めると報告されている[1]．ビタミンB_1欠乏が顕著になると，Wernicke脳症を発症する可能性がある．Wernicke脳症の古典的な三徴（眼球運動障害，失調性歩行，意識障害）は揃わないことも多く注意が必要である．もともと潜在的にビタミンB_1が欠乏した高齢者が，入院後の禁食によってWernicke脳症に進展する危険性があるため，禁食中の患者にはビタミン投与を心がけるべきであろう．

<文献>
1）Toffanello, E. D. et al.：Ten-year trends in vitamin intake in free-living healthy elderly people: the risk of subclinical malnutrition. J. Nutr. Health Aging, 15(2)：99-103, 2011

<矢吹 拓>

第5章 高齢者の病棟診療でよくある問題とその対応

8 病棟で家族へ説明する
その臨床的問題と対策

木村琢磨

症例　[87歳　女性] 家族への説明

　誤嚥性肺炎で入院．家族に同席してもらい，今後の食事形態などについて病状説明（面談）を行うこととした．大部屋のため，面談室で話すことになったが，認知機能は保たれているものの，ADLはベッド上である患者本人は，「私はここで待っているわ」とのこと．結局，面談室で「家族と医師のやりとり」がなされた．本人は，内容を聞きたがっており，面談後，ベッドサイドで家族から説明内容が伝えられた．

　その後，状態は悪化していった．患者の元を訪れた際に，担当医はちょうどいた家族から病状を尋ねられたが，あまり時間がなかったため「厳しい状況です」とベッドサイドで手短に述べ，「詳しいことは明日お話しします」と言って，面談を設定した．しかし，面談を行うことなく，同日深夜永眠された．

　担当医は，入院中の家族とのやりとりについていろいろ考えさせられてしまった．

　高齢者の病棟診療においては，本人とともに家族にも病状説明（面談）を行うことがほとんどであると考えられる．病棟における家族に対する面談は，さまざまな臨床的問題を秘めているように思うが，「環境」「構成員」「タイミング」を念頭におくと有用と考えられる．

1 環境

　まず，「環境」については，わが国の病室は大部屋のことが多く，ベッドサイドや廊下での説明はプライバシーの上で問題があるため慎み，面談室の利用を原則とするべきであろう．一方，実際には，患者の元に行った際に，偶然出会った家族と些細な"立ち話"をベッドサイドで短時間行うことに意義があることも多い．そして，そのような際にプライバシーの点で問題に感じたり，患者サイドに詳しい説明を聴くニーズがありそうなら，面談室へ移動することを考慮する．さらに，廊下で手短に説明することは，「ベッドサイドに比べればプライバシーが保たれる」「時間効率がよい」「家族中心に情報を耳に入れることができる」などを兼ね備えていると考えられ，有益な場合もあるので，適宜実施することが臨床的には必要であると思う．

2 構成員

　次に，構成員は「患者-家族-医師でのコミュニケーション」が原則と思うが，筆者自身，無意識のうちに「家族-医師コミュニケーション」で病状説明を行っていることが多いことに気づかされることが多い．しかし，面談室で病状説明を行うことは「認知機能は保持されているが，容易に面談室へ移動できない高齢患者」を説明の場から排除することになりかねないことに留意するべきであると思う．そのため，状況に応じて，「**本来は，面談室でお話しするべ**

きですが，移動が大変なご本人にもお話を聴いていただくため，大部屋ですが，小さめの声で病室でお話してもよろしいでしょうか」と述べ，承諾が得られれば，ベットサイドで話すことも一方であるように思う．つまり，「面談を行う場」と「面談の構成員」は関係していると考えられ，さらには「患者の知る権利が守られているか」が関係してくると思われる．

3 タイミング

さらに，タイミングについては，「入院時に付き添い者の家族に説明する」「状態変化時に家族を呼び出し説明する」「説明や相談を要する場合にあらかじめ家族と約束したうえで説明する」などがあるように思う．そのほか実際には，「たまたま廊下ですれ違った際」や「患者のベットサイドでたまたま一緒になった際」に，「不意に家族から尋ねられ，病状説明を余儀なくされる」ことも多い．このような，いわば"非公式な家族とのやりとり"は，本来は望ましいとは言えないが，**立ち話程度でも行っておくことで，急変時などに救われることもあるように思うので，ないがしろにしないようにしたい．**

▶ポイント

> 🗒 **診察メモ**：近年，患者家族も高齢化しており，家族への説明の際も，高齢者との一般的なコミュニケーション法（「第3章3．高齢者に説明するということ」参照）に配慮することが求められるように思う．なお，通常，医師から提供された患者の臨床情報は，必要に応じてほかの家族にも伝わり，家族間を伝達される過程で変化し，正確に伝わらないことも多い．そのため，家族へ「わかりやすく説明する」のみならず「ほかの家族へ伝えやすいように説明する」ことが患者の家族へ説明する際の鍵であるように思う．医師の説明内容が，説明を聞いた家族からほかの家族へ正確に伝達されるか否かは，説明を聞いた家族が，「ほかの家族に説明する能力を有するか」「家族全体へ情報発信ができるか」によって異なると考えられる．つまり，「理解力が良好な長男」に説明した場合と，「認知機能に問題がある遠方の親戚」に説明した場合では，「情報伝達の正確性」「ほかの家族へ情報が伝わるか」が大きく異なることに留意したい．
>
> そのような意味で，家族間での情報共有や，意見の取りまとめにリーダーシップを発揮する"キーパーソン"が誰かを見極めることが重要である．そして，「法的な代理決定権を有することや，発言力が強く，家族内での影響力が強くてもキーパーソンとは限らない」「"お嫁さん（息子の妻）"がキーパーソンの場合，家庭内の立場上，窮地に追い込まれないようにする」点も認識しておく必要があろう．

まとめ

◆ 病棟で高齢患者の家族へ説明する際は，「環境」「構成員」「タイミング」を念頭におき，特に「面談を行う場」について考慮すべきであろう

第5章 高齢者の病棟診療でよくある問題とその対応

9 腎機能の評価について
GFR値の推定と評価の限界

外山哲也

> **症例** [85歳 女性] 腎機能低下を考慮した抗菌薬投与
> 血清クレアチニン0.77 mg/dL，身長146 cm，体重44 kg．肺炎にて入院加療となり，抗菌薬を投与する方針とした．血清クレアチニン値は一見正常値だが，やせ形の高齢者であり，腎機能の低下が一定以上はあるものと考え，抗菌薬の減量を考慮した．

1 Ccrを用いたGFRの推定

腎機能は糸球体濾過量（glomerular filtration rate：GFR）で評価されるが，測定が非常に煩雑であるため，近似的な数値としてクレアチニンクリアランス（Ccr）が一般に用いられている．Ccrは24時間蓄尿で計測する方法と，血清クレアチニンなどから推定式（MDRD式，Cockcroft-Gault式など）により推定する方法がある．抗菌薬の投与に先立ち蓄尿を行う余裕はまずないので，一般には血清クレアチニンを用いた推定式による推定が行われ，その推定にはCockcroft-Gault式（以下C-G式）が用いられることが多い．

- Cockcroft-Gault式

  Ccr＝{(140−年齢)×体重（kg）}／{72×血清クレアチニン値（mg/dL）}（女性は×0.85）

ポイント▶ 体重には実測体重，理想体重のどちらを用いるかは議論があるが，一般的にはlean body weight，つまり除脂肪体重を用いるとされており，**やせ形の高齢者の場合は，理想体重よりも実測体重を除脂肪体重として用いる方がより適切と考えられる**．C-G式により求めたCcrからGFRを求める際には，"GFR＝Ccr×0.789"より算出する．このように比較的手軽に

ピットフォール▶ 使えるC-G式であるが，65歳以上の高齢者では実際より低くCcrが算出されることが指摘されている[1]．また，海外でのスタディにもとづく推定式のため，日本人での適合性は不明な点が残る．

2 日本人のデータにもとづいた推定式

日本腎臓学会が提唱するGFR推定式は，日本人のデータにもとづきMDRD式の係数を改変した，年齢と血清クレアチニン値をパラメーターとした関数予測式である．

- 日本腎臓学会による推定式

  eGFR（mL/分/1.73 m^2）＝194×Cr$^{-1.094}$×年齢$^{-0.287}$（女性は×0.739）

  24時間Ccrを用いた場合，eGFR＝0.719×24hCcr

ポイント▶ これにより算出されるeGFRは体表面積1.73 m^{2}あたりの体表面積補正したGFR推定値であり，個々の腎機能を示す値ではなく，疫学調査やスクリーニングに用いる数値であることに留意する必要がある．抗菌薬などの投与量を決定するにあたって必要な情報は体表面積（body surface area：BSA）で補正されていない，その個体のGFRである．すなわち，eGFRを換算

式 "GFR ＝ eGFR × BSA ÷ 1.73" によって，個体の腎機能を示す GFR に換算する必要がある．なお，BSA も実測は困難なので，推定値を用いて計算され，一般に Du Bois の式 "BSA ＝ $W^{0.425} × H^{0.725} × 0.007184$" が用いられる〔W：身長（cm），H：体重（kg）〕．このように，幾重もの推定式をかけあわせ，推定に推定を重ねたうえでわれわれは Ccr，GFR を求めているのであり，その特性と意義を念頭においたうえで評価する必要がある．

3 薬剤投与量の決定

冒頭の症例で，Ccr と GFR を推定すると，
① C-G 式から Ccr を推定
　Ccr（Cockcroft-Gault 式）＝ 37.1 mL/分
　GFR ＝ 0.789 × 37.1 ＝ 29.3 mL/分
② eGFR と BSA から GFR を推定
　BSA（Du Bois 式）＝ 1.33 m^2
　eGFR ＝ 53.3 mL/分
　→ GFR ＝ 53.3 × 1.33/1.73 ＝ 41.0 mL/分
一般に，Ccr は GFR の約 3 割増しとされているので[2]，"41.0 × 1.3 ＝ 53.3" となり，推定される Ccr は 50 を超える．

一般的に腎機能障害のある場合の抗菌薬投与量は，Ccr を 50，10（mL/分）で線引きし，投与量や投与間隔を調整することが多い．例えば，アンピシリン・スルバクタム（ユナシン・S®）は Ccr が 50 以上の場合，投与間隔は正常腎機能の場合と同じ 6 時間ごとでよいが，Ccr が 50 以下の場合には投与間隔を 8〜12 時間に長くする，とされる[3]．本症例では，C-G 式により Ccr を推定した場合には投与間隔は 8〜12 時間となるが，eGFR を用いて推定した場合には 6 時間おきの投与間隔となる．つまり投与量は最大で 2 倍も異なる結果となる．

> 診察メモ：高齢者の場合，クレアチニン値のみでは腎機能低下の有無は一見わかりにくいため，腎機能を過大評価してしまうリスクがある．それにより，相対的な過量投与が行われ，薬剤の副作用が大きく出る可能性がある．
> 　一方，推定の方法により GFR 値は異なり，C-G 式を用いた場合，高齢者では低めに出る傾向があり，腎機能を過小評価するリスクがある．それにより必要量の薬剤が投与されない可能性も出てくる．

まとめ
◆ 高齢者では，C-G 式を用いる場合，腎機能を過小評価する可能性があり注意が必要である

<文献>
1) Verhave, J. C. et al.：Estimation of renal function in subjects with normal serum creatinine levels：influence of age and body mass index. Am. J. Kidney Dis., 46 (2)：233-241, 2005
2) 「エビデンスに基づく CKD 診療ガイドライン 2009」（日本腎臓学会　編），東京医学社，2009
3) 「日本語版サンフォード感染症治療ガイド 2009」（David N. Gilbert 著），ライフサイエンス出版，p.289, 2009
4) Imai, E. et al.：Modification of the Modification of Diet in Renal Disease (MDRD) Study equation for Japan. Am. J. Kidney Dis., 50 (6)：927-937, 2007

第5章 高齢者の病棟診療でよくある問題とその対応

10 低ナトリウム血症
鉱質コルチコイド反応性と医原性

今永光彦

> **症例** [85歳 男性] SIADHが疑われたが，治療に反応しなかった低ナトリウム血症
> 認知症，高血圧あり．施設入所中の方．今回，尿路感染症にて入院となった．入院時より血清Na値：126 mEq/Lと低ナトリウム血症を認めていた．心不全や腎不全を疑わせる所見は乏しく，検査では血漿浸透圧低下（＜尿浸透圧）・尿中Na排泄の増加を認め，甲状腺・副腎機能も正常であった．SIADHを疑い，補液を中心としたNa負荷を行ったが，改善は認めなかった．

高齢者の低ナトリウム血症は，遭遇することの多いプロブレムの1つであり，入院中の70歳以上の発症率は10.4％と報告されている[1]．

1 鉱質コルチコイド反応性低ナトリウム血症

鉱質コルチコイド反応性低ナトリウム血症（mineralocorticoid-responsive hyponatremia of the elderly：MRHE）は高齢者に特異的な低ナトリウム血症であり，浮腫性疾患によるものを除くと高齢者の低ナトリウム血症の約1/4を占めると考えられている[2]．MRHEの病態は，腎におけるNa保持能の減弱が契機となると考えられる．検査所見は抗利尿ホルモン不適合分泌症候群（syndrome of inappropriate secretion of antidiuretic：SIADH）の診断基準と酷似し，両者の鑑別は難しい．SIADHとの違いは，MRHEでは軽度の体液量減少（脱水）の所見が認められる点である．高齢者の脱水評価は身体所見などから把握することは難しいことも多く，鑑別が困難なことも多いが，実際の臨床では，まず **SIADHの治療を行い，反応に乏しい場合にMRHEの可能性を考慮し，診断的治療としてフルドロコルチゾン（フロリネフ®）を使用するのがよいであろう**．

ポイント▶

2 点滴や経管栄養による低ナトリウム血症

高齢者では，Naの腎排泄の指標となるナトリウム排泄率（fractional excretion of sodium：FENa）は軽度高値を示し，また加齢によりネフロンが減少するため単位ネフロンあたりのNa付加の増大と，尿細管での再吸収の低下を示すといわれており[1]，低ナトリウム血症をきたしやすい状況にある．そのため，**経管栄養や低張輸液による医原性の低ナトリウム血症をきたしやすく，注意が必要である**．

ピットフォール▶

まとめ
◆ 高齢者の低ナトリウム血症では，鉱質コルチコイド反応性低ナトリウム血症や経管栄養や低張輸液による医原性を念頭におく

<文献>
1) 山田研一 ほか，老年者の水・電解質の特徴．日本老年医学会雑誌，26：210-215，1989
2) Ishikawa, S., et al.：Close association of urinary excretion of aquaporin-2 with appropriate and inappropriate arginine vasopressin-dependent antidiuresis in hyponatremia in elderly subjects. J. clin. endcrinol. metab., 86：1665-1671, 2001

◆ 病棟看護師から医師に望むこと

Column

　総合診療科の患者を受け入れている病棟としての心構えを述べてみる.

　当院の総合診療科は，神経・筋疾患から慢性呼吸不全，がんのターミナルステージなど多くの在宅患者に対する訪問診療や，施設の患者の診察を実施している.

　当病棟は，それらの患者が状態悪化などにより入院治療が必要となった場合，家族の休養のためのレスパイト，またはターミナルステージとなり在宅での療養が困難となった患者を受け入れている.

　総合診療科の患者を看護するうえで必要な知識として内科全般はもちろんであるが，当病院においては神経・筋疾患や，がん性疼痛に対する看護，ターミナルケアに対する知識も必要になってくる．患者とかかわるうえで何より必要なことは，患者自身が自分らしく生きていけるよう，または，自分らしい最期を迎えられるようにケアを考え提供することである．そのために，現在医師との指示伝達手段として総合診療科独自の入院時オーダー表を活用している．これには，必要となる指示が１枚の表にまとめてあるため，看護師は患者の状況や指示を素早く把握し対応できている（「第５章１．入院中の指示簿について」参照）．

　実際の看護場面としては，誤嚥性肺炎で入退院をくり返している患者の食事形態の調整や摂取体位の工夫，介助方法を検討し，退院後に介助にかかわる家族や施設のスタッフなどに指導を行い，看護サマリーで情報を伝達している．

　ターミナルステージの患者には，本人や家族が望まないことは基本的に行わないことを徹底しているため，心電図モニターによる呼吸心拍の管理や経皮的酸素飽和度の測定，点滴などを行わないこともある．病院で看護している以上，心肺監視はどこでも当たり前に行われていることが多く，それを行わないことに最初は戸惑いもあった．しかし「患者自身が自分らしく」を考えたとき，患者・家族が納得し望むことならば，その状況を提供するのも看護ケアであると考えている．

　これらを可能にするために，医師とのスムーズな情報のやりとりをしていきたい．

<小川原智美>

第5章 高齢者の病棟診療でよくある問題とその対応

11 退院後の生活を念頭においたアプローチ
ADL，介護の視点

堀江温子，川上途行

> **症例** ［82歳　男性］退院後に増加する家族の介護負担
>
> もともと屋内でのADLは自立していた．細菌性肺炎で入院したが，治療は順調であり，2週間で軽快した．主治医はその日に尿道バルーンを抜去し，家族に翌日の退院を提案した．退院の際，患者は歩行が困難であったが，主治医は自宅に帰ればよくなるだろうとアセスメントしていた．2週間後の外来に患者本人は来院せず，家族のみが来院．「トイレに1人で行けなくて介護が大変です．外来までも連れて来られる状態ではなくて」と疲弊した表情で話した．
> 主治医は，退院時にその後の生活をイメージできていなかったことを反省し，今後どのようにしたら退院から外来にスムーズに繋げられるのかを考えた．

1 疾病が改善してからADLを考えては遅い

疾病の治療とともに廃用症候群に対する配慮が必要なのは，高齢者に限ったことではないが，高齢者の場合は短期間の臥床でも容易に廃用が進行するため，入院時から常にADLを配慮することが必要である．つまり，臨床を行ううえで医師はどうしても「まず疾病の管理，その後でADLを考える」という発想になりがちであるが，高齢者の医療においてはそれではADLの低下は避けられず，**「疾病の管理と並行して，ADLの評価，介入を行う」**必要性がある．

ポイント▶

そのためにはまず適切な安静度の設定，変更が重要である（詳細は「第5章2．廃用予防の視点からの安静度の設定」を参照）．

2 排泄関連項目の自立が退院の目安

ADLと定義するとやや目標がぼやけるため，特に重視したいのは排泄関連項目である．入院前に自立していた患者では，この自立が最低限の目標であり，退院の目安と言っても過言ではない．ADLを考えるうえで「実際の介護量」と「介護負担感」の2つの観点があるが，排泄関連項目では「実際の介護量」よりも「介護負担感」が高くなる傾向があり[1]，ADLの各項目のなかでも特に優先してアプローチしたい項目である．

排泄関連項目としては，尿意（もしくは便意），ベッドからの起き上がり，坐位保持，トイレへの歩行，トイレ動作（ズボンを下ろして，用を足し，拭く，ズボンを上げる）が挙げられる．看護師，リハビリテーションスタッフと協力しながら，できるだけ速やかにこれらの動作を病棟で開始できるかが，スムーズな退院への鍵となる．

まとめ
◆ 高齢者のマネジメントは"疾患＋ADL"であることを入院時から意識しよう

<文献>
1) 仲山千明　ほか：脳卒中のリハビリテーションを中心とした一般病棟における介護負担感の調査 FIM 各項目の点数との比較．総合リハビリテーション，39（5）：491-494, 2011

尿道カテーテル留置の問題点　Column

　長期間，膀胱にカテーテルを留置すると膀胱機能が失われるため，「留置を決定する時点で目的を明確にすること」，「挿入後は漫然と継続するのではなく，早期の抜去を検討すること」が大切である．尿道カテーテル留置による合併症は尿路感染，尿路結石，尿道損傷，尿道皮膚瘻，尿道狭窄などがあるが，そのほかには長期間尿道バルーンが挿入され，留置前には排尿があっても抜去後排尿がみられなくなる例がある．原因としてカテーテルによる膀胱粘膜刺激により慢性炎症をきたし排尿筋の伸展性が減退し，膀胱が廃用性に萎縮することなどが考えられている[1]．具体的に何日以上でそのような変化がでるかは明らかではないが，尿道カテーテルが挿入されていると寝返りや坐位・立位など基本動作の阻害にもなるため，なるべく早期の抜去をめざすことが必要である．

<文献>
1)「排泄リハビリテーション理論と臨床」（穴澤貞夫　ほか編），pp.318-319, 中山書店，2009

<堀江温子>

高齢者の退院指導について～看護師の視点から～

　退院指導とは，患者が退院後スムーズに生活・療養ができるように指導を行うことである．必要に応じて家族（介護者）にも行う必要があるのはもちろん，高齢者においては退院後の療養先は自宅のみとは限らず，転院や施設のこともある．患者の状況に応じて適切に行う必要がある．その実践にあたって多くの困難を伴う．

● 退院時期の検討

　まず，高齢者は入院で完治が期待できないことがある．疾患によっては，看護師が病気の全体像や予後，予測される障害をふまえて退院を検討する必要があるが，看護師からみて，医師が考えている治療の方針が十分に患者（家族）に伝わっていないことが多いように思う．そのうえ，高齢者は「お任せします」が多く，本当に入院を望んでいるのか疑問を感じてしまう場面もあり，本当に難しい．さらに医師に入院目的や入院予定期間を確認しても「とりあえず点滴治療」と言うのみで，ゴールが明確でないことも少なくない．高齢者の入院を継続するか否かの決定は，入院弊害（廃用・せん妄・認知機能の低下）がありうることも考慮しなくてはならない．

● 退院決定後

　次に，高齢者では退院が決定し，いざ退院指導を開始しようとしたときに，新たな問題が出現するケースも多いように思う．これには，それまでの患者の生き方や，家族関係が大きく関与しており，まずは患者および家族を理解することが大切である．そして「どのように死を迎えたいか」などの思いをどれだけキャッチできるかが重要と考えている．入院前と比べて患者の状況に変化（身体・認知機能の低下のため介護が必要となった，在宅でも継続した医療処置が必要となった，など）があった際に，退院を躊躇するケースもある．その対策として入院時から退院困難が予測されるケースに早期から看護師がかかわるようにしている．その際には，自分の医療機関の役割・機能とともに，医療者間の医療観・看護観・死生観・人生観をしっかり認識して調整していくことも必要であると考えている．

● 患者・介護者への指導内容

　退院指導の具体的な内容としては，まず医療処置の方法について，患者および家族などの介護者を対象に在宅で確実に継続できる方法を指導しなくてはいけないと考えている．指導方法や物品の支給方法はマニュアル化したうえで，患者サイドの状況や理解度に応じ，生活のリズムに合わせた，簡便で安全な方法を検討することが鍵である．また，在宅療養では，異常の早期発見・早期対応や気軽に相談できたり，支援してもらえる体制が必要であり，これらに対する情報提供を行い，在宅で安心して生活できる環境づくりのお手伝いができればと考えている．

　高齢者に限らないが，どのような職種がどのようにかかわったかで，患者（家族）のその後の人生が左右されてしまうと考えられる．すべての人が納得した医療を受け，その人らしく生きることを支援することは難しいが，患者（家族）の思いを大切に，その人にあった医療を提供できるように，今後もチームで努力していきたい．

<竹内宏美>

第6章

高齢者の訪問診療でよくある問題とその対応

第6章 高齢者の訪問診療でよくある問題とその対応

1 訪問診療の適応
通院が困難な場合とADLが比較的よくても訪問する場合

今永光彦

> **症例** [86歳　女性] ADLはよい患者の訪問治療
>
> 糖尿病，高血圧で通院していた独居の方．ここ最近，外来予約日に来院せず予約外で受診することが増えていた．担当医は認知症の可能性を疑い改訂長谷川式簡易知能評価スケール（HDSR）を行ったところ19点であり，認知症と考えられた．独居でもあり生活状況などが気になり，訪問診療を導入とした方がよいかと思う反面，十分通院が可能なADLであるのに訪問診療を行うのもどうかと感じた．

訪問診療の適応に関しては明確なものはなく，地域性や診療体制，個々の医師の判断に依存している部分が大きいと考えられる．ときに，訪問診療を紹介する側とされる側とで考えにギャップがあり，患者・家族の戸惑いや紹介される側のストレスとなることもある．

1 訪問診療が望まれるとき

最も自明な訪問診療の適応は，基本的には通院が困難な患者であるが，以下のように分類して考えてみたい．

①通院が困難であり，患者や家族が訪問診療を希望している場合

最もよい適応といえる．しかし，通院困難で訪問診療を希望していても医療へのニーズはさまざまであり，状態変化時の対応について話し合っていく必要がある．

②通院が困難であるが，患者や家族が訪問診療を希望していない場合

現在は，介護タクシーなどの使用により，たとえ寝たきりであっても通院が不可能なわけではない．**ピットフォール▶** 訪問診療でできることやメリットを伝えたうえで，外来での定期的な検査など医療ニーズが高い場合には，外来通院の方がよい場合もある．

③通院は可能であるが，患者や家族が訪問診療を希望している場合

交通手段の問題や，患者・家族が外来診療の内容より訪問診療の方がメリットが高いと考えている場合であろう．どのようなメリットがあると考えているかを確認し，実際の診療との乖離があれば訂正する．

④通院は可能であり，患者や家族から訪問診療の自発的な希望はないが，医療者からみて訪問診療が望ましいと考えた場合

これは最も悩ましい場合であり，次に記述する．

2 ADLが比較的よくても訪問する意義

ポイント▶ 生活状況や自宅での家族関係（家族の患者への対応を自宅でみることにより気がつくことは多い）をみることが診療に生かされる場合は意義が大きいと思われる．その点，認知症や

独居高齢者はよい適応となるであろう．木下も，認知症患者の行動・心理症状（behavioral and psychological symptoms of dementia：BPSD）に対して訪問診療だからこそ行える役割があることを報告している[1]．また，予約外や救急で受診をくり返す患者のなかには心理的・社会的に問題がある人も多いため，実際に自宅を訪問してみて解決の糸口がみつかることもある．

ただし，ADLが比較的よい患者に対しては，患者・家族のニーズはもちろん，訪問診療を行う診療所・病院のマンパワーなどによって適応を吟味する必要があろう．

まとめ
◆ 通院が困難な患者だけが訪問診療の適応ではない

＜文献＞
1) Kinoshita, T.：Role of the home visit medical service for patient with behavioral and psychological symptoms of dementia (BPSD) living in the community. Psychogeriatrics, 8：142-147, 2008

第6章 高齢者の訪問診療でよくある問題とその対応

2 訪問診療と医療面接
臨床的問題と対応

木村琢磨

> **症例** [65歳 女性] がんの告知をされていない在宅患者
>
> 胃がんの終末期で,急性期病院から紹介され訪問診療を開始したが,病名の告知すらされていない.唯一の身寄りで介護者でもある夫は「妻を心配させたくないので,一切の病状説明をしないで欲しい」と訴える.さらに,患家には,患者が療養している居間のほかに部屋はなく,夫と別室で話そうにも物理的に不可能である.担当医は,「患者-家族-医師」でやりとりするなかで,どのように接するべきか悩んでしまった.

1 訪問診療における医療面接の構造

　医療面接の構造は,時間(医師に余裕があるか),環境(プライバシーを保てるか),構成員(誰が参加するか)などにより左右されると考えられる.これらをふまえ,まず外来診療や病棟診療における医療面接について述べた後に,訪問診療における医療面接について考えたい.

　まず,外来診療においては,時間に余裕がないことも多いが,診察室という環境のため一定以上のプライバシーは保たれる.構成員は患者-医師でのコミュニケーションが基本であるが,高齢者においては,ときに付き添いの家族などを含めた(「第1章2.高齢者とのコミュニケーション」参照),「患者-家族-医師でのコミュニケーション」も設定される.

　次に,病棟診療においては,外来に比べれば時間に余裕があると考えられるが,わが国の病室は大部屋のことが多く,ベットサイド環境はプライバシーの点で問題がある.構成員は「患者-医師でのコミュニケーション」が日常的であるが,面談室で「患者-家族-医師でのコミュニケーション」や「家族-医師でのコミュニケーション」で病状説明がなされることもある.

　さて,訪問診療における医療面接であるが,時間に余裕があるか否かは診療内容と深く関係するが,一定以上の時間をかけることが訪問診療の本来あるべき姿であると思う.環境は,患者や家族が住み慣れた場であるため,医療機関よりも患者サイドがリラックスできることが期待できよう.

　一方,「患者の自宅であるため家族説明の場が常置されていない」ことから,医師から患者のみ,あるいは家族のみへ説明を行いたい際には限界もある.

　構成員については診療に家族が立ち会う「患者-家族-医師でのコミュニケーション」が日常的である.筆者は,「患者-家族-医師でのコミュニケーション」が訪問診療における医療面接では日常的であることは,いくつかの臨床的問題を秘めていると考えており,以下に述べたい.

2 「患者-家族-医師コミュニケーション」が日常的であることにより生じ得る臨床的問題

1) 患者側に生じる問題

ポイント▶ 患者側に生じ得ることとして,「家族-医師でのコミュニケーション」が相対的に増加し,患者中心性が損なわれる可能性がある.医師は,**家族からの客観的情報を収集することを重視するあまり,患者からの主観的な情報を聴取することがおろそかにならないよう,留意するべきであろう**.そのためには,筆談などを積極的に用いることはもちろん,家族が少し席を外した際などにおける,ちょっとした「患者-医師でのコミュニケーション」が貴重な時間であると思う.

2) 家族側に生じる問題

家族側に生じ得る問題として,外来診療や病棟診療では,患者の家族には,患者の前で「医師に,言うのを避けてほしい内容」や「聞きにくい内容」が生じるため[1,2],医師が必要に応じて,「家族-医師でのコミュニケーション」を実施する必要性がいわれていることを,訪問診療でも念頭におく必要があると思う.訪問診療,特に終末期や看取り期には,"息を引き取った際の対応法"など深刻な内容を具体的に家族へ説明する必要があり,患者の療養する部屋と別室で「家族-医師でのコミュニケーション」を例外的に行うべき場合もある.

3) 医師側に生じる問題

医師側に生じ得る問題として,患者と家族の双方に配慮し,「患者-医師でのコミュニケーション」と「家族-医師でのコミュニケーション」を行うタイミングを適切に図ることが求められる.これらをどのような際に行うかは,「患者の知る権利」「患者中心」と「家族に具体的な説明をすること」が,ときに相反することから,ジレンマが生じうる.この判断は,臨床経験にもとづく部分も多いが,いくつかポイントがあると考えられる.以下にポイントを述べる.

3 「患者-医師コミュニケーション」と「家族-医師コミュニケーション」を行うか否かの判断

まず,患者-家族の関係性アセスメントが重要であると考えられる.これは,患者と家族の関係(配偶者,親子,嫁姑)のみならず,「関係が良好か否か」という意味合いも大きい(「第3章4.高齢者の家族をアセスメントする」参照).

次に,「患者の意志決定能力」が保持されているほど,「家族-医師でのコミュニケーション」の閾値は高くなると考えられること,「家族の理解」が良好であれば「家族-医師でのコミュニケーション」を行う必要性が低くなると考えられことを加味するべきであると思う.さらに,訪問診療中の非公式なコミュニケーションといえる「玄関先や廊下での些細なやりとり」に注意を払うことも忘れてはならない.訪問診療の帰り際,ご家族が見送ってくれた際などに,病状に関する質問を受けることがしばしばある.これは,家族が「患者の前では聞きにくいこと」を短時間でも医師に聞く機会になっている可能性があると思う.玄関や廊

下が，教科書的な意味で，好ましい面接環境ではないことは言うまでもないが，家族サイドは，患者に「別室で何か深刻な話をしているのではないか」と心配させることなく，自然に医師とやりとりをするために，絶妙のタイミングでアプローチしていることも多い．そのため，**ピットフォール▶**「ここよりも，別室で話しましょう」などと杓子定規に「家族−医師でのコミュニケーション」を促そうとすることは慎み，そのような状況での家族からの発言に留意したい．

> **診察メモ**：家族によっては，「患者に心配をさせまい」と，患者の前ではもちろん，別室でも「医学的説明は必要ない」と希望する場合がある．しかし，さすがに薬剤の使用法や，有事の際の対応については，家族に理解してもらうことが望ましい．そのような際には，まず，電話で説明する方法がある．「何時頃に訪問する」などの連絡を電話で知らせる際に，うまく追加して説明するとよい．また，電話などでやりとりを行い，家族サイドにニーズがあれば，思いきって，家族のみに来院してもらい説明するのも一法であろう．

まとめ
◆ 訪問診療における医療面接は，「患者−家族−医師」で行うことが一般的だが，必要時に応じて，「患者−医師」あるいは「家族−医師」のみで行う

＜文献＞
1)「家族と面接する，医師のためのコミュニケーション技術」(ピーター・マグワイア 著，若林佳史 訳), pp.69-89, 星和書店, 2009
2) 田中 誠：高齢者との面談，外来，入院，在宅の各場面で．「老年医学テキスト第3版」(日本老年医学会 編), pp.44-47, メジカルビュー社, 2008

◆「認知機能は保たれているが，言語が障害されている患者」との訪問診療でのコミュニケーション

一般に，「非言語的コミュニケーション」は，「言語的コミュニケーション」よりもコミュニケーション全体で占める割合が多く，臨床で重要である．とはいえ，「脳血管障害後」「気管食道部の疾患」「神経難病」などの一部の高齢患者のなかには「認知機能は保たれているが，言語が障害されている」ことがあり，その場合，患者の自己決定や尊厳を重視したコミュニケーションに難渋することがある．

その際，まず文字盤などのコミュニケーションツールを使用することが有用である．しかし，実際には，それらの使用が患者の負担になったり，「指が動かせない」などの理由で行えないこともある．

筆者らは「コミュニケーションツールの使用が不可能であった神経難病患者」の遺族を対象に「訪問診療中の望ましいコミュニケーション法」に関する探索を行った[1]．

その結果，第一に「患者が医師に伝えたい内容を家族が"咀嚼"し"察する"こと」が明らかになった．外来診療において明らかになっている「家族の同席により臨床情報が増加し医師に有益であること[2]」が家族の同席が日常的である訪問診療においても（「第6章2．訪問診療と医療面接」参照），あてはまる可能性を示唆していると思われた．ただし，あくまで患者が中心となるように配慮することが必要であろう（p.110コラム「付き添い者とともに外来へ来院する高齢者について」参照）．

第二に「患者不在でない患者参加のコミュニケーションで患者を安心させ心配させない」ことが探索された．訪問診療中，「家族による患者の意思代弁」と「医師による声かけ」があり，「家族と医師のやりとりを患者が見聞きできる状況」は，患者にとって「会話参加や患者中心」につながる可能性が示唆された．ただし，「家族が患者のよき代弁者」と成りうるには，患者と家族の関係性が良好であることが重要であり，医師は，関係性をアセスメントしたうえで，家族から患者の意思を情報収集するべきであろう．

患者にとって有用なのは，家族の立ち会いのもと，家族を介して医師とコミュニケーションがとれることなのであると思う．

＜文献＞
1）川井 充 ほか：終末期の神経難病患者に対する訪問診療中のコミュニケーションに関する遺族調査．厚生労働省難治性疾患克服研究事業 特定疾患患者における生活の質（Quality of Life, QOL）の向上に関する研究 平成22年度 総括・分担研究報告書．pp.87-92, 2011
2）Ishikawa, H. et al.：Physician-elderly patient-companion communication and roles of companions in Japanese geriatric encounters. Soc. Sci. Med., 60：2307-2320, 2005

＜木村琢磨＞

◆ 医師が見（診）ているのは一部分

医師：「お変わりないでしょうか？」
患者：「はい大丈夫です」

診療の場や患者の年齢に限らず，臨床現場でしばしばあるやりとりであろう．ただし，高齢者のなかには，"大丈夫"と答えても，実は"大丈夫ではない"ことがありうることを肝に銘じるべきであると思う．例えば，外来へ定期受診した際に何も訴えがなかったにもかかわらず，後になって「実はかなり前からあったんですが…」と打ち明けられることは稀ではない．これは，患者が「忙しい医師へ言い出しにくくて遠慮している」のか「医師へ述べる必要がある重要な症状だとは思っていなかった」などの理由が考えられる．筆者の印象では，高齢患者は比較的若い患者に比べ，医師に気をつかって"大丈夫"と答えていることが多いように思う．

医師：「調子はよろしいですか？」
患者：「はい，こんなに元気だ（手足を動かしたりしている）」
家族：「おじいちゃん，そんなことないでしょ．先生，いつもはこんな風じゃないんですよ」

こんなやりとりもしばしばあると思う．特に訪問診療で高齢者は医師に「よいところをみせよう」としていることが多いように感じる．診療に同席したご家族が「先生が来ているので，今日はシャンとしている」「先生が来ると猫をかぶって別人みたいで」と言うケースである．「無理してよくみせようとする」ある種のサービス精神のように感じることも多い．

なかには，関係が長くなるにつれ"よそよそしさ"がなくなり"打ち解けはじめ"，当初は文字通り"お客さん扱い"であった医師へ，いろいろ話してくれるようになる患者もいる．関係が短い際に，医師へいろいろ述べなかったり，患者が緊張するのは，むしろ当然なのかもしれない．

「大丈夫」「大したことない」こんな言葉を高齢者から聞くことが，今後の日常診療でも多いと思う．しかし，この言葉の裏にある状況を診療のみで察するのは難しい．そこで，今後は少なくとも「しっかりされていますね」「調子が良いようですね」などと言う前に「これは患者の姿のうち，ほんの一部なので，普段はもう少し状態が悪いのかもしれない」と慎重に捉えるようにしたいものである．

＜木村琢磨＞

第6章 高齢者の訪問診療でよくある問題とその対応

3 訪問診療導入時の家族とのやりとり
導入前後で確認しておくべきこと

木村琢磨

> **症例** [75歳 男性] 訪問診療を導入するかの相談
> 肺炎で他院へ入院中．肺炎は治癒したが，今回の入院でADLが低下したという．本日，同院の医療ソーシャルワーカーの勧めで，訪問診療導入の相談で家族のみが受診した．家族は「家で看れるんでしょうか．何かあったら心配で」とのこと．医師は，在宅医療全体について説明したうえで「多職種でサポート可能であること」「有事の際には，入院される方もいる」など説明した．家族は，最終的に，訪問診療の導入を希望された．

　訪問診療の開始にあたっては，患者やその家族が，その導入前に相談に来られる場合もあれば，導入後にはじめて家族と会う場合もある．いずれにせよ，訪問診療の前後においては，「患者の疾患」「自覚症状」「終末期か否か」「ADLと生活状況」「在宅療養中か入院中か」「家族図」などを把握したうえで，患者本人とともに，実際にケアを行う家族と十分なやりとりをすることが重要と思う．

1 訪問診療導入の経緯を聞く

ポイント▶　まず，訪問診療の導入となった経緯を尋ねるべきである．「本人や家族の希望」か，「主治医，医療ソーシャルワーカー，ケアマネージャーなど第三者からの勧め」か，などを確認する．なかには，**患者サイドに訪問診療のニーズがほとんどないのに紹介されてくることもあり，患者本人，家族，訪問診療を勧めた第三者の意向にミスマッチがないかを見極めるべきであると思う**．「通院ができなくなったため」など明確な理由のこともあるが，実際には，「本人がどうしても家に帰りたいと言うものですから」「もう退院しなければいけませんから」「私たちとしても家で看てあげたいんです」などの家族の発言からアセスメントせねばならないことも多い．

2 訪問診療に期待していることを探る

　次に，訪問診療に何を期待しているかを探る．これは，「自宅で最期まで過ごしたい」「カテーテルを交換してほしい」などで，訪問診療の導入となった経緯と関連する場合もある．「訪問診療で提供できないのに提供可能と考えている場合」や，逆に「提供可能なのに不可能と誤解している場合」があるので，具体的に説明する必要があろう．

3 緊急時の対応を確認する

　さらに，導入時点での，本人や家族の「状態変化時における救急利用や入院に対する考え方」について尋ねておくことも必要であると思う．これには，まず「終末期か否か」が大き

ピットフォール いが,医療者側からみて終末期であっても,本人や家族の「救急利用や入院に対する考え方」はさまざまである.もちろん,特別な考えはなく「その状況になってみないとわからない」ということも多く,その際に訪問診療を行う医師が電話などで対応についてサポートする意義は大きい(「第6章17.電話対応の実際」参照).

4 メリット・デメリットを説明する

具体的説明法 訪問診療を導入する前後に,本人や家族が「訪問診療にしたらいいのかわからない」と方針が完全に定まっていないことは,むしろ当然である.上記をふまえたうえで,**医師が介護力なども考慮し,その患者における「訪問診療を導入することのメリットとデメリット」「医療機関を受診するメリットとデメリット」「いつでも医療機関の受診も可能であること」**などをについて説明することが,その患者のためになる訪問診療を導入するための鍵であろう.

> 🔍 **診察メモ**:実際の訪問診療では例えば「症状緩和のための機器や検査」などについて患者や家族に説明し「そんなことも,できるんですか」などと言われることは多い.そして,一般の方々において,訪問診療の実際に関する理解や情報が不足していることを実感させられる.訪問診療を推進するために,訪問診療を行う医師は,訪問診療を導入するか否かの相談を積極的に受け入れ,紹介元の専門医などへ訪問診療の意義を啓蒙する必要がある.

まとめ
◆ その患者における「訪問診療の導入」「医療機関を受診する」双方のメリットとデメリットについて説明する

第6章 高齢者の訪問診療でよくある問題とその対応

4 訪問診療と身体所見
安定時との比較と患者にとっての診療の意義

筧　孝太郎

> **症例** [85歳　女性] 聴診により安心感を得ている患者
>
> 高血圧，慢性心不全で訪問診療を受けており，娘夫婦と暮らしている．ある日，バイタルサインなどを確認した後に話をしていると，娘から「先生，今日は胸の音は聞かないんですか？　母は，先生に胸の音を聞いてもらうと，いつも安心すると言っているんです」という．入院や外来でそのような話を聞いたことがなかった担当医は，訪問診療の現場での「身体所見」とは何かを考えさせられた．

　訪問診療における身体所見は，入院や外来と異なり検査手段に乏しい場であるだけに，その比重は非常に高い．訪問診療では身体所見により多くの判断が求められている．

　一般的に用いることができる診療用具としては，体温計，血圧計，パルスオキシメーター，聴診器，打鍵器（ハンマー），舌圧子，ペンライトなどであり，必要に応じて，耳鏡や眼底鏡がそれに加わるが，あとは医師の視覚・聴覚・触覚が頼りである．

　外来診療と比較し，訪問診療での身体所見の特徴を考えてみる．

1 胸部・腹部・下肢の診察は外来より容易に実施できる

　訪問診療時は，患者が薄着であることが多く，容易に胸部および腹部を露出できる．また，ベットに横になっているか，ベットに近いところにいる状態であり，靴を履いていない状態である．そのため，下肢や足を診ることが簡単にできる．

　外来診療では，歩いてきたり車いすに乗ってくることが多く，厚着をし，靴を履いている．腹痛の訴えでもない限り，診察室のベッドに移して腹部を触診することは滅多にないのが実情である．

　したがって，このような条件を利用して，胸部・腹部・下肢の診察は怠らずに実施し，普段から患者の診察情報を蓄積するようにしたい．

2 胸部聴診や呼吸回数は普段との比較が重要である

　高齢者や長期臥床者に対する，胸部聴診では普段からさまざまな肺雑音が聴取されることがめずらしくない．特に背部・側胸部の下部でよく聞かれる．肺胞音や気管支音の聴取部位も健常人と異なることが多い．これは，陳旧性肺結核・肺線維症・慢性気管支炎・慢性心不全などによるものである．また，呼吸回数はバイタルサインの一部として安定時の回数をチェックしておきたい．いざ，発熱や咳嗽，呼吸苦がみられたときに，肺の異常所見が新しく出現したものかわからず，頻呼吸になっているのかわからないことになる．そのため，**安定時の聴診所見・呼吸回数を正確に把握し，記録しておくことがよい**．

ポイント▶

> 💡 **診察メモ**：心音や心雑音の表現はほぼ統一されているが，肺雑音の表現は医師によって異なる．また，肺音が異常であることはわかるが，どう表記してよいか迷う場合がある．その際は，無理に fine crackle や coarse crackle などの表現にこだわらず，図解表示をし，「バリバリ」「プチプチ」などと表現しておくことも実戦に役立つ．

3 初診（初回訪問）時および容態変化時には必ず褥瘡を確認する

　高齢者が寝込み，家族が介護に慣れていないときは，高率に褥瘡が発生し，初期対応が遅れて巨大化することがしばしばみられる．したがって，初診（初回訪問）時および容態変化時には，必ず仙骨部・腸骨陵部・大転子部・背部・足関節などの周辺をチェックする必要がある．家族が介護に慣れてきたり，訪問看護や訪問介護で定期的に観察してもらえる場合は，早期発見はそちらに委ね，毎回チェックする必要はない．

4 診察自体には治療的側面がある

　身体所見に異常が認められなくても，聴心や血圧測定を行うことが重要なこともある．患者にとって胸の音を聞いてもらい，血圧を測ってもらうことは理屈ではなく，「医師に診てもらった証」のようなものであり，安心感を得ることができることもある．**病気を見つけるだけでなく，身体所見そのものに治療的側面があることを再認識する必要がある**．

> **まとめ**
> ◆ 訪問診療での診察は安定時との比較が重要である．また治療的側面があることを忘れてはならない

第6章 高齢者の訪問診療でよくある問題とその対応

5 慢性期／安定期の介入
いわゆる寝たきり患者の訪問診療で何をやるか

今永光彦

> **症例** ［73歳　男性］状態は落ち着いている寝たきりの患者
>
> 脳梗塞後遺症で寝たきりの方．今までなんとか通院していたが，通院が大変なのを見かねたケアマネージャーに勧められ，訪問診療の開始となる．初回訪問時，担当医は本人のバイタルサインや診察所見が落ち着いていることを確認し，帰院したが，カンファレンスにて今後介入できそうなことについて聞かれ，どのように問題抽出すべきであったか悩んでしまった．

ピットフォール▶ 慢性期・安定期の患者においては，医学的には状態が落ち着いていることも多く，気づきがないと問題抽出することが難しいことも多い．しかし，実際には介入すべき問題をかかえていることも多い．以下のように分類して考えるとわかりやすいと思われる．

1 治療的側面

疾患自体に対する治療内容を定期的に見直す．特に薬のレビューを行い，現在，患者にとって必要な薬かどうかを定期的にチェックすることは多剤併用による害を防ぐという意味でも重要である（「第3章8．高齢者と薬剤」参照）．

2 予防的側面

転倒・骨折や肺炎，褥瘡など高齢者によく起こる事象に対して予防を行えるところがないか検討していく．嚥下障害の評価，歯の状態や食事時の姿勢のチェック，予防接種，ヒッププロテクターの導入・骨粗鬆症の治療などが例として挙げられる．

3 リハビリテーション的側面

定期的なADL評価を行いながら，歩行補助具や手すりなどの設置の必要性がないか，また廃用症候群の改善や予防が必要な状態でないかなどをチェックし，必要に応じて介入していく．

4 療養環境的側面

介護者との関係性や介護疲れの状況に関するアセスメント，医療者からみて適切な介護サービスが導入されているかの検討などを行う．また，夏や冬には室温調整が適切に行われているかをチェックする．

5 中期的・長期的な方針決定

今後，患者自身の療養の場をどこにしていくのか，また，状態変化時などに病院医療をどの程度望むのかなどを，タイミングを図り患者や家族と相談していく必要がある．

表●訪問診療患者のチェック項目（例）

	頻度	行った日	次回予定	行った日	次回予定
体重	1カ月毎	H24年4月25日	H24年5下旬		
薬のレビュー	3カ月毎	H24年3月11日	H24年6中旬		
ADL評価（Barthel index）	6カ月毎	H24年1月26日	H24年7下旬		
転倒の危険性の評価	6カ月毎	H24年3月11日	H24年9中旬		
療養環境の評価	3カ月毎	H24年1月26日	H24年4下旬		
採血	3カ月毎	H24年4月25日	H24年7下旬		
視力障害の評価	6カ月毎	︓	︓		
聴力障害の評価（耳垢）	6カ月毎	︓	︓		
歯の状態	6カ月毎	︓	︓		
嚥下機能の評価	3カ月毎	︓	︓		
認知機能の評価	6カ月毎	︓	︓		
事前指示など					

	情報提供	行った日	行った日
インフルエンザ	済み ・ 未		
ニューモバックス	済み ・ 未		

　このように，一見状態が落ち着いている患者に対しても，さまざまなアセスメントや介入を行っていくことが望ましい．しかし，忙しい診療のなかでは，これらのことが抜け落ちてしまうことも多い．上記のような表をつくり，定期的に患者の状態をチェックするのも1つの方法である．

まとめ

◆一見状態が落ち着いている患者にこそ，介入すべきポイントがないかの視点を！

第6章 高齢者の訪問診療でよくある問題とその対応

6 非がんの終末期とターミナル
オピオイドの使用と透析の非導入

今永光彦

症例　[83歳　男性] 慢性腎不全の終末期

認知症のある方で，ADLは介助で車いす乗車する程度であり，訪問診療を行っていた．慢性腎不全があり，ここのところ浮腫と腎機能障害の増悪を認めていた．医学的には透析も考慮する状況であったが，家族と相談し，透析導入を行わない方針で在宅でみていくこととなった．次第に呼吸困難が生じたため，在宅酸素を導入し，モルヒネも少量より使用した．数回後，苦痛なく，自宅で永眠された．

　非がん疾患で亡くなる方が多いにもかかわらず，がんと比べると終末期のケアをどのように行っていくかは明確でない．その1つの問題として，非がん患者では，がん患者と比べて予後予測が困難であり，いつから終末期であるかが不明確である点が挙げられる．平原は，主治医は在宅死例の2/3で半年以内に死が訪れることを予測しており，約半数で具体的な予後を予測していたことを報告し，非がん疾患で比較的長期の継続診療を行い，経過を把握している主治医が，意思決定の支援を継続的に行う有用性を指摘している[1]．継続的に診療を行っていく一般臨床医が非がん患者の終末期にどのようにかかわっていくか重要な課題である．

1 緩和すべき症状とオピオイド使用

　英国で行われたRSCD（Regional study of care for the dying）によれば，非がん患者においても，がん患者とほぼ同様の痛みがあり，呼吸困難については非がん患者の方が高頻度であった[2]．非がん患者においても，ときにオピオイドを使用して緩和ケアに努める必要がある．**ポイント▶ オピオイド使用は，通常のがんでの使用量と比べて少量で効果があることも多い．**具体的には，モルヒネ塩酸塩2〜3mg/回の頓用や1日2〜3回投与より開始するのがよいであろう．

2 透析しないで慢性腎不全を看取る

　高齢者の透析導入に関して明確な基準は示されていないのが現状であるが，Hirschは，医療者が患者の家族に透析の適応がないと告げるべき状況として，①腎不全を原因としない認知症が存在するとき，②転移性がん，あるいは切除不能の固形がんが存在するとき，③治療に反応しない造血器の悪性腫瘍が存在するとき，④非可逆的な肝臓・心臓・呼吸器障害のため臥床を強いられ，日常的な介助を必要とする状態にあるとき，⑤非可逆的な神経障害のために身体活動ができない状態，⑥生存が期待できない多臓器不全が存在するとき，⑦透析を実施するために鎮静を必要とする場合，を挙げている[3]．大平らの透析医対象のアンケート調査でも，透析非導入の主因の1つに既存の高度認知症が挙げられている[4]．また，藤巻ら

の報告では，透析の非導入とかかわる要因が年齢75歳以上と認知機能不良となっていた[5]．

ポイント▶ 患者・家族の意向などが当然重要であるが，高齢・認知機能障害・他疾患による非可逆的な身体状況などが，透析非導入の1つの目安となるものと思われる．

まとめ

◆ 継続的に診療を行う一般臨床医が，患者や家族の意向や病状の経過から，非がん終末期の意思決定にかかわっていく．また，非がん患者も苦痛な症状を有していることも多く，オピオイドを含めた積極的な緩和が必要になる

＜文献＞
1）平原佐斗司　ほか：非がん疾患の在宅ホスピスケア方法の確立の研究．2006年度在宅医療助成勇美記念財団研究．
2）Addington-Hall, J. et al.：Specialist palliative care in nonmalignant disease. Palliat Med., 12（6）：417-427, 1998
3）Hirsch, D. J. et al.：Experience with not offering dialysis to patients with a poor prognosis. Am. J. Kidney Dis., 23（3）：463-466, 1994
4）大平整爾　ほか：末期腎不全患者の終末期を透析医はどう捉えているか　北海道のアンケート調査結果とその分析．日本透析医会雑誌，25（1）：47-55, 2010
5）藤巻 博　ほか：高齢の末期腎不全症例における透析導入のぜひ．日本老年医学会雑誌，40（1）：41-46, 2003

第6章 高齢者の訪問診療でよくある問題とその対応

7 いざ看取り
臨死期の対応と家族への説明

外山哲也

> **症例　[94歳　女性] 終末期の患者とその家族**
>
> アルツハイマー型認知症．1カ月前に転倒し骨折を起こし，寝たきりとなったころから急激に経口摂取が減少し，この数日はほとんど食べられなくなってきた．ご家族は積極的加療を望んではいないが，最期が近いことは実感できていない．担当医とし，患者とその家族にすべきことは何か考えた．

1 看取りの準備

1）高齢者の終末期

　2009年人口動態統計によると，65～74歳の前期高齢者ではがん死の割合は45.5％であるが，75歳以上の後期高齢者では33.1％，85歳以上のいわゆる超高齢者では16.6％と，高齢になるほど悪性腫瘍による死亡は減少する．非がん疾患に対するターミナルケアについては別項にゆずるが（「第6章6．非がんの終末期とターミナル」参照），がんを主な対象としたターミナルケアの一般的手法は，非がんが主体の高齢者の終末期にはそのままあてはめることができない場合も多い．高齢になるほど多くなる非がん終末期の特徴として，比較的長期にわたる慢性的な経過で病状が進行するため，医療者にとって予後予測が立てにくいこと，家族にとっては，患者が着実に死に向かっていることをなかなか実感しにくい点が挙げられる．したがって，看取りまでの時間は比較的長くても，ギアチェンジが困難なままに看取りに至ることも多く，非がん高齢者の在宅看取りは一筋縄ではいかない難しさがある．

2）予後予測

　がんの終末期は原発巣にかかわらずおおむね共通した経過をたどることが多く，比較的予後の予測が立てやすい．がんの終末期ケアにおいては，palliative prognostic score（PaPスコア），palliative prognostic index（PPI）などの予後予測ツールがあり，より客観的な生命予後予測に有用とされている（詳細はOPTIMステップ緩和ケアホームページ　http://gank-anwa.jp/tools/step/assess/predict.html）．PaPスコアはがん終末期の30日生存率の予測ツールであるが，これを非がん高齢者の終末期に応用しても有用とする報告がある[1]．しかし現段階では非がん終末期一般の予後予測を目的とした有用なツールは存在せず，医療者個々人の経験によらざるをえないのが現状である．

3）家族説明

　臨死期に何が起こるのか，ほとんどの家族は理解していない．したがって，起こりうることを説明し理解してもらうことなしに，在宅で看取るかどうかの決定を迫るのは酷である．

臨死期に起こりうることとその対処法などをわかりやすく図解したパンフレットの利用も有用である（例：「緩和ケア普及のための地域プロジェクト（OPTIM）」により制作されたパンフレット「これからの過ごし方について」，http://gankanwa.jp/tools/step/condition/closeto/pamph.html からダウンロード可能）．

在宅看取りの合意ができたら，改めて緊急連絡先について確認しておく．また，患者本人または家族が望まない救急搬送・心肺蘇生・異状死としての取扱いを避けるためにも，急変しても救急車を呼ばないことを確認しておく．

また，介護する家族のなかには，看取りの瞬間に立ち会わなければならないとの責任感から，睡眠をとらずにつきっきりになる方もいる．必要に応じ適度に休息をとることもアドバイスしたい．

4）LCP

リバプール・ケア・パスウェイ（LCP）は，イギリスでつくられた，予後が数日～1週間程度の臨死期ケアのためのクリニカルパスである．患者・家族の安楽や安心をアウトカムとしたゴールの達成を継時的に行えるようになっており，日本語版も公開されている（http://www.lcp.umin.jp）．もともと病院での臨死期ケアのためにつくられたものであるが，在宅ケアで必要となるいくつかの目標項目を追加した在宅バージョンもある（http://www.londonhp.nhs.uk/wp-content/uploads/2011/03/LCP-care-home-pathway.pdf，英語版のみ）．かかわる多職種間で看取りへのギアチェンジを共通認識としてもつことや，ケア方針の見直し・屯用指示の設定などを通じて，質の高い在宅臨死期ケアの一助になりうるツールである．クリニカルパスとして在宅で使用する機会は限られるかもしれないが，その基本的考え方，特に初期アセスメントの手法を援用するだけでも有用と考えられる．

2 臨死期に入ったら

臨死期に入った時点で行うべきアセスメント事項として以下のようなものがある（LCPではこれらを含む項目がチェックリストとして挙げられている）．
　①不必要な投薬・検査・ケアの中止
　②予想される症状に対する対処法，屯用指示
　③信条の確認，看取りの最終確認

1）不必要な治療・検査・ケアの中止

▶ポイント　臨死期には，薬剤の内服が困難になっていることが多い．この状態で定期的投与の継続が必要な薬剤はほぼ限られてくる．具体的には**疼痛や呼吸苦緩和のためのオピオイドや，ステロイド以外は中止しても問題がないことが多い**．これら継続を要する薬剤に関しては，内服から坐剤，皮下注射，あるいは貼付剤に投与経路を変更する．細菌感染症の併発により抗菌薬を使用している場合，中止も考慮する．

褥瘡の処置などを行っている場合には，治癒をめざした積極的処置は避け，現状維持を目標とし，複雑な処置であれば中止を検討する．また，自己血糖測定や家庭血圧，酸素飽和度などのモニタリングを行っている場合には，数値のみに振り回され，家族が適切な対応を誤る弊害も大きいため，中止を考慮する．頻回の体位交換や，訪問入浴なども中止検討の対象

となる．ただし，これらの治療・ケア中止に関しては，家族に「できることをしてあげられなかった」との罪悪感を生むことにもつながりかねないため，中止に関しては家族と相談しながら，メリット・デメリットを考慮し注意深く行う必要がある．

2) 予想される症状に対する対処法，屯用指示

疼痛や呼吸苦など，特にがんの終末期に生じやすい症状に対しては，屯用薬とその使用法について十分な準備と情報提供を行う．高齢者においては，がん終末期であっても苦痛症状が軽度ですむことが多い（詳細は緩和ケアに関する成書を参照されたい）．

具体的説明法 家族が最も気にする高齢者の終末期症状の1つは，経口摂取低下である．**身体が栄養や水分を必要としなくなっており，無理に摂らせる必要はないと伝える**．また，死前喘鳴や下顎呼吸など一見苦しそうに見える状態に関しても，ほとんどの場合治療や処置を必要としないことを事前に説明しておく必要がある．

3) 信条の確認，看取りの場の最終確認

生命予後が週～日単位と考えられる状況となったときには，その見通しをきちんと患者側に伝え，宗教的，あるいは個人的な信条にもとづく人生最期の数日間の過ごし方の希望がないか，医療ケアでそれを支えることができるか，あるいは医療ケアがその信条を阻害していないか確認する．人生の締めくくりをどこで迎えるのか，看取りを前提とした在宅ケアを続けるのか否かもここで確認しておきたい．家がよいか，病院がよいかの画一的答えはない．潜在的なニーズの確認を怠ってはならない．また，在宅看取りを押し付けるような独善に陥らないように注意したい．

3 看取りのとき

家族には，臨死期に予想される状態を十分に説明しておき，そのうえで「こうなったら電話してください」とコールのタイミングを説明しておく．よほど時間的余裕があれば別だが，一般的には呼吸が停止したら連絡してもらうのが妥当であろう．呼吸停止したらなるべく早くうかがうことが望ましいが，訪問まで時間がかかることが予想される場合には，あらかじめその旨を家族に伝えておくことが望まれる．

急変に驚いた家族や親類，ケアスタッフなどが救急車を呼んでしまうことがしばしばある．そのままでは心肺蘇生術を受けながら三次救急機関に搬送されてしまう．仮に救急要請してしまった場合でも，救急隊に在宅担当医として事情を説明し，望まれない搬送を避ける努力をすべきである．

死亡診断はいわゆる死の三兆候をもって行う．心電図モニタのない在宅でのお看取りは，多くの場合，病院にはない静粛さに包まれる．

死亡診断を行ったら，死亡診断書を作成する．継続診療中の疾患で亡くなった場合には，死亡24時間以内に往診していなくても，検案書ではなく死亡診断書を作成する．当院では死亡時刻は家族が息を引き取った時刻を記録しているような場合には，その時刻を尊重して記載するようにしている．患家にて死亡診断書を2枚作成し，その場で1枚を遺族にお渡ししている．

エンゼルケアは，基本的には訪問看護師もしくは葬儀社の担当者にお願いしているが，と

きに医師主導で行わざるを得ないこともある．家族に葬儀社のあてがある場合はよいが，そうでない場合には，信頼できる24時間対応の葬儀社の連絡先を知っていると便利である．女性患者では可能なら家族と共にエンゼルメイクの様子を共有するのもよい．

　お看取りは在宅医療の仕事のなかでも，最も学びの多い貴重な機会の1つである．医療人としてその場に同席させていただけることに感謝し，旅立つ人生の先輩への敬意と，残された家族へのねぎらいを忘れずに最後のときを支えるようにしたい．

まとめ
◆ 看取りに至るプロセスを家族と共有する
◆ 予後予測を行い適切なタイミングでギアチェンジを図る

＜文献＞
1) Glare, P. et al.：The use of the palliative prognostic score in patients with diagnoses other than cancer. J. Pain Symptom Manage, 26：883–885, 2003

第6章 高齢者の訪問診療でよくある問題とその対応

8 グリーフケアとしての死後訪問
タイミングと実際

木村琢磨

> **症例** ［56歳 女性］母親と死別後のうつ状態
> 長年，介護してきた寝たきりの母親が，肺炎で入院し昨年永眠．その後，独居となった．死別後2カ月の時点で，グリーフケアとして死後訪問を行った際，「まだ信じられない」とくり返し述べていた．そのため「お辛いときは，いつでも外来を受診してください」と伝えていた．その数週間後「全身倦怠」などを主訴に外来を受診．明らかな，「うつ状態」であり，外来での継続診療を開始した．

1 グリーフケアの必要性

　高齢者を診療していると，非常に多くの死に接する．そのため，緩和ケアとして，「患者意向の重視」，「症状緩和」，「家族への配慮」などに尽力し，少しでもよい「お看取り」が迎えられるように努力することが当然必要となる．そして，「お看取り」が終了すれば，医療者として1つの役割が終わったことを意味する側面があるが，完全に終わったわけではない．医療者は家族へのグリーフケアも忘れてはならず，例えばWHO（世界保健機関）は「医療者は緩和ケアで，家族の苦悩への支援を患者の死別後も行うこと」と明示している．

　親族などとの死別（bereavement）や喪失は，ストレスの大きいライフイベントであり，それらによるさまざまな苦痛や精神的反応である悲嘆（grief）の心理過程は，フロイトにより「喪の仕事（mourning work）」と名付けられた．悲嘆のプロセスには，さまざまあるとされ，

ポイント▶ 悲しみに苛まれるのはもちろん，**少なくとも一時的には，さまざまな身体症状や，ある種のうつ状態が生じるとされ，一部は治療適応にもなりうる**．それが，グリーフケアが必要な所以である．

　筆者らも，少しずつであるが，グリーフケアとして死後訪問（患者宅を患者の死後に訪問すること）を行っており，その実際を提示したい．

2 死後訪問のタイミング

　患者の死後どのくらいを経てから行うかについては，そもそも訪問診療におけるグリーフケアの実際に関する報告は少なく[1]，あくまで筆者らの基準であるが，2カ月以上，少なくとも50日以上としている．これは，家族は患者の死後，葬儀などはもちろん，書類などの手続きに追われていることが多く，せめて四十九日が行われた後くらいが妥当ではないかと考えるためである．

　実際には，2〜3カ月後に訪れることも多い．これは，患者の家族には，死別後2カ月後に23％でうつ病エピソード（DSM-Ⅲ-Rによる）がみられたという報告があること[2]，DSM-

IV-TRでは，その区別が困難である「正常な悲嘆反応と"病的悲嘆"の区別」の基準の1つに「死別後2カ月以上経っても，大うつ病エピソードがみられる場合」を挙げていることをふまえてである．

3 死後訪問の実際

まず，電話で，遺族にアポイントをとった後，医師2～3名で線香を持参し訪問する．そして，お悔みの言葉を申し上げた後，お線香をあげさせていただいている．そして，医師サイドから見て最も患者ケアに関与していたと考えられる方（キーパーソン）を含む，ご家族とお話をさせていただいている．

あくまで診療の一貫であり，和やかな雰囲気を重視し，会話を遮ることなく促進・傾聴的に行っている．また，基本的に評価的な反応は示さず，心的な害を及ぼさないように留意している．さまざまな話題となるが，「お葬式が終わった後，しばらく寝込んだ」「しばらく，どこも行く気がしなかった」「しばらく，食欲がなかった」などと言う方は比較的多い．そのため，**ご家族に「お変わりなくお過ごしかどうか」を必ず聴取**し，うつのスクリーニングは強く意識している．

>具体的
説明法

また，「あのとき，あのように，しておけばよかったでしょうか」などと述べられる方も，少なからずおり，「罪悪感」「自責の念」をもたないよう，また，それらがあっても少しでも緩和されるよう，なるべく支持的・共感的に接するように心がけている．

「おかげさまで落ち着きました」「あれでよかったのだと思います」「よく頑張ったと思います」などの発言が穏やかな表情とともにあれば，何とも言えない非常にやわらかい空気になることが多いように思う．

4 「死後訪問が遺族に役立っているのか」という懸念

悲嘆反応から遺族の回復には，「遺族が1人になってしまったか否か」「患者との関係（配偶者か否かなど）」「予期せぬ死亡であったか否か」「死別後の遺族へのサポートの有無」など多くの複雑な因子が関連していると考えられる．そのため，筆者らの経験でも，「個々の遺族により，悲嘆反応の強さや期間の差が激しい」ことがあり，死後訪問を行ううえで非常に悩ましい点である．

死後訪問を行うタイミングについても，米国の一部の保険では，死後1年後までの遺族ケアが義務づけられていると聞くので1年が目安かと思う一方で，「死別後1年後に16％のうつ病エピソード（DSM-III-Rによる）がみられる[2]」「悲嘆反応は年単位[3]」という報告もある．そのため，われわれは「どのタイミングで行うべきか」「複数回行うべきか」などいまだに試行錯誤の状況である．そのうえ，どうしても日常診療に追われ，死後訪問を決して全例に行えない現状もある．

そのため，最近では「患者の死後しばらく経って，直接訪問する」という形式にとらわれずに，日頃から問題意識をもつ必要性を感じている．例えば，われわれは「外来へたまたま遺族が健診に来て，元気そうであることを確認したこと」を共有したり，「仕事終わりに同僚と勤務先の近くの飲食店に行った際に，遺族と会えば，話かけてみる」などを日常で行うこ

とを試みている．これらには，肩肘はった死後訪問よりも大切な側面があるように思う．

> **診察メモ**：後期研修医には，自らお看取りを行った症例の死後訪問を推奨している．その際の印象について，皆，言語化できない何かを感じるようである．筆者の経験では，「医師としての責任とやりがい」「死別後の家族の生活の認識」「診療の際に気づいていなかった患者サイドの苦悩への気づき」などを感じることが多いように思う．いずれにせよ，死後訪問は「自身の医療行為への究極の振り返り」[1]であるように思われ，今後も可能な範囲で続けていきたいと考えている．

まとめ
- 患者の死後も「家族をケアする視点」をもつ必要があるが，堅苦しく考えるのではなく日常で念頭におくことが求められる

＜文献＞
1) 坂戸慶一郎　ほか：在宅診療チームによる遺族訪問（多職種による遺族訪問とカンファレンス）の取り組み．13：14-19, 家庭医療, 2007
2) Zisook, S. et al.：Uncomplicated Bereavement. J.Clin. Psychiatry, 54：363-372, 1993
3) 宮林幸江：遺族のためのグリーフケア．保健師ジャーナル, 64：234-239, 2008

第6章 高齢者の訪問診療でよくある問題とその対応

9 訪問診療における入院の適応
加療，看取り，レスパイトを目的とした入院

外山哲也

> **症例** ［80歳 男性］急速に通院が困難となった患者
> 神経難病で在宅診療を行っていた女性の夫．寝たきりとなった妻と二人暮らしであったが，肺がんを発症．外来で治療を続けながら妻の介護を続けていたが，2，3日のうちに急速に衰弱が進行し，歩けなくなった．本人および近隣に住む娘より，緊急往診の依頼あり．訪問時には経口摂取はほとんどできず，意識レベルもなんとかうなずきが可能な程度に低下．担当医は入院を勧めるかどうか考えた．

　まず，訪問診療における入院適応は，一般の外来診療におけるそれとは全く異なることを銘記したい．医学的側面のみで入院の適応・不適応が決まることは少なく，入院加療後のQOLや介護力，利用できる医療資源などさまざまなパラメーターが存在する．
　在宅療養中に入院を考慮する状況は，以下の4つに大別できる．
　① 加療：急性疾患・慢性疾患急性増悪の治療
　② 看取り：緩和ケア，終末期ケア
　③ レスパイト：介護環境の立直し，特に医療依存度の高い患者
　④ その他

　高齢者にとって入院にはさまざまなリスクが伴い，急性疾患や急性増悪などでも，単なる医学的視点のみではなく，多面的に判断することが必要である．
　入院のデメリットとして一般的なのは，せん妄，認知症増悪，転倒，廃用症候群などのほか，入院により相対的にケアの質が落ち，褥瘡が発生したり，誤嚥の頻度が増えたりすることなどもある．また，入院により経口摂取が減少することもしばしばみられる．入院により慣れ親しんだ家に二度と帰れなくなる可能性もある．**入院によるメリットがこれらのデメリットを上回る場合と考えられる場合にのみ，本人・家族に入院を勧めることになる．**（ポイント）
　入院が必要と判断された場合，上記4つのケースでは最適な入院先は異なるであろう．それぞれの場合に応じて，適切な入院先を紹介することが在宅担当医の責務である．また，紹介先病院の医師に，入院適応と考える理由をしっかり説明し理解を得る必要がある．

1 加療目的の入院

1) ガイドラインは必ずしもあてはまらない
　在宅高齢患者に起こる急性イベントとしては，肺炎・尿路感染を中心とした細菌感染症，慢性心不全やCOPDの急性増悪などの頻度が高い．加療を目的として入院を行う場合であっても，一律に入院基準を設けることは困難である．各種ガイドラインなどで，入院適応基準

などが示されているものもあるが，在宅高齢者診療に適用するのは一般的に困難である．例えば肺炎の入院適応基準としては，日本呼吸器学会や米国感染症学会によるガイドラインには入院適応の目安が示されているが，訪問診療の対象となるような高齢者では年齢だけで入院適応となってしまったり，評価項目に血液検査の結果が含まれていたりと，在宅高齢者診療の実用に供すとは言いがたい．

ポイント▶ 　実際のところは，**苦痛の程度や入院加療への希望，酸素投与や点滴などの医療処置の必要性などをトータルに考慮し，経験にもとづいた判断を下すしかないのが現状である．**

2）"reversible な病態＝入院適応"ではない

　入院加療によって，現在起きている急性イベントの医学的マネジメントの成功がある程度見込めるような場合であっても，それは即入院の適応とはならない．高齢者やその家族は，往々にして病気を治療する以上に，優先すべきものをもっている．平時の訪問診療を行うなかで，そのナラティブな要素を掘り起こし，理解しておくことが重要である．それを理解することによって，入院の必要性を判断する際，患者のQOLを最重要視した提案につなげていくことができる．

2 看取り目的の入院

1）必ずしも「最期まで家」を希望しない場合，その根底にある不安を理解する

　厚生労働省による調査では，終末期に自宅での療養を希望する人は63％にのぼるが，その内訳として「自宅で最期まで療養したい」人は11％と意外と少ない．「自宅で療養後，必要となれば病院に入院したい」人が52％であり，入院を希望する理由として「急変時が不安，家族に負担がかかる」を最も多くの人が挙げている[1]．しかしながら，比較的急速な経過をたどるがんの終末期の場合，一度在宅療養をはじめる覚悟がつけばそのまま最期まで在宅で療養できるケースの方が多数である．在宅療養開始当初は「最期は病院かなあ…」と言っていたケースでも，最終的に自宅でお看取りに至ることも珍しくない．これは，在宅終末期ケアを行っている間に「急変しても不安になることはない」，「家族にはそれほど負担はかからない」ことを患者や家族が実感することを通じて，自宅を看取りの場として選択するようになるからだと考える．したがって，潜在的には在宅看取りのニーズがありながらも，**消極的**

ポイント▶ **理由により病院での最期を希望せざるを得ない心理状況に至っていると考えられる場合には，その根底にある「急変時が不安，家族に負担がかかる」との不安を払拭する努力をすべきである．**

2）「家が一番」を押しつけない

　一方で，実際に家族負担が限界に達してしまったり，終末期の症状コントロールが困難で急変への不安が払拭しえない場合もある．またさまざまな信条などにより，日常生活の場である自宅で「死」というイベントが起こること自体を良しとしない考え方をもつ方もおり，そのような場合に「家が一番」との考えを押しつけることのないように注意すべきである．在宅看取りのニーズの見極めが肝要である．

3）非がんの臨死期を見逃さない

経過の比較的長い非がん終末期の場合には，その経過の緩やかさのゆえ，特に家族が死に向かっていることの認識に乏しく，臨死期であっても積極的加療を希望されるケースをしばしば経験する．また，容体の悪化が可逆的病態なのか否かが判然としないケースも多く，臨死期であることを医療者が見逃してしまうこともある．非がん終末期の実際に関しては「第6章6．非がんの終末期とターミナル」にゆずる．

3 レスパイト入院

現在の介護保険制度下では，ショートステイがレスパイトの受け皿として設定されているが，急なレスパイトニーズに対応できるほどの介護保険サービス供給には余裕はないことが多い．また，在宅人工呼吸器管理を行っていたり，気管吸引が必要な場合や，経管栄養を行っているなどの医療依存度の高い高齢者の場合には，福祉施設でのショートステイは困難なことが多い．したがって，これらの場合にはレスパイト入院が必要となる．良質な在宅療養をメンテナンスし，急性期入院加療への医療資源投下を抑制する意味でも，レスパイト入院は重要である．また，レスパイト入院のニーズは顕在化していないケースも多い．日常診療の中で注意深くそのニーズを掘り起こし，対応することも重要である．社会的入院と不当に揶揄されがちなこれらのケースに誠実に対応することも，高齢者医療に求められている責務である．

冒頭の症例では，身体状況のみを考えれば，入院の選択肢もあると考えられたが，本人の「死んでもいいから妻と一緒に家にいたい」との強い希望と，娘さんの「父が入院したら，母は父の最期に立ち会えないだろう，それだけは避けたい」との強い思いがあり，在宅療養を選択．4日後にそのまま自宅で静かに亡くなった．

まとめ
- ◆ メディカルな側面だけでは在宅患者の入院適応は判断できない
- ◆ ソーシャル，ナラティブな側面もあわせて総合的に判断する

＜文献＞
1）終末期医療のあり方に関する懇談会「終末期医療に関する調査」結果について．平成22年厚生労働省
http://www.mhlw.go.jp/bunya/iryou/zaitaku/dl/07.pdf

第6章 高齢者の訪問診療でよくある問題とその対応

10 訪問診療で急性期をしのぐということ
在宅での急性期対応のポイント

外山哲也

> **症例** [86歳 男性] 慢性疾患の経過中に生じる急性期変化
> 脳梗塞後遺症と認知症にて訪問診療中．本日朝より37.8度の発熱あり，同時にほとんど何も口にしなくなり緊急往診依頼．往診時，酸素飽和度91％，湿性咳嗽と右背部にラ音を聴取した．担当医は，在宅でひとまずみることとした．

前項「第6章9．訪問診療における入院の適応」では，在宅患者の入院適応の判断について述べた．本項では，急性イベントをひとまずは在宅でみる，との判断をする場合について考えてみたい．

1 在宅で急性期をしのぐ意義

在宅医療に期待されている社会的役割を考慮すれば，在宅で急性期をしのぐことが，今後，今以上に求められてくるといえる．適切に行われれば医療経済的なメリットはもちろん，急性期病院への負荷軽減，高い診療の質や患者満足度が得られると考えられる．しかしここで，**ポイント▶ 在宅での急性期対応は，その疾病の治療（キュア）を目的とするものではないということを認識しておかねばならない**．あくまでも，在宅で一時的なキュアを行うことが，その後の在宅ケアの継続にとって有用である場合にそうするのであって，そうでない場合や，キュアの優先度が高い場合には病院での加療を躊躇するべきではない．

2 患者側と共有しておくべきこと

在宅で急性期をしのぐということは，病院で行われるような急性期治療を家で行うことと同義ではないという認識を患者側と共有する．できること・できないことを，あらかじめ患者側にも説明して治療を開始する．**具体的 説明法 当面の治療目標と期日を設定し，期日までに目標が達成できない場合には病院で加療する，との線引きを決めて患者側と共有しておく**（例：「3日間は家で点滴して様子をみてみましょう．でも，3日経っても食事が摂れないような状態が続けば病院を受診しましょう」）．

3 在宅でケアされることの多い急性疾患

在宅高齢者に起こる急性イベントの種類は多くない．脱水，細菌感染症（肺炎，尿路感染症），外傷，そのほか慢性心不全や慢性呼吸不全の急性増悪などがほとんどである．それぞれの病態についての詳細は割愛するが，主な急性イベントの在宅ならではのポイントを簡単に述べておく．

1）脱水

　　訪問診療の対象となるような高齢者の多くは，自分で飲水調節できないため脱水に傾きやすく，脱水は季節を問わずコモンにみられる病態である．しかしそれが急性イベントとして治療すべき脱水か否かを見極める必要がある．自然に経口摂取ができなくなってきた高齢者にとって，脱水は自然に生じる現象だからである．また，もともとドライサイドで定常状態になっていた体液バランスにハイドレーションを行うと，気道分泌物が増えたり，サードスペースへの体液貯留が生じることもあり注意が必要である．

　　脱水を在宅で補正する場合には，皮下輸液が有用である．500 mL/日の輸液でも十分に効果がみられる．皮下輸液の実際については，下記ウェブサイトを参照されたい．
　　［ステップ緩和ケアon line］http://gankanwa.jp/tools/step/skill/drops.html

2）細菌感染症（肺炎，尿路感染症）

　　在宅では感染フォーカスと起炎菌を正確に同定することは困難なので，エンピリックに治療を行わざるを得ない．経静脈投与の抗菌薬は，肺炎，尿路感染症の起炎菌の多くをカバーし，腎機能を気にせず使え，1日1回の投与で効果が得られるセフトリアキソンナトリウム（ロセフィン®）を用いることが多い．皮下輸液による投与も可能であるし，場合によっては筋注も可能である．それ以外の抗菌薬注射剤を用いる必要があるような場合には，在宅でねばるよりも率直に病院で治療した方が賢明であろう．

3）骨折

　　転倒に伴う大腿骨頸部骨折や脊椎圧迫骨折などは在宅高齢者でよくみられる．大腿骨などの長管骨骨折の場合，骨折の治癒のみを考慮すれば速やかな固定処置が望ましいが，入院してそれらの処置をすることが高齢患者のQOL全体として利益があるのかを考慮すべきである．脊椎圧迫骨折に関してはそもそも正確に診断するメリットも少なく，診断しても保存的治療となるため整形外科受診を促す意義そのものが乏しい場合が多い．

まとめ
◆ 在宅で急性期治療を行う意義と限界を患者側と共有することが重要

第6章 高齢者の訪問診療でよくある問題とその対応

11 訪問診療における頓用薬の臨床
在宅患者の緊急イベントに備える

木村琢磨

> **症例** ［95歳 女性］経口薬を内服できなくなった際の対応
>
> 老衰の経過となり，家族の「最期は家で看取りたい」という希望があり，訪問診療の導入となった．時々，発熱があり頓用薬の解熱薬を内服していたが，ある日の休日，家族から医師の携帯電話に「熱があるが，薬が飲めない」と連絡があった．休日のため，坐剤の入手は困難であり，医師は対応に難渋した．
> 患者が内服薬を飲めなくなるのは時間の問題であったといえ，その際の対応や薬剤を準備しておくべきであった．

訪問診療を行う患者は脆弱高齢者が多いため，患者に緊急イベントが生じるのは避けられないが，その度に医療機関を受診することは現実的ではない．そのため在宅医が，患者の家族や訪問看護師などと電話でやりとりを行い，対応法を検討することが多い（「第6章17. 電話対応の実際」参照）．その際，ある患者に起こりうる症状に対してあらかじめ処方された頓用薬（備え薬，置き薬）の頓服が有用なことがある．

1 発熱や疼痛

発熱診療では熱源のアセスメントが必須であるが，在宅患者では対症療法が急がれる場合も多い．その点，副作用の少ないアセトアミノフェン〔ピリナジン®（散）あるいはカロナール®錠（200 mg）など〕は有用かつ安全で，**高齢者に多い筋骨格系の疼痛の際にも第一選択として推奨される**（経口摂取が困難な際に備え，アンヒバ®坐剤も備えるとよい）．なおNSAIDsは，胃腸障害，ジクロフェナクナトリウム坐剤によるショックなど副作用の可能性があり，高齢者の頓用薬の第一選択にはなりにくい．

2 がん性疼痛

頓用の経口オピオイド（オプソ®，オキノーム®など）や，経口摂取が困難な際のためにアンペック®坐剤を備えるのは非高齢者と同様であるが，**容量をオプソ®なら2.5 mg，アンペック®なら5 mgとそれぞれ通常の半量を初回投与量とするとよい**．また，オピオイドは，身のおき所のなさや，重度の呼吸困難が在宅酸素やマイナートランキライザーなどでも十分に緩和できない際にも有用である．

3 処方上の注意

高齢者に，近い将来生じうる症状をあらかじめ見立て，有事の際の頓服薬を備えることは，患者やその家族に安心感を与え，自宅でしのぐ（「第6章10. 訪問診療で急性期をしのぐとい

具体的説明法

ピットフォール▶

うこと」参照）ことを可能にし，望まれない救急受診や入院を減らすであろう．そのためには，事前に患者やその家族に予想される症状と頓用薬の薬効や使用法について説明することが前提となる．しかし，あまり唐突に処方すると，家族に現実感がないため，どこかに頓用薬をしまい込んでしまったり，症状の出現を心配させることに繋がるため留意する．また，後で効果を確認し，処方内容を変化させることも重要である．

> 診察メモ：抗菌薬は，原因微生物や感染臓器をアセスメントし，培養検査を実施した後に使用するのが原則である．しかし，誤嚥性肺炎や尿路感染症などをくり返す在宅患者では，夜間などに常備しておいた抗菌薬を使用せざるを得ない場合がありうる．

まとめ

◆ 訪問診療における頓用薬は，患者サイドと医療者の双方に有用であり，その処方のタイミングを常に念頭におく

第6章 高齢者の訪問診療でよくある問題とその対応

12 訪問診療中のリハビリテーション指導
姿勢管理と関節拘縮予防

堀江温子

症例 ［87歳 男性］高齢の介護者へのリハビリテーション指導
脳梗塞後遺症で重度右片麻痺・失語症がある．坐位保持は可能であり，食事は車いすに移乗し介助下で食べているが，車いすに乗車しているとすぐに体が痛くなり疲れるため，ほぼベッド上で横になっていることが多い．息子家族と同居しているが，日中は高齢の妻が介護している．担当医はベッド上臥位の時間が長くなり廃用が進むことを危惧し，なるべく日常の活動性を上げられないかと考えた．高齢の妻でも実行可能なリハビリテーション指導はどんなものがあるだろうか．

　在宅療養患者に対する訪問診療において，疾患の管理はもちろんであるが，患者のADLやQOLを維持するために身体能力の維持や環境整備の指導を行うことも重要な観点である．在宅療養におけるリハビリテーション指導の目的の1つは，関節拘縮や筋力低下などの廃用性の2次障害の予防であり，寝たきりの患者など自分で動くことができない患者に対しては家族指導が必要となる．

ピットフォール▶　家族によっては介護者が高齢であることも多く，指導を行っても新しいことは覚えづらく，実行されにくいことがしばしばある．そういった例については，わかりやすく，ワンポイント的に指導することが必要である．指導する際には家族と一緒に一度やってみるとよい．ま
ポイント▶　た，訪問診療時に臥位だけの診察でなく，坐位・立位・歩行を実際に行ってもらうと医師にとっても患者の状態把握につながり，家族指導がやりやすくなる．

1 姿勢管理 〜ポジショニング〜

　自分で動くことができない患者の場合，まずチェックすべきことはベッド上臥位時や車いす乗車時の姿勢である．ベッド上の姿勢で体がねじれていたり，車いす上ですべり座りや前方・側方に倒れている様子をしばしば見かけるが，不良な姿勢でいることは関節拘縮や疼痛を招くことになる．患者が安楽で快適にいられるよう，姿勢の管理を行うことは重要である．
ポイント▶　対策としては**体の歪みとねじれがないかどうかチェックし，タオルなどで隙間を埋めるなどして支持基底面を広くすることなどがポイント**となる．

2 関節拘縮予防

　一度関節拘縮が起こると元へ戻すには時間がかかり，高齢者では多くの場合回復が不十分なため，予防が重要である．
　自分で関節を動かすことのできない患者に対する拘縮の予防は，他動的に関節可動域訓練を行うことである．1日に2回，1回につき3回ずつ各関節ごとに全可動域を動かすことが望ましいが，無理なく継続するためには日常生活動作のなかで関節可動域の維持・拡大を図

具体的説明法

ることもよいだろう.例えば「**着替えやオムツ替えの際に,ついでに関節が動く最大のところまでゆっくり3回程度動かしてみましょう**」などとアドバイスする.立位をめざす症例では膝関節が屈曲で拘縮,足関節が底屈で拘縮してしまうと立位が非常に困難になる.一方,臥床の時間が長く,ADLがほぼ全介助の例では股関節が内転方向に拘縮しやすく,それにより着替え,おむつ替えに大きな労力をきたすことが多い.このように,今後めざす方向性を明確にし,それに合わせて関節可動域保持が必要な部位をピックアップして家族に説明するとよい.

また,自分である程度動くことが可能な患者であれば,日常生活動作そのものが身体能力の維持・拡大につながる.患者の生活範囲を把握し,転倒のリスクを評価しながら,可能な限り,トイレや台所など自室から出る機会をつくるとよい.立位,歩行が行えていれば関節拘縮のリスクは少ないため,医師は家族やケアスタッフなどと動作範囲の設定,拡大に努める必要がある.

ポイント▶ このように,**訪問診療においてのリハビリテーション指導は患者の現在のADLを把握したうえでめざすADLを明確にし,それに応じた指導を,ポイントを絞って行うことが必要である**.

まとめ
◆ 診察はベッド上のみでなく,一緒に動いてみよう!
◆ リハビリテーション指導は患者の状態を把握して目的を明確にしよう.

〈文献〉
1) 松浦大輔 ほか:ポジショニングの実際 拘縮の予防法.リハビリナース,1(5):474-480,2008
2) 川上途行 ほか:拘縮 発生のメカニズムから考える.リハビリナース,1(5):459-463,2008

◆ マットを替えるタイミング Column

「ADLが低下して臥床時間が長くなってきたのでエアマットに変更しました」などということがあるが,これは必ずしも正しくない.柔らかすぎるマットは自力での体位変換や端坐位保持を困難にするので,かえって臥床時間の延長を招き,寝たきりを助長することになりかねないので注意が必要である.また,低反発マットを使用しているにもかかわらず褥瘡形成がみられることもよくあるが,これも「即エアマットの適応」ではない.低反発マットの厚みもさまざまなものがあり,体格によっては薄すぎるために効果不十分となっていることもよくある.また,褥瘡の予防・治療は除圧だけではないことも留意すべきである.特に,起き上がり介助時や,ギャッジアップ時に発生するずり応力の低減も体圧分散とならんで重要であり,残存機能やケア方法の評価を行ったうえでのマット変更を行わなければ,効果がないばかりか弊害のみが生じることもある.

〈外山哲也〉

第6章 高齢者の訪問診療でよくある問題とその対応

13 喀痰喀出に関する家族指導の実際
体位ドレナージと排痰手技

堀江温子

> **症例** [75歳 男性] 家族からの排痰についての相談
> 多系統萎縮症にて在宅療養中である．ADLは全介助で，ベッド上寝たきりである．これまで肺炎をくり返しており，喀痰も多いが自己排痰が困難で妻により1日数回吸引を行っている．しかし，妻より「最近ゴロゴロと喀痰がたまっている音がするが，なかなか痰の吸引ができないんです．また肺炎になったら心配なのでしっかり出せたらいいんですけどね…」と言われた．妻の認知機能は良好で排痰法について積極的であったため，排痰法を指導することとした．

気道内分泌物の貯留は肺炎や無気肺などをきたし，呼吸状態の悪化させる原因となる．在宅療養患者では自己排痰が困難な場合も多く，喀痰喀出手技が可能な家族には，指導を行う場合がある．

基本的な排痰法には①体位ドレナージ，②排痰手技（スクイージング，スプリンギング，バイブレーションなど）があるが，在宅患者においては体位ドレナージが中心になると考える．

1 体位ドレナージ

末梢の気管支からの分泌物を，重力を利用して効率よく排痰させる方法である．障害肺区域がわかれば病変部が上方になるように体位を工夫することが推奨されているが，在宅では障害肺区域を特定することは難しいため，側臥位・坐位を順番に行い反応をみるとよい．具体的に「**左右の側臥位・坐位・可能であれば腹臥位に近い体位をそれぞれ10〜20分間行うようにしましょう．側臥位については最低でも40〜60°傾けた方が有効です．やっているうちにどの体位で排痰がしやすいかわかってくるため，その後はその体位を中心に体位変換を行いましょう**」などと家族へ説明する．

2 排痰手技

胸壁に徒手で刺激を与え，痰の移動を促進させることを目的とする手技である．体位ドレナージと併用して行われる．手技には胸郭に手を置き，患者の呼吸に同調させ呼気時に圧迫するスクイージングや，呼気終末位まで圧迫し，すばやく手を離し胸郭を一気に拡張させるスプリンギング，胸郭に置いた手を吸気から呼気まで細かく振動させるバイブレーションなどがある．

これらの手技を行う際には気管支攣縮，不整脈，肺出血などの合併症に注意することや，胸郭の可動域の把握を行う必要がある．よって，**排痰手技の指導は対象である家族の理解が良好であること，排痰手技を行うことに対して積極的であることなどが前提となる．**また家

族の指導はまず医師が理学療法士などからしっかりと手技の指導を受けたうえで行うことが必要と考える．

なお，喀痰喀出困難な症例では，体位ドレナージ・排痰手技のみでは限界がある場合が多く，吸引を併用することが肝要である．

まとめ　◆ 在宅での喀痰管理の指導は家族の理解度に応じて行おう

＜文献＞
1) 菅 俊光・仲野恭一：リハビリテーション技術 排痰法．JOURNAL OF CLINICAL REHABILITATION，14（4）：366-369，2005
2) 「動画でわかる 呼吸リハビリテーション」（髙橋仁美　ほか 編），pp.125-128，中山書店，2008

第6章 高齢者の訪問診療でよくある問題とその対応

14 訪問栄養指導の実際
在宅での状況を実際に確認することによりはじめて見える問題点

落合由美

症例 [85歳 男性] 摂食機能に適していない食事

肺炎後の廃用症候群，栄養不良にて訪問栄養指導開始．妻からの聞き取りでは食事量は良好であり，特に問題はみられなかった．しかし，実際に食事摂取の様子を確認すると，口には含むものの吐き出す様子がみられた．摂食機能に合致しない食材選択による咀嚼不十分のためであると考えられた．長年の食習慣による同一献立であり，山菜や練り製品など固く弾力性に富む食材が多使用されていた．当初は理解不足・受容困難にて難渋したが，適応食材・料理についての具体的な説明をくり返し行い，調理実習による形態調整法の手技習得および姿勢など介助方法についての指導を実施．妻の実践に伴い，実摂取量は増加した．

食事は，嗜好・身体症状のほか，介護・経済力など多岐にわたる食環境因子により影響を受ける．特に高齢者ではこれらに加え，長年の食習慣を変容することへの拒否感が強く，理解・受容・実行に乏しいケースがみられる．栄養管理上の問題は何に由来するものなのか，その性質を把握し，十分吟味のうえ，アプローチ法を検討するべきである．

ポイント▶ 聴取による食事評価が一般の栄養指導だが，**在宅指導では実食内容・摂食状況の実際を直接確認することにより客観的評価が可能となるとともに，さらなる改善策への具体的提示が期待できる**．訪問栄養指導の普及率はいまだ低いが，通院できない高齢患者こそ正に栄養介入が急務である場合が多く，間違った食行動は結果として介護負担をも増大させる．ただし，

ピットフォール▶ 面談時にはよい返答をしたり，正しく表現できていないケースもみられるため，複数回の実施状況の確認および問題に応じた目標設定の見直しを柔軟に行うことが肝要である．

具体的方法を含む栄養提案は栄養士が実施することが理想であるが，困難な場合は表に食状況に影響を与える項目について示すので参考にされたい．

表　在宅訪問時の食事状況確認項目

食事内容	量，バランス，食事回数，間食，食材選択の適否（固さ・バラツキなど）など
摂取状況	咀嚼，誤嚥，姿勢，一口量，口腔内残留，こぼし，集中力，所用時間，衛生など
食環境	介助者手技，家族協力，精神的ストレス，調理環境，食材購入方法，経済力など

まとめ
◆ 百聞は一見にしかず．現状把握・正確な評価のもと，効果的栄養介入を！

◆ 褥瘡ポケットへの対応〜切開するかどうか〜

　褥瘡ポケットを切開することの効果については，エビデンスが乏しいが，ラップ療法を含めた通常の治療を行っていてもなかなか改善しない場合に，切開を行い改善することも経験する．ガイドライン上も「保存的治療を行っても改善しないポケットは，外科的に切開することを考慮してもよい」との記載になっている．

　特にポケットがあるにもかかわらず，開孔創が縮小してしまい，洗浄が十分に行えない場合には切開を行うことにより処置がしやすくなるため，適応となると思う．ガイドラインにもそのような状況においては，切開して毎日の処置をスムーズにすべきであるとのエキスパートオピニオンが示されている．ただし，在宅においてポケット切開を行うことは敷居が高い．可能なら短期間入院して処置を行うか，在宅で行うならば，処置のリスクを説明したうえで，止血のためのアルギンサン塩被覆材などを用意して行う必要があるであろう．また，ポケット全体を切開するわけではなく，あくまで洗浄などの処置を行いやすくするという主眼で，必要最小限の切開を行うことがコツであると経験上感じている．

＜今永光彦＞

◆ 褥瘡の処置法（いわゆるラップ療法）を家族に説明する方法

　ラップ療法は，安価で家族でも容易に行えるという点で在宅においてはメリットが大きい．また，最近になりRCTでもⅡ〜Ⅲ度の褥瘡において，安全に使用でき，ガイドラインの治療と同等の効果が得られることが報告された[1]．家族に説明すると，「こんなやり方でよくなるのか」という反応がみられることがあるが，効果があることやご家族でも処置がしやすいメリットがあることなどを説明したうえで，洗浄が重要であることを強調する．洗浄のしかたについても，「圧をかけすぎないように」など具体的に説明を行う．家族も褥瘡の処置にかかわり，よくなってくることを実感できると，軟膏やドレッシング剤などで治療するよりも「自分がよくした」という思いが起こり，介護満足度があがる印象をもっている．

＜文献＞
1) Bito, S. et al. : Randomised controlled trial evaluating the efficacy of wrap therapy for wound healing acceleration in patients with NPUAP stage Ⅱ and Ⅲ pressure ulcer. BMJ Open, 2：e000371, 2012, Print 2012

＜今永光彦＞

第6章 高齢者の訪問診療でよくある問題とその対応

15 訪問診療と検査
在宅で可能な検査と医療機関との連携

五味一英

症例 [78歳 男性] 訪問診療における感染症の診断

2日ほど前から食欲がなく，今日は普段に比べて元気がない様子だった．訪問時も体温37.1度，脈拍70回/分，血圧148/74 mmHg，酸素飽和度97％，呼吸数16回/分とやや微熱を認めるのみで，身体所見でも特記すべき所見は認めなかった．念のため血液検査を行って帰院したところ，白血球13,500/μL（桿状核球15％），CRP 2.1 mg/dLと左方移動を伴う白血球上昇を認め，抗菌薬治療を開始した．血液検査を行ったことで感染症の早期治療を開始することができた．

設備を要する検査機器を用いた検査ができないことが在宅診療の1つの特性である．訪問診療における検査は，病院・診療所自体の規模や，周囲の医療機関との連携，患者の背景や病状に応じて緊急性・必要性を判断して行われるべきである．

1 在宅の検査で得られる情報

在宅で多く遭遇する急性期疾患として感染症がある．高齢者では発熱などの徴候に乏しく，認知機能の低下や意識障害，せん妄が感染症の患者の約半数にみられる．肺炎においても咳嗽，喀痰，呼吸困難など呼吸器症状を有する患者は約半数にとどまり，食欲低下や活動性低下，転倒，体重減少，呼吸数の軽度増加のみの症状のこともある[1]．そのため，**症状や身体所見の乏しい高齢者において血液検査は貴重な情報源となる**．

しかし，いくら血液検査を行っても在宅医療が急性期疾患を診断するうえで不利であるのは明確である．例えば腹痛診断において，高齢者は白血球の増多や左方移動に乏しいことがある．なかには腸管虚血の例でもCPK（creatine phosphokinase）の上昇や，乳酸アシドーシスを示さないことがあり，必要に応じて迅速に後方医療機関での画像評価を含めた精査を促していく必要がある．

実際には，初診や訪問診療開始から月日の経っていない患者では急性期対応に苦慮することもある．前医での検査結果を参考にすることや，訪問診療開始後，早い段階でベースラインの検査を行っておくことも重要である．

2 在宅で可能な検査の種類

現在，医療機器の小型化が進み，血液（血算・生化学・凝固・血液ガス），尿検査，ウイルス迅速検査にとどまらず，心電図，エコー検査，X線検査など訪問診療でもさまざまな検査が実施可能である．

しかし，訪問診療でどこまで検査機器をそろえる必要があるかという点には議論が多い．特定の治療目的入院などで病院に行く機会があるときには本来の目的以外にも検査を病院に

依頼し必要な情報を得る方法もある．**身体所見や血液検査を中心とした検査の有用性と限界をよく知ること，連携病院をもち，必要に応じて在宅診療と病院を使い分けながら検査を行うことが重要**である[2]．

> **まとめ**
> ◆ 検査は有用．しかし限界を知ることも重要

<文献>
1）Mouton, C. P.：Common infections in older adults. Am. Fam. Physician, 63（2）：257-268, 2001
2）「在宅医学」（日本在宅医学会テキスト編集委員会　編），メディカルレビュー社，2008

◆ 訪問診療を紹介されてきたが，再度医学的な介入を行う意義　Column

　筆者らの施設に限らず，訪問診療は「他施設から紹介されてくる」ことが多いと考えられる．訪問診療では，圧倒的に高齢者が多いこともあり，病院に比べて，医学的な介入（積極的な検査や治療）が比較的行われにくくなるが，ケースによっては，医学的な介入の必要性を医師として感じることがある．

● 医学的見立てが異なる場合

　「紹介前の医師と，医学的な見立てが異なる場合」があるように思う．これは，あらゆる医学領域に「絶対はない」ので当然であるが，例えば，ある良性疾患に対して「手術適応はない」と言われ訪問診療を紹介されて来たが，訪問診療開始後に患者サイドと相談し，異なる施設へセカンドオピニオンを行い，結果的に手術がなされADLも改善するようなケースである．

● 終末期の判断が異なる場合

　「紹介前に終末期とされたが，終末期ではない」と考えられるケースである．看取り目的で訪問診療導入となったが，看取り期ではないこともある．これは，入院中の「活動型せん妄」で医学的介入が不十分となったケースや，入院中に「低活動型せん妄」（p.151コラム「高齢者の食欲と環境」参照）に至り，経口摂取量が極端に低下していたようなケースである．そもそも終末期という判断が臨床的にきわめて難しい（p.89コラム「終末期という判断の重要性と困難性」参照）ことが前提にあると思われる．

● 予後予測が異なる場合

　「訪問診療の導入以前に予測された予後が，実際より短い」ケースである．これは，後方視的な側面が強いが，在宅医の役割として，患者サイドと協議して，適切な医学的介入を行うべきケースであろう．そもそも，予後予測が臨床的にきわめて難しい（「第6章6．非がんの終末期とターミナル」参照）ことが前提にあると思われる．

　いずれにせよ，訪問診療を勧められてきた患者サイドが戸惑わないよう，患者サイドと協議してマネージメントすることが肝要である．

<木村琢磨>

第6章 高齢者の訪問診療でよくある問題とその対応

16 緊急電話の意義
救急外来へのゲートキーパー

外山哲也

> **症例** [82歳 男性] 肺炎を心配した家族からの電話
>
> 脳血管型認知症にて訪問診療中．日中より微熱があったが，夜になり38度を超したため，家族から緊急電話連絡があった．家族の話によると，本人の活気などには大きな変わりはないが，家族は肺炎が心配で，「病院を受診して緊急に検査をした方がいいのではないかと考えている」という．

1 緊急連絡先を教えるということ

　緊急連絡先を教えるということは，その患者にとっての在宅主治医としての立場を明確にすることとほぼ同義である．在宅時総合医学管理料を算定する場合は，患者側に24時間連絡のつく電話連絡先を伝え，主治医・かかりつけ医として対応する法的な義務が生じる．保険算定上の義務が生じない場合でも，在宅主治医としての対応が必要な場合には緊急連絡先を患者側に教えることはあってよい．逆に，ほかに主治医がいる場合には，緊急連絡先はむやみに教えるべきではない．責任の所在をあいまいにし，その後の患者の処遇において不利益を与える可能性があるからである．

　ただし「在宅主治医＝24時間365日往診対応義務」を意味するわけではない．すべての患者のすべての緊急連絡に対して往診対応ができれば理想であるが，地域の医療資源の側面からみて，それは一般化不可能，持続不可能であることは自明である．したがって，それぞれの環境のもとで在宅主治医として果たすべき機能を吟味し，それに応じた現実的な対応を考えていく必要がある．

2 緊急電話で判断すべきこと

ポイント▶　緊急電話対応の第一の目的は，**緊急性を判断し，緊急受療行動へのトリアージを行うこと**である．したがって，携帯電話などで迅速かつ確実に連絡がとれる方式にしておく必要がある（その点において留守番電話に録音させる方式などは避けるべきであろう）．患者側としては，医学的に緊急性があるかどうかがわからないため，昼夜を分かたず連絡をしてくるのであり，それに対して，緊急性を判断しアドバイスすることが在宅主治医にまず求められる機能である．この判断にもとづいて，往診や救急受診などの緊急受療行動を選択するのか，あるいはそのまま経過観察とするのかの判断がなされる．実際には緊急受療行動が必要なケースは少数で，大多数が電話口での対応で済んでしまう．

　しかし現実問題としては，経過観察で足りるようなケースであっても，この一次判断の手段がないために，救急車を要請したり，救急外来を受診したりして急性期医療に過度の負担をかけているケースが多くみられる．こういった不要な急性期医療資源の消費を減らすとい

うだけでも，この一次判断の意義は大きい．この一次判断においては，その患者や家族の医学的かつナラティブな経過をベースとして判断する必要がある．そのため普段，日常診療のなかで継続的に患者・家族と接していないと，適切な判断が困難であることが多い．しかし，特にソロプラクティスを実践している医師にとっては過度な負担となりがちなことは大きな課題である．**情報共有を十分に行ったうえで看護師にもファーストコールを担当してもらったり，グループ診療体制をとること（筆者の施設ではこの方法をとっている），副主治医を設定するなどの工夫が求められる．**

▶ポイント

緊急性があると判断された場合，その次の段階として，どのような形で緊急的医学的介入を行うか，患者サイドに指示することが必要となる．往診が可能なセッティングでかつその適応があると判断すれば緊急往診すればよいし，それ以外の場合には，適切な医療機関への受診をアレンジする．ここで重要なのは，**往診したか否かではなく，緊急受療行動へのゲートキーパー的役割を果たしたか否かである．**それは今日希薄となってしまっている地域の主治医機能を取り戻すための重要な一歩であると考えられる．

まとめ

◆ 緊急電話は，患者側の安心を担保するだけでなく，地域医療における救急受診へのゲートキーパーとして重要な意味をもつ

第6章 高齢者の訪問診療でよくある問題とその対応

17 電話対応の実際
よくある訴えと往診の必要性

外山哲也

> **症例** [76歳 男性] 在宅ターミナルケア中の患者家族からの電話
> 肺がん終末期で1週間前から在宅ターミナルケアを開始した．在宅フォロー開始後，大きな変化はなく経過していたが，呼吸苦を訴えているとのことで，慌てた様子の家族から緊急連絡先に電話があった．担当医は往診が必要か考えた．

電話対応のしかたは，診療のセッティングや算定条件によって変わってくると考えられるが，ここでは在宅療養支援診療所における電話対応を主眼に，そのポイントについて述べたい．

1 対応は電話の前から始まっている

在宅患者からの緊急電話連絡においては，その訴えの多くは想定範囲内のものであり，予想しない純粋な急変はむしろ少数である．参考までに，以前，筆者が勤務していた東京区部の在宅療養支援診療所（在宅患者数110名程度，うちターミナル患者1割程度）でのデータを示す．1カ月間の調査期間中，夜間コールは41件，訴えとしては発熱，疼痛，意識状態変容の順に多かった．そのほか，呼吸停止，膀胱カテーテルトラブル，嘔吐・下痢，経口摂取不良などが続いた．電話を受けた後の対応とその割合は，①事前処方薬投与（29％），②経過観察（24％），③往診（22％），④救急車要請を指示（5％）であった．実際に夜間早朝に緊急往診に至る割合（往診率）は22％とそれほど多くなく，起こりうることを事前に予測して対処法を準備しておくこと（事前処方や事前説明などを含む），電話口で不安を払拭し安心を提供すること，で大半のケースは対応できる．ターミナル患者であっても，往診率が増えるわけではなく，非ターミナル患者とほぼ同じであった．

これらのことから，起こりうる変化を予測したうえで，薬をあらかじめ処方しておいたり，対応方法を家族に指導しておくなどの準備がまず重要である．例えば，冒頭のような症例では，即効性モルヒネ塩酸塩（オプソ®，アンペック®）を屯用として患者宅に準備しておいたり，在宅酸素（HOT）機器を準備しておけば，電話口で使用を指示することで症状の緩和を図ることができる．

多くの場合，電話連絡は，その準備した物事を実際に用いるかどうかの判断を下す機会にすぎない．先立って準備をしておくこと，これが電話対応の質を決定する最も重要なポイントである．

2 情報共有

前項「第6章16.緊急電話の意義」で述べた通り，緊急電話連絡先を教えるということは

主治医機能を明確化することであり，ナラティブ・ベースドな対応もできる体制を整えておくことでもある．そのためには，特にグループ診療を行っている場合には，オンコールを担当するスタッフ間で，医学的な範囲にとどまらない患者情報の共有が不可欠であり，カンファレンスを密に行ったり，クラウド上で患者情報を共有するなどの工夫が求められる．当院では，患者情報をサマライズしたデータをインターネット上のクラウドデータベースに入れておき，自宅や外出先にいても，患者情報を確認できるようにしている．冒頭のような症例では，患者宅にどのような置き薬が準備されているのかも，共有しておきたい重要な情報の1つである．

3 往診する？ しない？

往診するか否かは電話対応の大きな分かれ目である．前述のように，準備に怠りがなければ往診しないチョイスもあるが，準備が不足していれば往診の必要性は増す．変化が想定範囲内で，準備も整っていたとしても，冒頭症例のように在宅フォロー開始後間もない場合には，敢えて往診を選択することもある．**患者・家族にも在宅療養への不安がまだ強く，在宅医との関係性も十分に構築されていない時期には，敢えて往診することによって，患者側の不安が払拭され，医師患者関係の構築の助けになることが多い．**一度往診の閾値を低くしてしまうと，その後も往診を求められて医師側の負担が増すのではないか，との懸念をいだくかもしれないが，実際はその逆のことが多く，一度患者側の安心が得られれば，緊急電話の頻度自体が減り，往診の頻度も減る印象がある．

電話がかかってくる時間帯も，往診の必要性の判断材料になる．深夜早朝に呼び出されたくないのは人情であるが，実際は早朝深夜の電話連絡では往診の必要性が高くなる．前述の調査では，夜10時～朝9時の深夜早朝時間帯での往診率は33％，そのほかの時間帯の10％と比べて約3倍であった．この時間帯に敢えて電話してくることは状況の切迫性を反映していると考えるべきであろう．

また，全く往診の必要性がないと考えられる場合であっても，「なぜ来てくれないんだ」と患者側の怒りを買うこともしばしば経験する．**往診の必要性は医師側が判断する前提を在宅導入時に患者側と共有しておく必要がある．**このような場合，紹介元となる医療機関，ケアマネージャーなどが，「あの先生はいつでも往診してくれるから」などと，コンビニ往診的なイメージを患者側に植えつけていることがしばしばあるために注意が必要である．

まとめ
- 事前の準備が電話対応の質を左右する
- グループ診療体制においては，ナラティブな側面も含めた患者情報共有が必須である

第6章 高齢者の訪問診療でよくある問題とその対応

18 皮下注射の適応とタイミング
早めに，しかしやりすぎず

今永光彦

> **症例** [67歳 男性] オピオイド内服での疼痛コントロール不良
>
> 胃がんの終末期で，できる限り自宅で過ごしたいとの意向があり，訪問診療の開始となった．初回の訪問時，経口摂取はできていたものの，がん性疼痛が強かったため，前医より処方されていたオキシコドン（オキシコンチン®）1回10 mg，1日2回を1回15 mg，1日2回に増量した．数日後に再び訪問したが，疼痛コントロールは不良で，レスキューを頻回に使用する状況であったため，さらにオキシコドンを1回20 mg，1日2回に増量したが，翌日家族より「痛みがよくならないので入院してがんの痛みをとりたい」との連絡があった．上級医がすぐ訪問し，モルヒネの持続皮下注射を導入．翌日には疼痛は改善し，在宅療養を継続することとなった．もう少し早めに持続皮下注射を導入するべきだったのだろうか？

持続皮下注射の導入を検討する状況は，1つはオピオイドの経口投与が困難となったとき，もう1つはオピオイドの経口・経皮投与で症状のコントロールがうまくいかないときであるが，実際にはその適応やタイミングには迷うことも多い．

1 オピオイドの経口投与が困難となった際の導入

持続皮下注射は持続静脈注射と同様の効果があると報告されており，副作用もほかの投与経路と変わりなく安全でもあるため，経口投与が困難となった際の第1選択として推奨されている．また，経直腸投与（坐剤）も持続皮下注射と同様の効果を示すと複数の研究で報告されている[1]．訪問診療の場合には，夜間や休日などにすぐ訪問できない状況も想定されるため，経口投与が困難となった時点での導入では遅くなることも多い．経口が困難となってきた時点で，経直腸投与とするのか持続皮下注射とするかの判断を行う必要がある．**ポイント**▶ 症状の不安定さ（症状が短期間で増悪しているようであれば皮下注射），介護者の状況（坐剤の挿肛が可能か，医療機器への抵抗感はないか）などで判断する必要がある．経直腸投与の場合には坐剤をあらかじめ処方しておき，経口が困難となったら坐剤を使用するよう具体的に説明 **具体的説明法** しておくこともできる．また，**介護者によってはモルヒネ注射は死期を早める，眠らせてしまうなどの誤解があることがあり，それらの誤解を解いておくことも重要である．**

2 オピオイド経口・経皮投与で症状コントロールが困難な際の導入

WHOは可能な限りの経口投与を推奨しているが，約1割の患者では通常の疼痛ラダーによる治療では痛みがとれないといわれている[2]．そのような患者に対しては持続皮下注射を導入していくことが望ましく，経口・経皮投与で症状コントロールが困難な患者に対して，持続皮下注射により48時間以内に半数以上が著明な除痛を認めたとの報告もある[3]．

訪問診療においては，訪問開始時期に疼痛コントロールを良好に行うことで信頼関係を築

きやすくなることが多く，逆に疼痛コントロールがうまくいかない際には患者・家族の不安が高まり在宅療養の継続が困難となることも経験する．疼痛コントロールが不良の場合にはタイミングを逃さずに持続皮下注射を導入することが肝要と思われる．

まとめ

◆ 皮下注射導入は，本人の症状の不安定さ・程度，介護者の状況をみながらタイミングを逃さずに行う

<文献>
1) Radbruch, L. et al.: Systematic review of the role of alternative application routes for opioid treatment for moderate to severe cancer pain: An EPCRC opioid guidelines project. Palliative medicine, 25 (5): 578-596, 2010
2) Zech, D. F. et al.: Validation of World Health Organization guidelines for cancer pain relief: a 10 year prospective study. Pain, 63: 65-76, 1995
3) Enting, R. H. et al.: A prospective study evaluating the response of patients with unrelieved cancer pain to parenteral opioids. Cancer, 94: 3049-3056, 2002

◆ 訪問診療カンファレンスの実際　　　Column

　訪問診療におけるカンファレンスの方法は，参加者（多職種か，医師のみか）や，目的（診療内容の共有か，監査・教育か），頻度（毎日か，週あるい月に何回か）によって異なると考えられる．さらに，医師の診療体制（一人体制か，地域で連携する主治医・副主治医制などか，一施設でチーム編成か），施設の有する機能（訪問看護やケアマネージャーを有するか）によっても大きく異なる．訪問診療は多職種連携そのものであり，多職種との密なコミュニケーションや，ケアカンファレンス（担当者会議）が重要であることは言うまでもない．筆者らは，自施設の医師のみでチーム編成を組み，訪問診療以外の機能を有していない．毎日，カンファレンスを行っており，以下にそのような場合の一例として報告したい．

　まず，毎平日の朝，「前日の夕方から当日朝まで」の当番医師により「受けた電話の内容」「緊急往診した際の状況」などについての報告が約15分間でなされ，これをチームで共有している．次に，毎平日の夕，「当日の午前から夕まで」に訪問した医師により「患者の様子や意向」「家族の意向」などについての報告が一患者あたり約10分間でなされている．特に終末期患者では「診療方針」をチームで共有することが主眼となるが，慢性期患者などでは「さまざまな問題点」について協議を行っている．すべての患者について行うため，日によっては1時間30分程度を有することが問題であるが，若いトレーニング中の医師も多く，診療内容の監査や，実臨床から学ぶ場としての機能のため，ある程度の時間はやむを得ないと考えている．

<木村琢磨>

第6章 高齢者の訪問診療でよくある問題とその対応

19 介護者への配慮
家族が本人の前で言いにくいことをどのようにふれるか

今永光彦

> **症例** [74歳 男性] 妻の介護負担を考慮した入院
>
> 多系統萎縮症で胃瘻造設・尿道カテーテル留置がなされ，夜間も含めて痰吸引が必要な方．定期的な訪問診療を行っていた．介護者は妻であるが，妻自身も関節リウマチがあるうえに，以前，介護負担で抑うつ状態となったこともある．現在，訪問看護や訪問介護は毎日使用しているものの，医療的依存度が高いことと，「できるだけ自宅でみてあげないと本人に申し訳ない」という妻の気持ちも強く，ショートステイは利用していなかった．ある訪問日，妻にはいつもとかわらず笑顔もみられたが，疲れている様子もみられた．今までのかかわりのなかで，妻の介護負担が強くなっていることに気づいた担当医は玄関先で，妻に「介護大変ですよね」と共感的に接したところ，「大変だけど，皆さん大変なのだから，私なんて先生たちも来てくれるし…」とのこと．介護を休むためのレスパイト入院と説明すれば，妻のなかで葛藤が生じると考え，「そろそろ病状評価を入院で行いましょう」と伝えたところ承諾された．家族の負担や気持ちをふまえた診療の重要性を感じた．

訪問診療の際に，家族のみと話す機会は必ずしも多くはない．介護負担のことや終末期の病状についてなど，家族は本人の前では言いにくいことをかかえていることもある．

1 患者の前で言いにくそうなことに，訪問中いかにしてふれるか

具体的説明法
ご自宅の間取りなどによって，対応が異なる．**家族と話せるスペースがあれば，「事務的な話や薬の説明などをご家族にしておきますね」**と患者本人に伝え，別室にて本人の前では言いにくそうな内容について家族とお話することもできる．しかし，長期的に訪問している患者では，特に変化もないのにそのような説明をすることは不自然な場合があり，また，別室で話すことについて「本人が気にするのではないか」と家族も不安に感じることがあり，注意が必要である．あくまで，自然な流れでできる状況を選ぶ必要がある．

ピットフォール▶

短時間となるが，玄関先で探りをいれたり，要点をおさえた病状説明を行うことが最も実用性が高い．玄関先で，「何か気になることなどないですか」と聞くと家族の本音が引き出せることもあり，外来でのドアノブコメントのような役割もあるであろう．電話でお話しするというのも1つの方法である．

2 レスパイトの視点

安田らの報告では，介護者のコーピング（ストレスへの対処）としてペース配分型のコーピングが主観的幸福感を上昇させていたと報告しており，介護という長期にわたるストレス事態に対応するために，介護との距離をバランスよくとる対処が重要であろうと述べている[1]．しかし，介護者の性格などからは困難なことも多く，回避型・接近型のコーピングを

行っている方も多い．特に接近型のコーピングを行っている人には，介護かかえこみや責任感が強い人が多く，適度な距離感で余裕をもった対応ができていない場合が多い．医療的依存度が高かったり，短期間でも「施設に預ける」（ショートステイ）に対して抵抗感が強い介護者に対しては病状評価などを名目にレスパイト入院を勧めるのも1つの方法であろう．ただし，レスパイト入院を受けいれている病院は必ずしも多くなく，連携の難しさがある．普段より連携先を確保したり，情報収集しておくことが重要であろう．

まとめ

◆ ご自宅の物理的構造を考えながら，自然な流れとなる状況で，家族の思いを引き出す

<文献>
1) 安田 肇 ほか：わが国における高齢障害者と介護する家族の介護負担に関する研究－介護者の介護負担感，主観的幸福感とコーピングの関連を中心に－．リハビリテーション医学，38 (6)：481-489, 2001

◆ ケアマネージャーから医師に望むこと　Column

　医師の説明を理解していない高齢者が多いことに驚いている．

　高齢者は受診の際，症状や疑問点を自発的に医師に聞くことができない．家族も病院まで送って行くが診察室に同行しない場合もあり，治療方針，処方薬の注意点など本人，家族に伝わっていないことがある．

　その結果，ニトロダーム®を両膝に湿布代わりに貼っていた高齢者，パーキンソン病治療薬を吐き気のため1週間中断し「悪性症候群」の危険にさらされたケース，インシュリン注射後食事をせず，低血糖で救急搬送されたケースなど思わぬ事故に遭遇する．

　ケアマネージャーとしては，高齢者の方々に受診の際に確認したいことをメモしておくこと，許される限り家族が診察に立ち会うこと，独居高齢者で聴力障害や軽い認知障害のある場合は「特に注意すべき点」を医師よりメモで渡していただき，常に確認ができるようにすることを勧めている．医師の方々からもこのような点を促していただけるとよいと考える．

<吉川陽子>

第7章

高齢者の介護系施設の臨床でよくある問題とその対応

第7章 高齢者の介護系施設の臨床でよくある問題とその対応

1 施設回診の実際
その困難性と対策

木村琢磨

症例 ［85歳　女性］回診後の発熱

認知症で特別養護老人ホームに入所中．ある日の午前の回診で看護師より「昨日から食事量が少なめで，今朝も半分位でした」という報告があった．バイタルサインは安定し全身状態は良好であり，経過観察とした．その日の夕方，医師の携帯電話に「39度の発熱がある」と連絡があった．病院受診となり，尿路感染症と診断された．「食欲低下は前兆だったのであろうか．今日，回診したばかりなのにわからなかったものであろうか」と考えさせられた．

　施設回診には，外来・病棟・訪問診療のいずれとも異なる独特の難しさがあるように思う．本稿では，介護保険施設の回診の実際について，医師の配置義務のない介護老人福祉施設（特別養護老人ホーム）を念頭に，まず困難性を四区分で論じ，それぞれに対する対策も提示したい．なお，特定施設入所者生活介護の認定を受けた介護つき有料老人ホーム[1]にも，ある程度は適応可能であろう．

1 限られた時間に多人数を診る必要がある

　特別養護老人ホームの入所者に対して，嘱託医は「月に1回以上の回診」をする必要がある．筆者らがかかわる特別養護老人ホームは，100名あるいは120名の入所者がおり，1回の回診で，30名程度を1時間30分程度で診ねばならない現状である．筆者らの「時間あたりの回診人数」の妥当性や一般性はともかく，どこの施設であれ「回診の効率性を高める何らかの工夫」が必要であろう．

　筆者らは，「看護師からみて優先度が高い」「医師側から気がかりである」入所者についての情報を，あらかじめカンファレンスルームで聴取し，優先的に回診を行うようにしている．また「人数のコントロール」も重要で，例えば「同一施設の嘱託業務を，数ユニットごとに，いくつかの診療所医師でシェアする」などの方法があろう．筆者らはチームで臨床を行っているため，「効率性を高めつつ，質を担保する」ために，複数の医師で回診を行っている．

2 自覚症状の客観性に乏しい

ポイント▶ 　施設の入所者には認知症の方が多く「訴えに乏しい」「話した内容の信憑性が低い」ことが日常的である．ほとんどの場合，診療の場に家族がいないことも，客観的な情報に乏しいことに拍車をかけている．そこで，入所者を直接介護するケアワーカーからも，必要に応じて

具体的説明法 　積極的に情報収集をするべきであろう．その際，「**いつもと違うことがあるか否か**」を尋ねると，効率的に有益な情報が得られるように思う．

3 類似した臨床問題が多くの利用者にみられる

フロアーの入所者を，順番に回診していくことが多く，診療録の系統的な記載には限界があるが，「便秘」「転倒」「発疹」などの臨床問題はきわめて多くの利用者にみられるため，記憶が曖昧になることも多い．そのため，回診中にその都度，「自分の言葉」で記録したり，次回に確認すべき事項を明確にしておくことが必要であろう．そのような積み重ねが，ややもすれば「同じようにみえる施設入所者」への対応を「個別化しながら回診すること」へ繋がると考えられる．

4 方針や意向が不明

先述の通り，本人からの情報収集に限界があるうえに，病院や老人保健施設などを経て入所して来る場合が多く，「診療方針や処置」などに関する家族の意向が不明なことも多い．しかし，入所者の全員が「急変予備軍」であると言っても過言ではなく，少しでも気になることがあれば，まずは施設職員を通して家族へアプローチしてもらうとよい．

> **診察メモ**：「日常生活の様子観察」をケアワーカーに依頼する，「排便状況」を看護師にお願いする，「家族への連絡」を施設スタッフに指示する，など施設回診は，何をどの職種に委ねるかを，適切に判断しながら行う必要がある．ただし，医療スタッフの体制は，施設間格差が大きく，グループホーム（認知症対応型共同生活介護），高齢者専用賃貸住宅，在宅介護対応型軽費老人ホーム（ケアハウス）は看護師を含めた医療サービスの配置義務がないことにも留意する[1]．その意味で，ケアワーカーとのやりとりは施設診療の鍵であるといえよう．

まとめ
◆ 施設回診は，各スタッフの役割をまず理解し，常に連携する視点をもちながら行う

<文献>
1) 山口 潔：施設の種別と提供できる医療の違い．内科，108（6）：1196-1199, 2011

第7章 高齢者の介護系施設の臨床でよくある問題とその対応

2 施設における食事に関するあれこれ
食事形態の整合性とおやつの役割

筧　孝太郎

症例　[83歳　女性] 入院中と食事形態が異なっている

特別養護老人ホーム入所中．基礎疾患は脳梗塞後遺症である．自力で経口摂取可能だが，ときどきむせることがあったという．ある日，誤嚥性肺炎で当院へ入院し，抗菌薬などで加療し改善した．入院中に嚥下機能評価を行い，本人に合った食事形態へ変更し，施設へ戻った．その数日後，再度誤嚥性肺炎で入院してきた．病歴を調べると，退院後の施設での食事の種類は入院中と同じ「キザミとろみ食」であったものの，その形態は入院中とは異なっていた．

入院と施設の食事形態の違いを把握していなかった担当医は，「どのようにすれば整合性が保たれるのか」ということを考えた．

1 病院と施設での食事形態の整合性

病院内で患者が食べる食事形態はさまざまであり，嚥下訓練食・糖尿病食・腎臓病食など種類も豊富である．一方，施設での食形態・種類には限りがあり，病院食と同じことを施設に求めるのは困難である．では，どのように整合性を保てばよいのであろうか．

井堀らは，病院・施設間の転院転所における「栄養サポート」の取組み[1]として，「地域の病院・施設の管理栄養士による定期的な勉強会の開催」「転院・転所する際に用いる栄養連絡票（栄養サマリー）の試行的運用」「各施設における食事マニュアルの作成」などを報告している．しかし課題として，「管理連絡票を記載しても診療報酬につながらないため，管理栄養士だけでなく各施設の管理者を含めた栄養サポートへの理解と啓発が必要である」としている．

当院でも，現在は病院栄養士と施設栄養士との間で「栄養サマリー」を運用し，必要に応じて直接のやりとりをしている．

2 低栄養を防ぐ

施設に入所する高齢者では，摂食・嚥下機能における先行期障害の問題が高頻度に認められる．生命予後に影響するリスクは，ADL低下，先行期障害，嚥下機能低下，食事介助，BMI 18.5未満，低栄養である[2]．中年期には厳密にメタボリックシンドロームを予防する必要があるが，**高齢者ではむしろ低栄養を防ぐことが重要**である．

ポイント▶

植木らの報告では，高齢者は低栄養を防ぐことが，認知機能低下を防ぐことにつながるとされる[3]．また，金丸らの報告では，アルツハイマー型認知症の危険因子は，75歳以上の高齢者では，複数の栄養素（ビタミンC・ビタミンB群・必須脂肪酸など）の欠乏・急激なやせとされる[4]．

1) おやつを出す

いかにして高齢者をやせさせず，栄養を摂るかという工夫が施設でさまざまなされているが，その1つが「おやつ」である．青山らは，施設における食事・おやつは，認知症高齢者の「怒りの火消し」「他者とのコミュニケーション」などによい影響をもたらす可能性があると報告している[5]．また，田中らは，おやつを食べる時間を設けることで，栄養的な側面はもちろん，精神的・社会的な側面も満たされているという可能性があると報告している[6]．

ポイント▶ 施設における「おやつ」は重要な役割を担っていると考えられる．

2) 糖尿病患者への対応

施設でも「おやつ」が食べられない高齢者が存在する場合がある．食事形態の問題で他者と同じものを摂ることが不可能ならまだしも，「糖尿病だから」という理由で食べられない場合があり，問題意識をもつ必要があると考えられる．

介護老人保健施設の糖尿病患者では糖尿病の慢性期合併症で死亡した人数よりも悪性腫瘍で死亡した人数の方が多かったという報告[7]もあり，高齢者における厳格な糖尿病の管理には疑問点も多い．

ポイント▶ そのため，われわれがかかわる施設では「**食べられる人には病気にかかわらず全員におやつを出す**」という方針をとっている．

3 食事の意義

上村らの報告[8]でも，特別養護老人ホームにおけるターミナル期の食事援助として，「食」は入所者と家族・ケア担当者にとって重要な援助であり，「たとえ一口でも食べてほしい」という家族の気持ちや「食べたい」という入所者の気持ちが強いという．一方，食の援助に対して，看護師・介護士は不安や困惑感を強く感じている（「自分が食べさせて誤嚥したらどうしよう」など）という側面があるのも事実である．看護師の専門的知識によるケアマネジメントが，嚥下障害時の経口摂取によるリスクを減少させ，入所者の喜び・楽しみへつながることが期待される．

まとめ
◆ 施設で過ごす高齢者にとって「食」は重要であり，形態・おやつ・援助などさまざまなことを考えねばならない

<文献>
1) 井堀菌美：病院・施設間の転院転所における"栄養サポート"連携上の課題について．全国自治体病院協議会雑誌，50 (4)：569-571, 2011
2) Gavazzi, G. and Krause, K. H.：Ageing and infection. Lancet, 2：659-665, 2002
3) 植木 彰：認知症とその予防・進行抑制．Functional Food, 3 (3)：188-196, 2010
4) 金丸晶子：後期高齢者に多い老年症候群 嚥下障害．治療，92 (1)：131-137, 2010
5) 青山岸江 ほか：介護老人保健施設における行動障害を伴う認知症高齢者への関わり．日本看護学会論文集，老年看護，39：228-230, 2009
6) 田中玲奈 ほか：施設で生活する高齢者の食事への思い．総合ケア，17 (9)：65-68, 2007
7) 重富秀一 ほか：地域における糖尿病治療の現状．福島県農村医学会雑誌，48 (1)：13-16, 2006
8) 上村聡子 ほか：特別養護老人ホームにおけるターミナル期の食事援助の様相−ケアカンファレンス記録に見る看護職の役割．甲南女子大学研究紀要，看護学・リハビリテーション学編，(5)：107-117, 2010

第7章 高齢者の介護系施設の臨床でよくある問題とその対応

3 ケアワーカーからの"夜騒ぐ，眠らない"という訴えへの対処
薬剤使用時の注意点

筧　孝太郎

症例　[86歳　男性]　"夜眠らない"という報告

認知症があり，特別養護老人ホームに入所している．回診していると，ケアワーカーから「○○さんが夜眠らないんです」という報告があった．本人に聞くと「大丈夫」と答えるが，認知症ということもあり，実際のところは不明であった．担当医は不眠症として睡眠導入剤を処方したが，1カ月後の回診時にはほとんど効果はなく，むしろ日中も傾眠傾向であった．しかしケアワーカーとしては，「夜眠ってくれるようになり，騒ぐこともなくなってよかったと思います」とのことだった．

担当医は，「本人が眠れない」のではなく，「本人が眠らない」というケアワーカーの言葉を思い出し，施設生活を送る高齢者に対しての対処法を改めて考えた．

　　施設生活のリズムは，在宅・外来・入院とは異なっている．特に就寝時間は19〜20時頃であり，就寝前の薬は19時前に内服させていることもある．施設でのケアワーカーは夜間10人以上の高齢者を1人で対応しなければならないことも稀ではない．

　　赤井らの報告では，施設入所している高齢者の睡眠・覚醒リズムを測定した．その結果，施設スタッフの把握する睡眠時間よりも測定による睡眠時間の方が長く，有意差が認められた[1]．施設スタッフが「不眠」と把握していても，実際はよく睡眠がとれていることが明らかとなった．

　　つまり，施設スタッフからの「不眠」という臨床情報のみにもとづいて睡眠導入剤を処方する際は慎重に行う必要がある．

　　また，小松らの報告では騒音と認知症高齢者の反応を調べており，テーブルをたたく・大声など80dB以上の突発音が頻回になると不穏者が現れ，逆に50dB以下では睡眠がみられたとのことである[2]．**つまり消灯後の睡眠を妨げる騒音には注意が必要である．** 夜間の不穏を減らすことは，ほかの入所者の不眠を予防する可能性もあるといえよう．

まとめ
◆ 高齢者の睡眠リズムと施設対応には差があり，薬剤使用には十分配慮しなければならない

＜文献＞
1）赤井由紀子　ほか：施設入所高齢者の睡眠と行動障害に関する研究．日本看護学会論文集，老年看護，39：127-128, 2009
2）小松光代　ほか：老人福祉施設における騒音実態と認知症高齢者の反応．京都府立医科大学看護学科紀要，18：39-44, 2009

第7章 高齢者の介護系施設の臨床でよくある問題とその対応

4 施設における感染対策
個人防衛と集団防衛の双方を念頭におく

木村琢磨

症例　［75歳　男性］施設内におけるインフルエンザ発症

特別養護老人ホームへ入所中．軽度の認知症があるが，ADLは自立している．ある冬の午後，施設の看護師より「朝から微熱があります．本人は，食事も摂り通常と変わりありませんが，インフルエンザかもしれないので，個室に隔離します」と連絡があった．「やや過剰な対応ではないか」とも考えたが，翌々日の回診日に，インフルエンザの迅速キットを行ったところ，A型陽性であった．その後も，同じユニットから，2名の入所者がインフルエンザを発症したが，アウトブレイクは間逃れた．

ポイント▶　施設の嘱託医として感染症にかかわることは多い．その際，ある入所者に関する誤嚥性肺炎，尿路感染症などに対するマネージメントや「個人防衛」の視点が重要であることは言うまでもないが，同時に，**入所者全体の「集団防衛」の観点も念頭におく必要がある**．これを検査手段の限られる施設で，常駐しない状況で行うためには，種々の工夫が必要であると思う．本稿では，施設における重要性や頻度をふまえ「施設で念頭におくべき感染症の初期症状」「施設内での対応の実際」について述べたい．

1 施設で念頭におくべき感染症とその初期症状

ポイント▶　施設臨床に限らないが，感染症は感染経路をふまえ理解しておく必要がある．施設では，結核（特に肺結核）やインフルエンザ，ノロウイルス感染症，角化型疥癬などを念頭におくことが当然必要だが，実際の臨床では，診断前に対応を迫られることが多く，適切に対処す

ポイント▶　べきである．そのために重要であるのは**初発の臨床所見を十二分に理解することであろう**（表）．

ピットフォール▶　その際，施設入所者の多くは，症状を自ら訴えないことに留意する．例えば，自ら「身体中が痒い」とは訴えないが「全身に軽い皮膚所見があり，疥癬であること」も臨床的には経験する．そのため，施設の看護師などと協調して，施設スタッフへ表に示す感染症の初発症

表　施設で念頭におくべき感染症とその初期症状

感染症	主な感染経路	留意すべき初発の臨床所見
肺結核	空気感染	持続する咳嗽や発熱，食欲不振，体重減少
インフルエンザ	飛沫感染	発熱．近年はワクチン摂取率が高いため軽症で症状に乏しいことも多い
角化型疥癬	接触感染	全身の瘙痒
ノロウイルス感染症	接触感染．乾燥した吐物は飛沫感染	嘔吐／下痢

状や臨床所見を啓蒙する必要がある．

2 施設内での対応の実際

　実務的には，表に挙げたほとんどの感染症で「個室隔離」するか否かがポイントとなる．これは，ユニットケアで個室中心の施設であれば比較的容易だが，大部屋が多い施設では限界もありえ，入院適応を考える一要素にもなろう．ただし，いくら，個室隔離が容易であっても，入所者にとっては環境変化となるため，安易に行うことは慎むべきであろう．筆者の経験では，何らかの感染症を契機に個室隔離を行い，一時的に食事摂取量が低下する入所者のなかには「感染症の影響よりも，"食事の際も個室で摂らざるを得なくなった"という環境の影響を大きく受けているのではないか」と感じる患者が多い．個々の入所者にとってのメリット・デメリットをふまえたうえで「個室隔離」とするか否かを決定したい．

▶ピットフォール

　感染症ごとの各論的な対策（消毒法）については，成書に譲るが[1〜3]，下記のことを強調したい

- 結核，特に肺結核の早期発見には，その多彩な臨床症状から医師の責務が大きい
- インフルエンザは，迅速診断キットに委ねた診断ができないため，流行性を加味することが鍵であることはもちろん，肺炎球菌を含めたワクチン接種を高める努力に力を注ぐべきである
- 疥癬は，教科書的なトンネルが明らかでないことも多いが，通常のステロイド軟膏で改善しない全身性の発疹の場合，疥癬を常に念頭におき，皮膚科受診を検討する．通常型疥癬と角化型疥癬の違いを施設スタッフに啓蒙する

▶ポイント

- ノロウイルス感染症は，その迅速診断キットが保険収載はされていないため，**急性胃腸炎と臨床診断された患者では，少ないウイルス量で感染しうる本症を常に念頭におくべきである**

　なお，有症状者が発生した場合，現場では「何を根拠に感染が終息したかを判断すること」が求められるが，教科書的な潜伏期間や病原体の排出期間は概念的であり，医療者と施設スタッフのチームで判断することが重要であると思う．

3 感染防止対策について

▶ポイント

　まず，平常時における感染対策として「日頃から標準予防策を徹底すること」「入所者や施設スタッフのインフルエンザワクチンの接種率を高めること」はもちろん，**医療者を含めた施設スタッフが「自身の健康管理に留意し，何らかの症状があれば入所者に感染させるおそれはないか」と常に考えるべきである**．

　次に，入所者の家族や施設スタッフへ，手洗い，うがい，マスクの装着について啓蒙することも求められる．その際，費用がかかるものは費用対効果の観点は重要で「ポピドンヨード（イソジン®）をうがいに使用するべきか」などの臨床エビデンス[4]も提示するとよい．

　さらに，感染の有症状者が発生した際には，二次感染を防ぐことが重要であることは言うまでもないが，パニックに陥らず，適切に対応するために，あらかじめ「消毒法，隔離法，排泄物や嘔吐物のオムツ・リネンなどの処理法」について施設スタッフ間で共有できるよう，マニュアルを作成しておくことが理想的である．

> 🔍 **診察メモ**：感染者が多数発生した場合には，コホーティングという考え方が有用である．これは，隔離した感染者全体をグループとして周囲と区別し，同じスタッフがケアを行う方法である．

まとめ
◆ 施設では，診断ではなく初発症状をもとに，常に個人防衛と集団防衛の双方の観点から感染対策を行う

＜文献＞
1) 辻 明良：高齢者介護施設における感染対策マニュアル．高齢者介護施設における感染管理のあり方に関する研究報告書，平成16年度厚生労働科学特別研究事業，M-1-M-57，2005
2) 厚生労働省：ノロウイルスに関するQ&A（最終改定：平成24年4月18日）
http://www.mhlw.go.jp/topics/syokuchu/kanren/yobou/040204-1.html
3) 疥癬診療ガイドライン策定委員会：疥癬診療ガイドライン（第2版）．日皮会誌，117：1-13，2007
4) Satomura, K. et al：Prevention of upper respiratory tract infections by gargling：a randomized trial, Am. J. Prev. Med., 29：302-307, 2005

Column

◆ 施設看護師から医師に望むこと

「処置に追われる病院ではなく，お年寄りと一緒にのんびり仕事がしたい」と考え施設で働きはじめた看護師は，施設にはすぐに指示を出してくれる医師が常駐していないため，戸惑うことがある．

また，施設の提携医療機関は入院施設のない個人医院，認知症患者の入院が難しい救急病院，救急対応が難しい単科病院などさまざまである．

それにより施設で対応する医療的範囲も違ってくる．

施設で働く看護師は病院で働く看護師とは少し違った悩みを抱えている．

あらかじめ病院と施設・提携病院の医師と看護師，嘱託医間で「やれること・やれないこと」「受診のタイミング・急変時の対応」などを十分に話し合っておくことが重要だと思う．

＜戸田和子＞

◆ 抗精神病薬の有害作用を認識する

高齢者の入院時や施設入所の際に内服薬を確認すると，実に多種多様な薬のリストを提示される．そもそも高齢者のpolypharmacy（多剤併用）は大きな問題だが，抗精神病薬はその適応について再考すべきであろう．抗精神病薬は，誤嚥，ひいては誤嚥性肺炎を起こすことがあることは広く知られている．また意欲や食欲の低下という側面を実感することも多い．

抗精神病薬の多くは，Beers Criteria（Dr. Beersが提唱した高齢者に避けるべき薬のリスト）にも掲載され，米国食品医薬品局からも「認知症関連の精神疾患に対する抗精神病薬投与は死亡リスクを増大させる」との注意喚起がなされている．

高齢者診療において精神症状はよくある問題だが，抗精神病薬処方の際には適応をよく考え，投与中は十分な注意が必要である．

＜新森加奈子＞

第7章 高齢者の介護系施設の臨床でよくある問題とその対応

5 施設における認知症の周辺症状への対処
施設スタッフへの指導と薬物療法を行うとき

今永光彦

> **症例** [79歳 男性] 認知症患者の暴力行為
>
> アルツハイマー型認知症がある方で,特別養護老人ホーム入所中の方.嘱託医としてかかわっていた.自立歩行は可能な状態であり,ユニット内を歩きまわっていることが多かったが,特に周辺症状を認めていなかった.ここのところ,介護への抵抗がみられ,その際には職員に暴力を振るおうとするとのことであった.薬剤による症状コントロールが可能か否かの相談を施設の職員より受けた.暴力行為があるようでは職員も困るであろうと考え,抗精神病薬を処方した.1カ月後に回診を行ったが,本人は以前と比べると自発性が低下しており,薬剤による影響も疑われる状況であった.これでよかったのかと担当医として疑問に感じた.

施設患者の約3/4が認知症であるといわれており,その周辺症状に施設スタッフが困るのみならず介護スタッフのバーンアウトや満足度の低さとの関連が複数の研究で報告されている[1, 2].また,周辺症状は本人にとって強いストレスとなるであろうし,薬剤投与が本人のQOLを損なうこともある.周辺症状には,まず環境調整やケア内容の改善を行うことが望ましい.

1 一般的対応

周辺症状は,「精神症状と行動障害(behavioral and psychological symptoms of dementia: BPSD)」であり,言い換えれば「事実の取り違え」とそれに伴う「失敗行動」ともいえる.財布をとられた,幻覚があるなどは「事実の取り違え」であり,それに伴う介護抵抗や徘徊は「失敗行動」となる.それに対しては,下記のような対応が一般的である.

ポイント▶ 事実の取り違え:①否定しない,逆らわない.②話題を切り替えて関心をそらす.③認知症患者の認識(世界)に合わす.

ポイント▶ 失敗行動:①叱らない,説得しない.②失敗しない環境をつくる.③失敗行動の動機や心理を類推して,それを満たす.

2 介護抵抗への対応

ポイント▶ 介護抵抗は施設スタッフにとって,非常にストレスが強い周辺症状の1つである.**対処としては,まずどのようなケアのときに介護抵抗がでるのか,逆に本人が機嫌がよいのはどのようなときかを観察して把握する必要がある**.そのうえで,介護抵抗が起こるケアのやり方について検討や工夫を行い,それをスタッフ間で共有する.筆者は多くの事例では何らかの原因を認めることが多いように思う.これらのプロセスを行っても改善がみられない場合に

は，抗精神病薬や抗てんかん薬などの薬剤投与を考慮する．

3 施設スタッフへの指導

　周辺症状への対処に対して，施設スタッフが担う役割は大きい．前述の介護抵抗に対する対処法と同様，まずはその周辺症状がどのような状況で起こっているか分析することと，それに対してどのようなケアが望ましいのか検討することが必要である．薬剤による症状コントロールには限界があり，施設スタッフの生活にもとづいたアセスメントと介入が有用であることを医師として伝えていく．例えば，徘徊する入所者に対して，どのような時間帯で何が気になって徘徊しているのかをアセスメントしてもらい，それに対して生活のなかでの介入方法を考えてもらう．もし，よい介入ができれば，施設スタッフのモチベーションにもつながるであろう．また，施設スタッフから家族へどのようにアプローチしてもらうかも課題である．家族の面会頻度がBPSDの抑制に関与するとの報告があり[3]，家族に面会を促すことも含めて検討していく．

4 精神科コンサルトの実際

　一般的対応や，施設スタッフによるアセスメントと介入にて改善を認めない場合は薬物療法が必要となるであろう．薬物療法を期待できる症状は，精神症状（妄想・幻覚），睡眠障害，不安・焦燥症状，抑うつ症状，易怒性・暴力行為の5つであるといわれている．これらに対して薬物療法を開始し，症状コントロールがなお困難であったり，副作用が出た際には一度精神科へのコンサルトも検討する．また，暴力行為などによりほかの入所者や施設スタッフに被害があった場合にも，施設での生活が継続可能か否か精神科的判断を仰ぐ意味も含めてコンサルトを検討する．

まとめ

◆ 施設における認知症の周辺症状への対処は，施設スタッフの生活にもとづいたアセスメントと介入が基本！

＜文献＞
1) Bourgeois, M. S. et al.：Interventions for caregiver of patients with Alzheimer's disease：A review and analysis of content, process and outcomes. Int. J. Aging Hum. Dev., 43：35-92, 1996
2) Brodaty, H. et al.：Nursing home staff attitudes towards residents with dementia：Strain and satisfaction with work. J. Adv. Nurs., 44：483-590, 2003
3) Minematsu, A. et al.：The frequency of family visits influences the behavioral and psychological symptoms of dementia (BPSD) of aged people with dementia in a nursing home. J. Phys. ther. sci., 18：123-126, 2006

第7章 高齢者の介護系施設の臨床でよくある問題とその対応

6 施設における褥瘡ケア
エアマットの使用が難しいとき

今永光彦

> **症例** [84歳 男性] 車いすを使用している患者の褥瘡
> 脳血管障害後遺症でほぼ寝たきり状態の方で，特別養護老人ホーム入所中の方．介助で車いすに座ることはある．嘱託医としての回診中に左臀部の褥瘡処置について相談を受けた．褥瘡はⅢ度であり，1日2回の洗浄とラップ療法を指示した．翌週の回診で診察を行ったところ，左臀部にもう1カ所褥瘡ができていた．カンファレンスで相談したところ，ほかの医師から，「車いす乗車時にできたのではないか」，「車いすでの姿勢をチェックするべきなのでは」との指摘を受けた．

施設において，褥瘡はコモンなプロブレムであるが，予防や処置において施設特有の問題点がある．

1 エアマットの使用が難しい状況における褥瘡予防

ピットフォール▶ 寝返りが困難な寝たきりの患者においてはエアマットが通常必要となるが，施設入所者に対しては介護保険での貸与が認められていない．そのため，頻回な体位変換や皮膚観察などが重要となる．また，施設では車いす使用者が多いが，車いす乗車時の姿勢が悪いと褥瘡が発症する．骨盤が後方に傾く座り方（臀部を前にずらし，背もたれにもたれる座り方）は，尾骨部や坐骨結節部に褥瘡をつくりやすくなる．反復した褥瘡発症や難治化の原因となるため，ズレがないかなど診察時にチェックする必要がある．また，施設スタッフに体位変換や移乗，スキンケアの方法を統一していくよう促す．

2 指導法

ポイント▶ 医師により定期的に褥瘡の状態評価が行われることが理想であるが，実際には増悪時などに報告を受けたり，回診などの際に診察して処置法などを指示することが多いであろう．療養病床や介護保険施設において調査を行った寺境らの報告では，オムツ交換や体位変換など褥瘡に関連する業務は介護職が有意に多く行っているが，褥瘡に対する知識は看護職の方が有意に高く，皮膚の異常についても誤った知識をもった介護職も多かった[1]．**看護職から介護職へ褥瘡の知識や観察ポイントなどを教育していく必要があり，それを医師が促す必要があるであろう．**

まとめ
◆ 褥瘡予防や褥瘡の観察については，看護職から介護職に伝授していく必要があり，医師としてそれを指導する

<文献>
1) 寺境夕紀子　ほか：療養病床および介護保険施設における看護職と介護職の褥瘡に関する知識．褥瘡会誌，11（2）：131-136, 2009

◆ 施設カンファレンスの実際

Column

施設臨床に関するカンファレンスの方法には，まず「施設で行うか否か」，次に「参加メンバーが誰か」により，いくつかのパターンが考えられる．筆者らも試行錯誤中で課題が多いが，「特別養護老人ホームの嘱託医にチームでかかわる場合」の一例として現状を報告したい．

● 施設で行う場合

まず，施設で行う場合，第一に「医師，看護師，施設長，生活相談員，ケアワーカー」で協議している．これは，週に1回の回診時に，特にケアワーカーの視点から一症例について問題点を抽出してもらい，約20分間で行っている．医療・介護・福祉の多面的な観点から入所者について検討することが重要と考えている．

ときには，研修医など若い医師による講義で「施設側へ情報提供を行うこと」も有用であると思う．わが国の施設における終末期対応には，いまだにさまざまな課題があるが，ある報告では「施設の介護職員を対象に終末期ケアに関する講義形式の教育プログラムを行ったところ，終末期ケアにやりがいを感じると答えた職員が増加した」という[1]．

第二に，施設長や生活相談員と，回診終了後に「入所予定者」「当院や他院へ入院している入所者」などに関する情報交換を行っている．

第三に，利用者自身や家族を交えて「終末期の方針」などについて検討することもある（p.224コラム「相談員，介護士から医師に望むこと」参照）．

● 施設外で行う場合

次に，施設外すなわち自施設においては「終末期である入所者の状況・方針」や「何らかの問題が生じた入所者に関する協議」を，前述の施設でのカンファレンスの結果をふまえ，医師チームで共有している．また「他院の専門医に紹介した後の経過」についても共有し，振り返りを行うように努めている．

<文献>
1) 平川仁尚：介護老人保健施設の介護職員を対象とした終末期ケア教育の効果．医学教育，40（3）：197-200, 2009

<木村琢磨>

第7章 高齢者の介護系施設の臨床でよくある問題とその対応

7 施設における終末期への対応

看取りの際に施設スタッフと共有すべきこと

今永光彦

> **症例** ［90歳　男性］施設入所者の病院での看取り
>
> 　高血圧，慢性心不全，認知症がある方で，特別養護老人ホーム入所中の方．嘱託医としてかかわっていた．ここ1年で，誤嚥性肺炎で数回の入院歴あり．この数カ月で徐々に経口摂取量低下してきていた．ご家族との面談では，老衰としての終末期を共有．ご家族は，施設にできるだけいてもらいたいという気持ちはあるが入院が必要ならやむを得ないとのこと．施設は看取りを行わない方針となっており，施設と家族との相談で看取りは病院で行う方針となった．経口摂取もほとんどできなくなり，病院に入院．入院当日に永眠された．家族は，施設に感謝していたが，担当医は最期まで施設でみられればよかったのではないかと感じた．それと同時に施設職員の負担も考えるとこれでよかったかとも考えた．

　わが国における死亡場所の統計では，現在，介護老人福祉施設の割合は2％程度であるが，慣れ親しんだ施設で最期を迎えたいとする高齢者や家族のために，施設での終末期や看取りは今後ますます重要な課題と思われる．

1 "看取り" 前まで

　まず，患者・家族・施設職員と終末期であることを共有することが重要である．しかし，そのうえでも施設での対応が難しく，医師が施設スタッフの負担を考えながら，診療する必要がある場合がある．

1）症状コントロールが不良な場合

　Hansonらは，施設で亡くなる患者のうち，亡くなる1カ月以内で47％に「痛み」，48％に「呼吸苦」，72％に「食事量低下」を認め，亡くなった約半数は痛みや呼吸苦のコントロールが十分ではなかったと報告している[1]．現場の介護職にとって入所者の苦痛な症状を間近でみることはストレスが大きく，**在宅酸素の導入やオピオイドの使用などで早めに症状コントロールを行うことが重要である**（「第6章6．非がんの終末期とターミナル」参照）．また，**終末期に食事が摂れなくなってくることは自然なことであることや，楽しみのために経口摂取を行うなどを実際にケアを行うスタッフと共有していく必要がある．**

2）医療的処置が必要となる場合

　現状では医療的な処置が必要となってくると施設での入所継続が困難となってくる可能性が高い．北出の報告では，気道吸引の必要性があると6割の施設で再受け入れが困難であったという[2]．今後は気道吸引なども積極的に行える施設が増えることが期待されるが，個々の事例では，「本人に苦痛がなければ頻回に吸引しなくてもかまわない」など医療的処置の目

的を明確にしながら施設と協議することが必要である.

2 "看取り"のとき

1) "看取り"の現状

特別養護老人ホームを対象とした全国調査（1,730施設）では，死亡した入所者の28％が施設で亡くなっており，「原則として施設で看取る」という施設は全体の2割であった[3]．現状では施設での"看取り"は一般的ではないことがうかがえる.

2) 死亡場所にどこまでこだわるか

Vohraらは死亡場所が施設であると遺族の満足度が高いことを報告している[4]．しかし，あくまで海外での研究であり，わが国にあてはめるには慎重であるべきである．実際，竹迫らは，施設での看取りを希望した家族の1/4が必要であれば入院を希望し，施設での看取りの希望は状況で変化しうることを指摘している[5]．筆者の経験では看取りの場所にこだわる以前に，その前までにどのようなケアを施設で行うかがより重要である可能性もあると考える.

3) 介護職員の精神的負担

介護職員は看護職員より施設看取りへの精神的負担が大きいことや，介護職員は「看取りに対する恐怖心」をもって看取りに臨んでいることが報告されている[6,7]．**医師は看護師と協力して介護職員の精神的負担をいかにしてとるかを配慮していく必要がある.**

ポイント▶

3 "看取り"のあと

深澤らの研究では，看取り経験に援助者自身の変化として「死生観」や「自然に死に逝くことを受け入れる」などの価値観が変容することが指摘されている[7]．そのような体験を職場内で共有する振り返りの時間をもつことも大事であろう．その際に恐怖心や精神的負担などのネガティブな感情も共有することが望ましい．また，家族へのグリーフ・ケアも行われればさらに理想的であろう.

まとめ
◆ 施設における終末期ケアでは，施設職員の負担も考えながら患者主体のケアをどのように行っていくかが課題である

〈文献〉
1) Hanson, L. C. et al.：Symptom experience of dying long-term care residents. J. Am. Geriatr. Soc., 56 (1)：91-98, 2007
2) 北出直子：急変加療とその後の再入所の現状と問題点．医療, 62 (2)：89-92, 2008
3) 医療経済研究機構：特別養護老人ホームにおける終末期の医療・介護に関する調査研究．http://www.ihep.jp/research/h14-5.htm＜2003年3月＞
4) Vohra, J. U. et al.：Family perceptions of end-of-life care in long-term care facilities. J. Palliat. Care, 20 (4)：297-302, 2004
5) 竹迫弥生　ほか：介護保険施設における終末期ケア：介護老人福祉施設入居者家族の終末期に関する希望．プライマリ・ケア, 30 (4)：328-336, 2007
6) 早坂寿美　ほか：介護職員の死生観と看取り後の悲嘆心理　看護師との比較から．北海道文教大学研究紀要, 34：25-32, 2010
7) 深澤圭子　ほか：福祉施設における終末期高齢者の看取りに関する職員の思い．北海道文教大学研究紀要, 35：49-55, 2011

第7章 高齢者の介護系施設の臨床でよくある問題とその対応

8 施設臨床における家族の位置づけ
その特徴とコミュニケーションの実際

木村琢磨

症例　[88歳　女性] 全身状態が悪化しはじめた施設入所者の家族への説明

　数年前から，特別養護老人ホームへ入所中．認知症が進行し，食事摂取量にも変動があった．嘱託医と施設スタッフは，徐々に全身状態が悪化することを共有したものの，医師は直接家族に説明するほどではないと考え，施設スタッフから家族へ状況を伝えてもらった．
　その後，予想以上に早いペースで全身状態は悪化していった．医師が「そろそろ家族を施設へ呼んで，皆で情報共有をしておきましょう」と施設スタッフへ提案していた矢先のある朝，「本人の血圧が下がっている」と連絡があった．
　「自然な経過で，お別れのときが来たと考えられます」と医師が初対面の家族へ説明すると「そう思います」と家族は答え，本人は安らかに永眠された．
　今回は，事なきを得たが「医学的な内容が，施設スタッフから家族へ十分なニュアンスで伝わっていない」ことがあっても，当然な状況であった．今回のように経口摂取が著しく減少している場合は，もし入院患者であれば，当初から家族へ病状説明を行っていたことであろう．嘱託医として年単位でかかわる入所者の家族とのコミュニケーションが「このような綱渡り状態でよいのか」考えさせられた．

1 施設における家族とのコミュニケーション

　施設臨床においても，ほかの臨床現場と同様に家族とのコミュニケーションが重要であることは言うまでもないが，その背景は，外来・病棟・訪問診療のいずれとも異なる．これには，まず「医師が定期回診時に家族と直接会えない」ことがあると考えられる．これは訪問診療においては「日常的に家族と直接コミュニケーションがとれるため，関係性を構築しやすい」ことと対極的であると言えよう．次に「施設職員を介した家族とのコミュニケーションが多い」こともあると考えられる．これは病棟診療において「日常的に家族と直接コミュニケーションをとることが多い」ことと異なると言えよう．
　本稿では，まず「施設入所者の家族の特徴」を考えたうえで「施設の家族とのコミュニケーションの実際」について考えてみたい．

2 施設入所者の家族の特徴

ピットフォール／具体的説明法　まず，当然であるが，家族は介護者ではないため，予想以上に入所者の日常生活を把握していない場合があるので留意する．そのため，家族へ「最近，皆さんからみて○○さんの，施設での生活はいかがですか？」などと尋ね，どの程度，ADLやIADL（instrumental ADL）について把握しているかをアセスメントしてから，病状説明などを行った方がスムーズであろう．

ポイント　次に，施設へ入所させた家族には皆「何らかの事情」があり，施設入所を選択しているた

具体的説明法 め，多かれ少なかれ罪悪感をもっていることがありうることも認識しておくべきである．医師として，ときには「家にいても，こうなっていたと思います」「病院へ入院した方が，全体としては負担になったかもしれません」など，家族の施設入所の方針を支持する発言も必要であると思われる．

さらに，家族のなかには，施設へ入所した親族へ「どのようにかかわればよいかわからない」ように見受けられることも少なくない．これには，物理的に遠いことのほかに，心理的に入所者との距離が遠かったり，ときには近すぎることがある．

日常的なケアに関する助言は，医師の役割が低いと考えられるが，特に医師に関連することとして，入所者の意思決定にかかわることがある．入所者の何らかの臨床問題に関して，家族へ相談しても「施設に任せていますから」と言う家族は，病棟診療などにおいて「病院にお任せします」と言う家族よりも，臨床的に多いように感じている．それだけ，施設を信頼している所以である可能性もあるが，**ピットフォール** これを施設職員のみに委ねれば「施設職員の負担」を助長させることに繋がりかねない．特に医学的問題に関しては，医師が主導して，家族に何らかのかかわりを少しでももってもらうように促すことが求められよう．

3 施設における家族とのコミュニケーションの実際

ポイント 施設において医師が病棟診療と同じ閾値で，家族に直接会って病状説明を行うことは，理想的であっても，現実の臨床では不可能であると考えられる．そのため，施設臨床で医師は「施設スタッフから家族へ，医師の説明を適確に伝えてもらう」ように留意し，「医師が家族に直接会うべきタイミング」を施設スタッフと共有しておくことが必要であろう．

1) 医師の説明を家族へ伝えてもらう

「施設スタッフから家族へ，医師の説明を適確に伝えてもらう」には，医師による工夫が必要である．まず第一に，施設入所者に多い代表的な病態，特に認知症，老衰，慢性呼吸不全，慢性心不全などの「一般的な臨床経過」について，看護師などを核に，日頃から理解しておいてもらう必要がある．これは，施設スタッフから家族に対する「食が細くなってきたとき」「苦しくなった際の施設での対応」などに対する説明にも寄与すると思われる．

第二に，個々の入所者に特有の問題や，悪性疾患など特別な病態についての，医学的な側面についても，説明しておく．これは，医師から家族に説明することが望ましいが，先述の通り「施設臨床では，その都度医師が家族へ直接することは不可能」であり，施設スタッフの負担とならないことに配慮しながら，「嘱託医はこう言っている」と，家族へ伝達してもらうことが必要であると思う．

2) 家族に直接会うタイミング

次に，以上をふまえ「医師が家族に直接会うべきタイミング」を図ることが，施設の家族とのコミュニケーションの鍵である．**ポイント** このタイミングは非常に難しいが，概念的には「**単なる情報収集や情報伝達ではなく，やり取りのなかで意思決定を行うべきシチュエーション**」であると思う．これを，日頃から施設スタッフにも感じとってもらい，家族面接の設定をしてもらうことができれば理想である．そして，個々のケースで異なることは言うまでもないが「施設で過ごすか否か」「終末期の意思決定」などケアの方針を可能なら本人も含め，家族，

施設スタッフ，医療者で協議し，施設において満足した生活を過ごしてもらうべく協議する場を設ける必要がある．

なお，実際には「施設スタッフを介したコミュニケーション」と「直接やりとりすること」の中間的な方法として，電話を利用する方法がある．筆者自身は，誤解を防ぐために，重大な意思決定を電話で行うことを極力避けているが，緊急避難的には当然有用な手段である．

まとめ
- 施設入所者の家族とのコミュニケーションで重要なことは，"呼ばなければ会えない存在"である家族を呼ぶタイミングを図ることである

Column

◆ 施設長から医師に望むこと

　介護老人福祉施設に入居されるご利用者はさまざまな疾患をもたれている方が多くいる．しかしながら生活の場としての機能を目的としているため，医師や看護師が24時間常駐することは義務づけられていない（定期回診での対応がほとんど）．

　認知症がある，寝たきりである，誤嚥の可能性が高い，肺炎や尿路感染を起こしやすいなど高齢者の状態変化があるなかで，特に夜間帯では医療的側面での対応が十分に可能であるとはいえない（夜間は看護師も不在）．

　不測の事態に備える意味でもご家族への説明（連携）を日ごろから十分に行う体制が求められる時代になっている．そのために医師の指導のもと施設スタッフも適切な対応を図れるようご協力いただきたいと思う．

　　　　　　　　　　　　　　　　　　＜田村　哲＞

◆ 相談員，介護士から医師に望むこと

　ご利用者の状態を把握し細かな変化に気づけるのは毎日密にかかわっている介護職だと思っている．しかし，介護職は状態変化に気づけても（バイタルには異常ない），医療が必要かどうかの判断が難しく不安を抱えていることもある．

　そのため，回診時には介護職が捉えているご利用者の状態や情報をふまえ，ご利用者の診療にあたり，アドバイスをお願いしたい（実際に介護職の気づきで早期対応できたケースが多くある）．

　また，状態変化があるご利用者には，医師と施設職員，家族でカンファレンスを行うことが情報共有となり，急変時の迅速な対応にもつながっていくと考えるので，ご協力をいただきたいと思う．

　　　　　　　　　　　　　　　　　　＜河野能賢＞

第7章 高齢者の介護系施設の臨床でよくある問題とその対応

9 施設における緊急時の対応に対する考え方
救急車を呼ぶかどうか

筧　孝太郎

> **症例**　［97歳　男性］看取りを行っていない施設
>
> 　特別養護老人ホームに入所している．この1年間徐々に老衰の経過をたどり，食事・水分摂取も少なくなり，眠る時間が多くなってきた．いよいよ死が近づいてきたと誰もが思っていた頃に，死亡した際の対応をチーム内で考えはじめた．その施設ではこれまで看取りは行っておらず，死亡確認のときには病院対応となる方針だった．嘱託医は常駐していないため不在時は救急対応（救急車を呼ぶ）を考慮せざるを得ない．
> 　施設の担当医は，どのようにすればよいのか悩んだ．

　介護福祉施設で発症した心肺停止（cardio pulmonary arrest：CPA）症例の上位は特別養護老人ホームであるという報告がある[1]．非医療系の**特別養護老人ホームにおける緊急時の対応整備が不十分である**ことはやむを得ない側面があるが，今後のわが国における高齢社会では，その対策について考えていく必要がある．その理由として，以下が指摘されている[2]．

①日中勤務の看護師はいるが，夜間は配置されていない．
②多くの場合，嘱託医は夜間などの緊急時の対応は不可である．
③後方支援病院はあるものの機能はしていないことが多い．

　「急病」においては，救急車対応で搬送先も問題ないだろうが，認知症などがあると受け入れ困難な病院が多いこともまた事実である．ある報告によれば，老人介護施設からの搬送の84.2％は「急病」であるが，残りは看取り的な要素がほとんどであったという[3]．特に「急病」でない対応では，**嘱託医や後方支援病院の理解と協力が必要**である．しかし看取りを行っている施設は未だに多くないと考えられ，それを現場でみるケアワーカーなどの負担は大きい．今後，施設における緊急時，特に看取りが予想される際の対応についてのさらなる議論が必要である．

まとめ
◆ 施設での看取りが予想される際，緊急時の対応について，あらかじめ嘱託医と施設で十分検討しておくことが必要である

＜文献＞
1）中尾博之　ほか：救急医療と介護福祉の連携構築のために．日本臨床救急医学会雑誌，11（5）：428-433, 2008
2）尾崎拓郎：特別養護老人ホームにおける医療行為のある利用者の受入れについての考察．西尾市民病院紀要，18（1）：20-22, 2007
3）中村　弘：救急医療ジャーナル，15（5）：24-28, 2007

第7章 高齢者の介護系施設の臨床でよくある問題とその対応

10 入所者の入院適応
在宅とは異なる入院のタイミング

外山哲也

> **症例** [80歳 女性] 急性胃腸炎を発症した施設入居中の認知症患者
> 認知症にて特別養護老人ホームに入居中．普段は経口摂取も良好でADLも自立しているが，昨日より発熱と嘔吐があり，経口摂取がほとんどできていない．点滴目的での入院適応を考えられたが，ADL低下が懸念された．施設で点滴することはできないかと担当医は悩んだ．

1 在宅との入院適応の違い

施設入所者と一般在宅患者の入院適応の違いは，さまざまな要因から生じてくるがその最たるものは，介護者が家族でなく，施設ケアスタッフになるという点だろう．在宅では一時的にでも家族に頑張ってもらったり，訪問看護を手厚くしたりして入院せずにしのぐ体制を組むことができる場合が多いが，施設ではそうはいかない．施設の介護力・看護力は，施設の区分〔老人保健施設（老健），特別養護老人ホーム（特養），有料老人ホーム，グループホーム，小規模多機能型施設など〕によっても全く異なる．特養などで看護師が配置されている場合であっても，実際に医療行為を行うかどうかは施設側の判断によるところが大きい．現在の介護保険制度ではグループホーム入居者は原則，訪問看護サービスを受けることができないなど制度的な問題点も存在する．

2 社会的な要請とケアスタッフの教育という側面

施設を退所になる高齢者のうち，施設内で亡くなる割合は特養で26％，老健では2.8％である[1]．2006年から特養，'09年から老健とグループホームで，施設内での看取りを行うことに対する介護保険上の加算がなされるようになった．国策として施設内での看取りを増やし，病院へ高齢患者が集中することの回避を狙ったものだが，必然的に今後これらの数値は高くなることが予想される．しかしながら施設のケアスタッフのなかには，臨死期の高齢者にどう対応したらよいのかわからず右往左往したり，生理的に拒否感を示したりする人もいるのも事実である．そのような環境のもと，ケアスタッフをどう教育するかは施設にかかわる医師にとって重要な課題である．ケアスタッフの負担を軽減するためにも入所者を入院させることが，彼ら／彼女らから教育の機会を遠ざけることにもなり，施設の介護力を底上げするうえでマイナスになりうる点は悩ましいところである．

3 施設で点滴を行うということ

施設入所者で点滴の管理を受ける高齢者の割合は，老健1.5％，特養1.2％，グループホーム0.9％である．これらは在宅で点滴の管理を受ける人の割合2.4％をいずれも下回っている[2]．施設は原則的に医療行為を行う場ではなく，点滴などの医療行為は敬遠される傾向があるの

は当然であるが，施設内でインフルエンザやノロウイルス感染症などを発症したケースなどでは，敢えて医療機関を受診させず施設内で経過をみる方が，特に個室の特養などでは感染の蔓延防止の観点からは適当なこともある．さらに認知症などがあれば，環境面やADL上も本人にとっても入院のデメリットは大きくなる．そのような場合には，施設で補液を行うという選択をすることもある．一方で，ただ単に「食べられないから」という理由で施設内での点滴を行うことは必ずしも好ましくない．あくまでも，施設内での補液は期限と目的が明確なものに限定すべきと考える．冒頭の症例では，病態のみを判断すれば入院の適応であるが，施設スタッフと協議し，数日間施設での個室隔離と点滴を行った結果，胃腸炎は軽快し，再度経口摂取も可能となった．

まとめ

◆ 施設入所者の入院適応は，その施設の運営方針やケアスタッフのキャパシティにより大きく異なってくる

<文献>
1)「平成19年介護サービス施設・事業所調査」(厚生労働省)，2009
　　http://www.mhlw.go.jp/toukei/saikin/hw/kaigo/service07/index.html
2) 川越雅弘：利用者特性からみた施設・居住系サービスの機能分化の現状と課題．社会保障研究，2008年春号

第8章

症例カンファレンス

第8章 症例カンファレンス

1 虚弱高齢者を評価する
訪問診療の際にチェックすべきこととは

新森加奈子, 堀江温子

症例 ［92歳 女性］訪問診療を開始した虚弱高齢者

- 高血圧, 便秘症, 骨粗鬆症で外来通院をしていた. 徐々に長い距離を歩けなくなり, 通院が困難となったため, 1年前から訪問診療を開始した
- 現在の歩行：屋内では自立し, 屋外ではシルバーカーを使用
- 息子と二人暮らしだが, 息子は仕事をしており日中は独居

カンファレンス

初回評価

担当医：今回から訪問診療にてフォローする虚弱高齢者の症例です.

指導医：高齢者の診療では高血圧といった疾患だけでなく, 身体機能や認知機能, ADL, 社会的背景を含めて多面的に評価する必要があることは知っていますね. 高齢者総合的機能評価（comprehensive geriatric assessment：CGA）の考え方を用いながら行うとよいですよ. この患者さんではどうでしたか？

担当医：食事や排泄など, BADL（basic ADL）は自立しています. この方は日中独居ですので, BADLだけではなく, IADL（instrumental ADL）についての確認も必要と考えました. 買い物は息子さんが行っていますが, 洗濯や掃除は1人で行っています. 調理はご自身でされているものの, 鍋を焦がしてしまうこともあるようでした. また, 服薬については「ちゃんと飲んでいる」とおっしゃっていましたが残数を確認してみるとばらばらでした.

同僚医：認知機能はチェックした方がよさそうですね. 特に調理をされる場合, 火の取り扱いについての確認は重要ですよね. そのほかの点として・・・日中は1人のようですが, 近所の方とのかかわりはあるのですか？

担当医：近所のお友達から電話で誘われて出かけたりはするようですが, 1年前から楽しみにしていたゲートボールができなくなってからは外出の機会が減っているようです.

指導医：徐々に歩行能力が低下してきているようですが, 転倒リスクはどうですか？

担当医：これまで転倒はありませんが, 円背が強くバランスが悪そうです. スリッパを履いていたり, 敷物がめくれていたり, つまずきやすい環境で危険だと感じました. また家は土

間があり，段差も多い古い日本家屋でしたので，転倒のリスクは高そうでした．

[同僚医]：訪問診療では実際に住環境も評価できるのでよいですね．

[指導医]：では，初回の評価を行って優先的に介入したことはなんですか？

[担当医]：まず，歩行能力の低下により外出の機会が減り，引きこもり傾向だと感じたため，身体機能の低下防止や社会的交流を増やすという目的で，**デイサービスの利用を視野に介護保険の申請を勧めました**．IADLについての介入は不要そうでしたが，**認知機能の低下による火の取り扱いが気になったため，警報機の設置を提案しました**．今後は転倒リスクであると感じたスリッパの使用をやめること，めくれやすい敷物の撤去を提案しようと思います．家屋については転倒リスクが高い環境ではありましたが，ご本人が改修の必要性を感じていないこともあり，今後の訪問診療の過程で，運動機能によって改めて評価していく方針にしました．

[指導医]：**CGAでは抽出した問題点から介入の優先順位をつけることは重要ですね**．評価結果をカルテに記入していると思いますが，わかりやすくまとめて表などにしておくとよいですよ．今後かかわる医療スタッフも情報共有をしやすくなりますからね．CGAではこのプロセスも重要です．

その後の経過

[指導医]：その後，介護保険の申請はスムーズにいきましたか？

[担当医]：いえ，息子さんへの情報伝達がうまくいっておらず，なかなか進みませんでした．

[指導医]：評価結果を本人だけでなくご家族にも伝え，共有することは重要です．サービスの必要性を理解してもらうためにも有用ですね．

[担当医]：はい．いつも仕事で訪問診療時に同席できない息子さんには連絡ノートをつくって情報共有をする工夫をしました．

〜1年半後〜

[指導医]：その後はどうでしたか？

[担当医]：楽しんでデイサービスにも行っており，全体的には落ち着いていましたが，訪問診療が始まってから1年半が経過した頃に評価し直してみました．

[指導医]：新たなエピソードが生じた際はもちろん評価・介入が必要ですが，そういったことがなくても**定期的に評価し直してみることは大事ですね**．評価し直してみてどうでしたか？

[担当医]：薬の管理に関しては，一包化するようにしたので，残数はばっちりでした．でも今回，新たに尿失禁があることがわかりました．

[同僚医]：女性はそういう問題を自分から話してくれないことが多いので，今回評価し直したことでわかったのですね．どう対応したのですか？

[担当医]：薬物療法は本人の了解が得られなかったので，夜間はポータブルトイレを使用すること

になりました．

指導医：なるほど．その問題は外出など活動度にもかかわる可能性もあり，引き続きケアが必要ですね．

> ▶ **本症例のポイント**：再評価と介入をくり返す
> 高齢者の診療においては疾患だけでなくADLや認知機能，社会的環境など患者の個別性を重視して多面的な評価が必要である．診療にあたっては，評価した結果を指標にして，介入の優先順位を考えながら経過フォローを行い，新たにイベントが生じた際には再評価し介入を行うことをくり返す．また，医療スタッフ間や家族で評価した情報を共有することも高齢者診療においては重要なポイントだ．

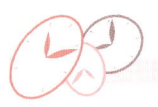

症例の経過

その後も転倒など新たなエピソードはなく安定した経過をたどっている．しかしこの春には息子さんが定年退職となるため，これまでの生活習慣が変化する可能性がある．今後は息子さんとの関係も含めてCGAを行い必要な介入を行っていく予定である．

> ⚠ **更なる理解のために**：CGAの効果
> CGAの有効性については，これまで大規模研究やメタ解析などの報告があり，地域高齢者の設定では身体機能低下の減少[1]が認められている．また，入院患者においては入院時・退院時の評価にCGAを行うことによって入院日数の短縮[2]，在宅復帰率の向上[3]，医療費の減少[3]を認めることが報告されている．さらに退院後に医療サービスと介護・福祉サービスとのスムーズな連携を行えるよう多職種間でCGAの結果を共有することも望まれる．

まとめ　◆ 高齢者の診療においては包括的な視点で取り組もう！！

＜文献＞
1) Stuck, A.E. et al.：A trial of annual in-home comprehensive geriatric assessments for elderly people living in the community. N. Engl. J. Med., 333 (18)：1184-1189, 1995
2) Stuck, A.E. et al.：Comprehensive geriatric assessment：a meta-analysis of controlled trials. Lancet., 342 (8878)：1032-1036, 1993
3) Nikolaus, T. et al.：A randomized trial of comprehensive geriatric assessment and home intervention in the care of hospitalized patients. Age Ageing. 28 (6)：543-550, 1999

第8章 症例カンファレンス

2 高齢者の住環境を考える
多角的に評価するには

五味一英，外山哲也

症例 [80歳代夫婦] 古い長屋に住む老夫婦

- 84歳男性と85歳女性の夫婦，二人暮らし，訪問診療でフォロー中
- 築年数推定40年以上の長屋木造賃貸住宅に居住（図参照）
- 夫婦とも，高血圧などの身体疾患はあるものの，全身状態は安定．認知機能は年齢相応
- 夫は高齢虚弱が進み，なんとか室内歩行ができる程度のADLで，ほとんど外出はしない
- 妻のADLはおおむね自立しており，近隣まで散歩したり，仲間とカラオケに出かけたりしている
- 生活サポートとしては，近隣に住む娘が週に何度か様子を見に来たり，食料を差し入れに立ち寄る．現時点では介護保険サービスの利用はない
- トイレは洋式にリフォームされている．浴室は出入り口に約10cmの段差があり，床面から浴槽上縁までの立ち上がりは60cmと高い
- 本人たちは住環境に関して格別の不便は感じていない様子だが，住環境の面でアドバイス，介入すべき点はないか，検討することにした

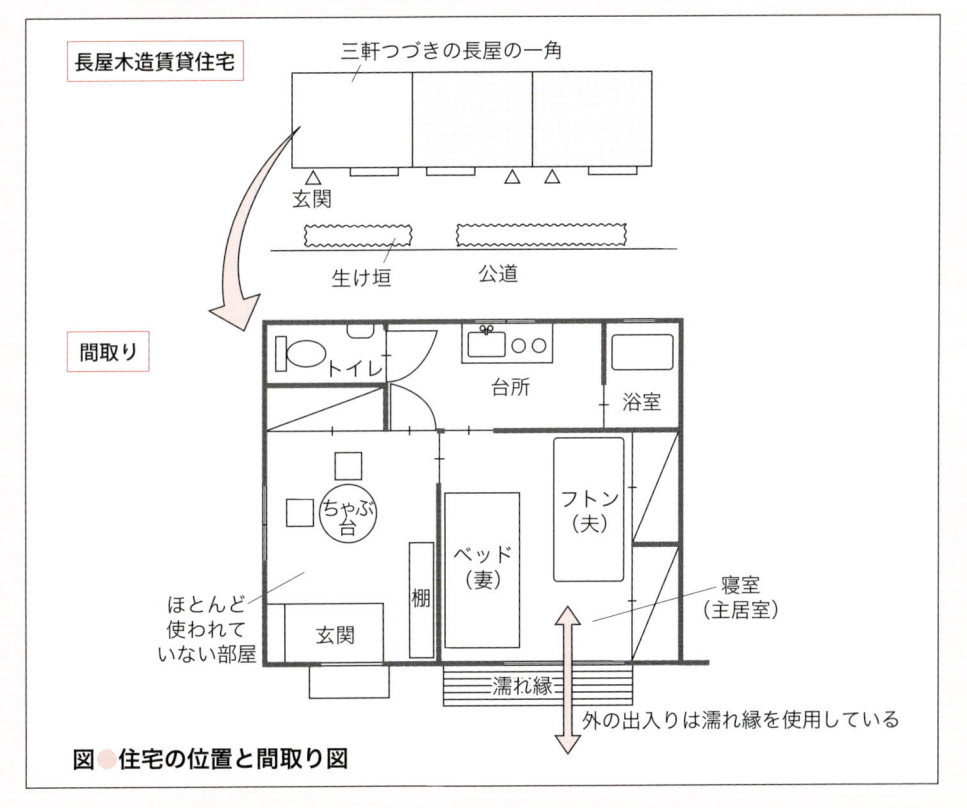

図●住宅の位置と間取り図

カンファレンス

住環境を多面的に評価する

指導医：住環境としてどんな問題点があるか，列挙してみましょうか．

担当医：まず，玄関があるのに使ってないんですよ．主な居場所になっている寝室には濡れ縁がついているのですが，そこから外に直接出入りしています．地面との段差も50cmくらいあって，転倒転落の危険があるように思います．よく窓も開け放しになっていて，防犯的にもどうかと思います．

指導医：確かに，とてもオープンですよね．前の道から部屋の中が丸見えですから．隣近所の人と縁側に腰掛けて話したり，お茶を飲んだりしているようですね．

担当医：床にも段差が多く，壁に手すりもついていません．浴槽も立ち上がりが高くて，湯船につかるのも大変そうです．

指導医：いわゆる「バリアフリー」からは程遠いですね．

担当医：あと，夏場の暑さは相当なものです．先日訪問した際にもあまりの暑さに汗が噴き出ましたが，本人たちはあまり暑さを感じていないようでした．エアコンもついてないですし，熱中症が心配です．

指導医：最近の猛暑では，同じ長屋に住むお年寄りが熱中症で亡くなるという不幸な事態も起きたようです．まとめると，安全性の問題（転倒や熱中症のリスク，防犯），身体的バリアの問題（手すりや浴室），プライバシーの問題（窓と縁側）などがありそうですね．そのほか，居住の継続性や，同居者との関係性，地域コミュニティとの関係性，などが一般的な評価項目として挙げられると思います．

> ▶ **本症例のポイント**：住環境の評価項目
> 高齢者の住環境の評価項目は，安全性や介護効率性だけではなく，身体的バリア，プライバシー，居住の継続性，同居者との関係性，地域コミュニティとの関係性など，多岐にわたる．

介入の手段を考える

担当医：安全性やプライバシーの観点からいうと，濡れ縁の窓を開け放したり，出入り口にするのはやめて，出入りには玄関を使用すること，それからエアコンを設置すること，などを勧めます．

指導医：エアコンを設置しても，暑さを感じにくくなっている高齢者には使ってもらえないことがあります．部屋に見やすい温度計を置いてもらい，28度を超したらクーラーをつけ

る，などの具体的な指導もしたいですね．

> ▶ **本症例のポイント**：使用方法を説明する
> エアコンなど新しく導入したものなどは具体的な使用方法を指示し，使いやすい環境を整える．環境を変えたつもりでも，使ってもらえなければ意味がない．

担当医：身体的バリア解消のためには，手すりの設置や浴室の改修を勧めます．ただし賃貸住宅なので，介護保険を使うとしても，改修はしにくいと思いますが…．また，今後の介護依存度の上昇をみこして，娘さんと同居できる家に転居することも，選択肢に挙がると思います．

指導医：賃貸住宅の場合，貸主の同意が得られない限り住宅改修は難しいので，据え付け型の福祉用具をうまく使う必要がありますね．経験のあるケアマネージャーや福祉用具業者に相談するのも手です．また，転居も多くの問題を一度に解決する有用な方法ですが，居住の継続性が絶たれてしまいます．これまで築いてきたコミュニティを離れて，新たな生活環境をつくり上げるのは高齢者にとってしばしば非常に困難です．

担当医：そうですね．引っ越してしまったら，近所の人たちとカラオケにいくというほとんど唯一の社会生活も絶たれてしまいそうです．

> ▶ **本症例のポイント**：多角的に考える
> "高齢者の住環境＝転倒予防とバリアフリー"ではない．周囲の人との関係性など住環境はより多面的で複雑である．

環境改変における背反要素にも留意する

指導医：縁側の使用について問題点を指摘してもらいましたが，一方あの縁側は隣近所の人たちが腰掛けて世間話をしていったりする場として機能していますよね．結果的に，あの夫婦がいつもと変わらず過ごしているかどうかという情報は，近所の人たちに何気なしに共有されているはずです．地域コミュニティによるノンフォーマルなケアサービスの窓口にもなっているのです．

担当医：たしかに，あの縁側をなくしてしまうと，あのご夫婦は家に閉じこもってしまうかもしれませんし，近隣との接触も薄くなってしまいそうです．

指導医：また，段差に関していえば，車いすや歩行器などの利用には大きなバリアになりますが，転倒転落の観点からいえば，それほど大きなリスクにはならないとの報告もあります．高齢者の場合，坐位で履物の着脱を行うことが多いため，出入り口の段差の存在はそれほど問題にならないことも多いようです．大腿骨頸部骨折に至る転倒も，階段などの障害物のない場所で起こるケースの方が多いとの報告もあります[1]．リスクをどの程度と

見積もるかで，介入の必要性が変わってきますし，介入による環境変化により，失われるものにも留意する必要があります．この場合，安全性やプライバシーと，地域コミュニティとのかかわりがトレードオフの関係になっているので，どちらを優先させるかは慎重な判断が必要ですね．

症例の経過

夏場の高温は熱中症の高リスクと考えられ，娘さんにお願いしてエアコンと温度計の設置を行った．福祉用具に関しては，勧めてみたものの本人たちと家族のニーズはなく，導入には至っていない．しかし早晩ADL低下の進行に伴い必要となると考えられ，期を逸することなく導入できるようにケアマネージャーにも相談しておくこととした．このケースでは，現時点で目に見える形での住環境そのものの改変には至っていないが，コミュニティとゆるやかにつながる生活環境などを評価し，あえて現状維持を選択している．

まとめ

- ◆ 高齢者の住環境は常に多角的な視点で評価する
- ◆ 介入によって失われる可能性のある別側面にも十分留意する

＜文献＞
1) 福島 斉 ほか：高齢者大腿骨近位部骨折の転倒状況．関東整形災害外科学会雑誌, 42 (1)：45-49, 2011
2) Rao, S.S.：Prevention of falls in older patients. Am. Fam. Physician, 72 (1)：81-88, 2005
3) Demura, S. et al.：Examination of useful items for assessment of fall risk in the community-dwelling elderly Japanese population. Environ. Health Prev. Med., 15 (3)：169-179, 2010
4) 鈴木 晃：高齢者の居住継続支援のための住宅対策．保険医療科学, 58 (2)：107-113, 2009
5) 「いえとまちのなかで老い衰える」（井上由起子 著），中央法規, 2006

第8章 症例カンファレンス

3 胃瘻造設に関する意思決定プロセス
認知症患者の栄養補給法を決めるには

森川日出男,筧 孝太郎

> **症例** [79歳 女性] 胃瘻造設を検討している認知症患者
> - アルツハイマー型認知症で特別養護老人ホーム入所中
> - ADLは車いす乗車が可能な程度だが,コミュニケーション不能,周辺症状に対して他院精神科へ通院し向精神病薬を内服中
> - 1カ月前より急激な経口摂取の低下を認め,今回,誤嚥性肺炎にて入院
> - 向精神病薬を中止したが改善なし,新規脳卒中を含めた他疾患の存在は否定的で認知症進行によるものと診断
> - 食事介助や食事摂取訓練などを行うが,経口摂取できず
> - 施設では経鼻胃管は認められておらず,経口摂取を続けるか胃瘻造設を行うかを検討することとなった

カンファレンス

担当医:人工的栄養補給を行わずに,自然な形で可能な限り経口摂取を続けるのと,胃瘻をつくるのと,どちらがよいのでしょうか?

指導医:高齢者,特に認知症患者に対して,胃瘻を含めた人工的栄養補給の導入に関する明確な基準がないから,症例ごとに慎重に検討する必要がありますね.

> ▶ **本症例のポイント**:倫理的視点
> 本症例では,本人の意思が現在確認できないことが問題である.
> 胃瘻造設に関して本人以外の代理意思をどのようにしていくかが重要である.

なぜ胃瘻造設について悩むのか

担当医:徐々に衰えていく老衰の経過中に経口摂取の低下が認められれば,人生の最期の自然の形であり胃瘻の造設は行わない方がよいと思います.脳卒中や認知症などにより割と急な経過で経口摂取が困難になった場合には,胃瘻造設を行えばある程度生きられる期間が見込めるので悩みます.しかもそのような場合には,大抵が本人の意思を確認できないケースが多いので,家族も含めさらに悩みます.

指導医:今回の症例は,79歳とまだ比較的若く,短期間での症状の進行だから,胃瘻をつくって一時的に栄養状態を立ち上げれば,また経口摂取できるようになるかもしれない,と

いう考えもありますね．重要な問題だから慎重に結論を出しましょう．

誰とどのような話し合いの場をもつべきか

担当医：本人は意思疎通が難しいので，意思決定は家族を中心に考えるしかありませんよね．

同僚医：今回の場合は施設入所中でもあり，介護の中心は施設職員なので，施設関係者の意見も聞く必要があると思います．

指導医：日頃の様子を施設職員と確認することは重要ですね．意思決定については本人の意思を優先すべきですが，本人への影響だけではなく，本人の選択によって家族や周囲の人が受ける益や害にも配慮すべきでしょう．本人の最善のために家族に過度の負担をかけてよいというものでもなければ，逆に家族の生活のために本人の幸せが犠牲になってもよいわけではないと思います．

どのような情報を提供すべきか

指導医：胃瘻造設を行うかどうかの判断をしてもらう際に，医師として患者サイドへどのような情報を提供するべきでしょうか．

担当医：胃瘻とはどういうものなのか，周術期のリスクなどは当然説明するとして，胃瘻造設をすることでのメリット，デメリットを伝えるべきです．

指導医：そうですね．ではメリットとデメリットとはなんでしょうか．

担当医：メリットとしては，誤嚥性肺炎のリスクが減ることや，栄養状態が改善され生存期間が延びることでしょうか．胃瘻を使用しながら，経口摂取訓練を行うこともできます．本人のメリットではありませんが，介護負担が減ることもあると思います．

同僚医：ただ，胃瘻を造設しても唾液の誤嚥を防止できず，現時点では胃瘻が誤嚥性肺炎を予防できることを証明するエビデンスとなるデータがありません[1]．また，デメリットとして胃瘻造設後に栄養剤を注入しても逆流してしまう，気道分泌物が過多になる，消化管の吸収能が低下し下痢をするなどで，注入量を減らさざるを得ず，徐々に栄養状態が低下し衰弱することもあります．特に認知症患者への胃瘻造設は生存に関して利益がないとの報告もあります[2]．

指導医：**胃瘻を造設せず，経口摂取を続けた場合は，比較的短期間で死に向かうことが予想されます．胃瘻を造設すれば，生存期間が延びる可能性がありますが，最終的にQOLが低い状態で一定期間生存することになるかもしれません．**このような情報を提供したうえで，本人や家族の思い，胃瘻造設を行った場合と，行わなかった場合とで今後どのような経過が予想されるか，などを評価し結論を出す必要があります．いずれにしても，**本人の死後に，できるだけ家族に悔いや心の傷が残らないようにすることが大切です．**最近は胃瘻などの人工栄養の差し控えに関するステートメント[3]もあるので，参考にすべきでしょう．

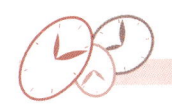

症例の経過

医師，家族，施設関係者とでカンファレンスを重ね，比較的若く，経過が急であり，家族が少しでも長く生きてほしいと願ったことなどから，最終的に胃瘻造設を行った．胃瘻からの栄養投与を行い，経口摂取訓練も並行して行ったが，経口摂取の改善は認められなかった．その後，認知症の進行とともにADLは低下し，寝たきりとなってしまった．状態の改善はなかったものの，家族にとっては，ゆっくり状態が低下していく本人とお別れする時間となったかもしれない．

> **更なる理解のために：胃瘻のエビデンス**
> 虚弱高齢者の胃瘻造設では，栄養障害・褥瘡・誤嚥性肺炎を予防できず，生命予後も改善しないといわれている．しかし，エビデンスのみで治療方針を決定するわけではないのが当然である．本症例においても現状のエビデンスを含めて説明し，倫理的側面をふまえて意思決定を行った．

まとめ

◆ 虚弱高齢者の胃瘻造設には正解がない
◆ エビデンスをふまえたうえで，倫理的側面を考慮し意思決定プロセスを大切に！

〈文献〉
1) Kikawada, M. et al.：Aspiration and infection in the elderly：epidemiology, diagnosis, and management. Drugs Aging, 22：115-130, 2005.
2) Murphy, L.M. and Lipman, T.O.：Percutaneous endoscopic gastrostomy does not prolong survival in patients with dementia. Arch. Intern. Med., 163：1351-1553, 2003.
3) 日本老年医学会：高齢者ケアの意思決定プロセスに関するガイドライン
http://www.jpn-geriat-soc.or.jp/guideline/jgs_ahn_gl_2012.pdf

第8章 症例カンファレンス

4 入院時のリスク評価
患者それぞれのリスクを知り，対応するには

五味一英，齋藤雄之

> **症例**　[83歳　男性] 入院歴のある肺炎患者
> - 妻と二人暮らし
> - 認知機能の低下はあるが，ADLはほぼ自立している
> - 日中は自宅ではラジオを聞いていることが多く，外出は酒やタバコを買いに行く程度
> - 数日前からの発熱と咳嗽で自宅近くの医院を受診し，抗菌薬を内服していたが改善に乏しく紹介受診
> - 酸素飽和度低下を認め，肺炎の診断で入院加療の方針となった

カンファレンス

担当医：80歳代の肺炎の入院患者ですが，酸素が中止できれば早く退院できるでしょうか．

指導医：そうですね．高齢者の入院にはさまざまなリスクがあるからそれを意識して診療にあたらないといけないですね．

> ▶ **本症例のポイント**：リスク評価
> 本症例では認知機能の低下を認めるが普段は身の回りのことが自分でできる程度の患者である．しかし高齢者は体調不良・環境変化に弱く，特に入院では容易にせん妄を起こすことがある．せん妄となると転倒のリスクも上がるが，転倒防止策が廃用症候群につながり負の連鎖となる．入院時にリスク評価を行い，環境整備などの対策を講じることが重要である．

転倒予防

担当医：診療録を見ますと，3年前にも肺炎で入院歴があって，そのときには夜間に転倒歴があるようです．

指導医：過去の入院中に転倒の既往があるという情報は重要ですね．そうした患者は再転倒率が高いですからね．ほかにも歩いている様子を直接みることも重要だし，麻痺があるか，杖を使っているかとか，家で手すりを使っているかという情報も家族に聞いてみるとよいですよ．

同僚医：前回は不眠時にブロチゾラム（レンドルミン®）を飲んだ後に，夜中にトイレに行こう

として転んだみたいです．

[指導医]：睡眠薬や抗精神病薬も転倒のリスクになるので，不眠時の指示薬にも注意しなくてはいけないですね．

せん妄への対応

[担当医]：前回入院のときには点滴を自己抜針して，徘徊したり，不穏がひどかったみたいなので抑制許可も取っておく必要がありますね．

[同僚医]：転倒もしていますしね．不穏時はリスペリドン（リスパダール®）でいいですか．

[指導医]：抑制は逆に患者を興奮させる原因にもなるから，その前にできることは何かないですかね．例えば夜間の点滴を減らすことは転倒の予防にもなるし，眼鏡や補聴器とか普段使っているものがあれば持ってきてもらうといいですね．感覚が遮断されると不安も強くなりますから．**不穏時の指示を考える前に，せん妄を起こさないための方法を考えないといけないですね**（「第5章5．せん妄の予防と対応」参照）．

廃用予防

[担当医]：昨日から酸素は中止にできたので，バイタルの測定も2検にしておきました．

[指導医]：重要なことですね．ただ安静度はまだベッド上になっていますよね．

[担当医]：前回，転倒歴があるので，なるべく転ばないようにと思いまして．

[指導医]：高齢者は動かないとすぐに筋力が低下して歩けなくなってしまいますよ．例えば，トイレのときに看護師の介助や見守りでポータブルトイレに移動したり，家族が来られたら積極的に一緒に歩いてもらうのもいいのではないでしょうか．

[同僚医]：なるほど．

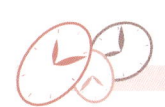

症例の経過

　入院当初より食事摂取は可能であったため，点滴は日中のみの投与とした．妻をはじめ，近くに住む息子夫婦も頻繁に面会に訪れ，病室には自宅にあるカレンダーや孫との写真を飾り，日中は自宅と同様にラジオを聴いて過ごすようにした．

　酸素化が改善した後は，見守り下でトイレ歩行を行い，家族の面会時には売店まで歩いて行くなど，できる限り離床を促した．抗菌薬も内服に変更し，自宅へ退院した．その甲斐あってか今回はせん妄状態になったり，転倒することなく退院された．

> ⚠ **更なる理解のために：入院時のみならず，入院後もリスク評価を続ける**
> 発熱・呼吸苦・尿閉・便秘・点滴・バルーン・騒音（モニター音）・転床など，どんなことでもせん妄のリスクとなりうる．状態・環境は刻一刻と変わるため，初期評価だけではなく，常にせん妄・転倒・廃用を起こす可能性があると考え対応していく必要がある．

> ⚠ **更なる理解のために：家族への説明**
> 家族に，どんなに対策を講じてもせん妄・転倒・廃用は起こりうること，高齢者が入院をすれば入院前の元気な状態まで改善する可能性は低いこと，入院にはリスクを伴い，デメリットもあることを説明し，共有してもらう．

まとめ
- ◆ 高齢者は入院という環境変化で，せん妄・転倒・廃用リスクが生じる！
- ◆ 入院時と共に入院後もリスク評価を行い対策を！
- ◆ 家族に，高齢者は入院によるデメリットがあることを説明しよう

第8章 症例カンファレンス

5 医学的に必要な入院継続が，せん妄により困難なとき
退院の判断と家族の不安を取り除くマネージメントとは

五味一英，今永光彦

症例

[77歳　男性] せん妄が予想される入院患者

- 妻と長女との三人暮らし．要介護1
- アルツハイマー型認知症があり，徘徊などの周辺症状もみられる
- 肺気腫を指摘されているが喫煙は現在も継続している
- 屋内でのADLは自立している
- 今回，咳嗽と呼吸苦で受診し，肺炎と診断された
- 酸素飽和度の低下があり入院加療とした

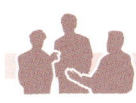

カンファレンス

担当医：昨日入院した肺炎の患者さんですが，予想通り，夜間せん妄になりました．入院したときから点滴の刺入部を気にしたり，酸素のチューブを鼻から外したりしていましたから．

同僚医：点滴を自己抜針して，酸素チューブもつけずに柵を乗り越えてほかの患者の病室に入ろうとしていたところを看護師に発見されたようです．

指導医：せん妄状態が続くようなら，早期の退院も考慮する必要性がありそうですね．病棟の看護師は，どのようなアセスメントでしたか．

看護師との協議

担当医：昨日の夜の様子を看護師から聞いてみました．別の病室に入ろうとしたところでほかの患者さんからナースコールがあって気づいたようです．その後は，「家に帰る」の一点張りで妻の名前を朝方まで大きな声で叫んで，横になってもすぐに立ち上がってしまうため，車いすに本人を乗せて気分転換を図ったりもしたようですが，なかなかうまくいかず最終的には抑制も必要となってしまったようです．

同僚医：入院は集団での生活ですし，転倒の危険性も非常に高い昨日のような状態であれば，一時的な抑制はやむを得ないケースだったかと思います．酸素を外すと呼吸苦も出ていましたから，酸素投与や点滴の継続という医学的な部分でも必要性があると判断したようでした．しかし，入院が長引くようであれば，本人のADL低下や認知機能低下をきたすのではないかと看護師も危惧しているようでした．

指導医：病棟の看護師から，入院継続が本人のどのようなデメリットになりそうかを情報収集するのは重要ですね．そのうえで，医師として入院継続にどれくらいメリットがあるか，総合的に判断することが重要かと思いますが，どうでしょうか．

入院継続か退院か

担当医：抗菌薬の点滴をはじめてから呼吸数も低下，今日は食事も食べられています．しかし，まだ酸素飽和度はroom airでは90％前後という状況ではあります．

指導医：肺炎治療の継続という意味では入院のメリットがありそうですね．ただ，デメリットとしては環境への適応が困難でせん妄状態がみられていることや，今後，転倒のリスクもあることですね．入院継続により本人の認知機能低下やADL低下が危惧される状況です．家族は，本人の様子をみてどのような反応でしたか．

同僚医：家族は入院してから認知機能低下が進んでいるのではないかを気にしていて，家に連れて帰れるのならできるだけ早く連れて帰りたいと言っています．一方で，家に帰って肺炎が良くなるのかを心配しています．

指導医：家族の受け入れがある程度あるのであれば，本人のQOLを考えると，自宅で加療した方がよいかもしれないですね．あとは，家族が不安な部分をできるだけ退院時にマネージメントして取り除くことが重要かと思います．

> ▶ **本症例のポイント**：入院中のせん妄が患者アウトカムに及ぼす影響について
> Adamisらは，せん妄患者は病院の入院期間が長い方が自宅への退院が困難となることを報告しており[1]，また，ICUでのせん妄日数が1年後の死亡率に関連していたという報告もある[2]．両文献とも入院中のせん妄が一時的な障害ではなく，その後の患者アウトカムにも影響すると結論づけている．せん妄患者を長く入院させることにより，長期的な本人のQOLも損なう可能性が高いことに留意する必要がある．

退院時のマネージメント

担当医：労作時の呼吸苦の症状があり，酸素飽和度も低いため，在宅酸素の導入をお願いしました．

指導医：もともと自宅でタバコを吸うようですので，酸素導入にあたってはご家族にも火気厳禁の徹底をお願いしましょう．

同僚医：訪問診療の希望もあるので退院翌日に予定を入れました．呼吸状態はもちろんですが，自宅に帰ってせん妄状態が良くなったかも確認したいと思います．

指導医：訪問診療を行っていない施設であれば，地域の診療所などへ相談する方法もあります．ただし急性期から訪問診療を受け入れてもらえないことも多く，外来フォローも一法でしょう．**病状の確認の意味はもちろん，家族の不安を取り除くためにも退院後，なるべく早期に訪問や再診を行うことは重要です**．退院前にご家族にもう一度現在の病状と，

退院後に調子が悪くなれば再入院を含めて検討するので，すぐ連絡して欲しいとお話しておきましょう．

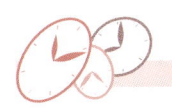

症例の経過

退院前にケアマネージャーに，介護ベッドの導入を依頼し在宅酸素の手配も行い，退院した．退院翌日に訪問診療を行ったところ，居間でテレビをみながら家族と談笑する様子が確認できた．夜間も興奮することなく穏やかに眠っているとのことであった．肺炎も良好な経過をたどり，ご家族も入院前と同様の状態に戻ったことで安心されていた．

> **更なる理解のために：せん妄患者の家族の不安**
> 黒田らは，入院中にせん妄を発症した患者の家族の不安を質的研究で調査しており，家族の不安として，「自分だけでは対処しきれないことへの戸惑い」，「このまま以前の状態に戻らないのではないかという気がかり」，「1人で看なければならない負担感」などがあることを報告している[3]．高齢者が入院中にせん妄をきたした際に退院する方針となれば，いかにサポート体制を整えるかが重要と思われる．また，せん妄も，特に早期に対処すれば可逆的なものであることを説明することも重要であろう．

まとめ

◆ せん妄がひどい場合には，本人のQOL，医学的状況，家族の受け入れなどを考慮しながら早めの退院を考慮していく．退院後のサポート体制をいかに整えるかも重要！

<文献>
1) Adamis, D. et al.：Recovery and outcome of delirium in elderly medical inpaitients. Arch. Gerontol. Geriatr, 43（2）：289-298, 2006
2) Margaret, A. et al.：Days of delirium are associated with 1-year mortality in an older intensive care unit population. Am. J. Respir. Crit. Care Med., 180：1092-1097, 2009
3) 黒田恵子 ほか．入院中にせん妄を発症した患者に直面した患者の不安．老年看護，39：231-233, 2009

第8章 症例カンファレンス

6 介護負担があるにもかかわらず、介入させない介護者への対応

介護者のニーズをふまえて介入するには

木村琢磨，今永光彦

症例 [85歳 男性] 介護者の介護抱え込みと虐待が疑われる症例

- 認知症／寝たきり
- 脱水で他院へ入院したのを契機にADLや認知機能が低下し，寝たきり状態となり，褥瘡も発生
- 妻の「自宅で看たい」との希望があり退院したが，通院困難であり，訪問診療を導入
- 長男夫婦と二世帯住宅であるが，主介護者は80歳の妻のみ（図1）
- 当初から，介護保険サービスの利用は消極的
- 「風呂での入浴は不可能」，「褥瘡の処置が必要」との説明で，訪問入浴と訪問看護の導入に承諾
- 食事の介助，オムツ交換，褥瘡の処置のすべてを妻1人で施行
- 介護負担を軽減する目的で，ヘルパーやデイサービスなどの介護サービスを増やすことを妻に提案するも拒否的
- 経過中，本人の体幹に擦過傷を認め，本人に尋ねたところ「妻に引っ掻かれた」とのこと．妻は自分が行ったことを認めたが，その後も何度か同様のエピソードを認めた

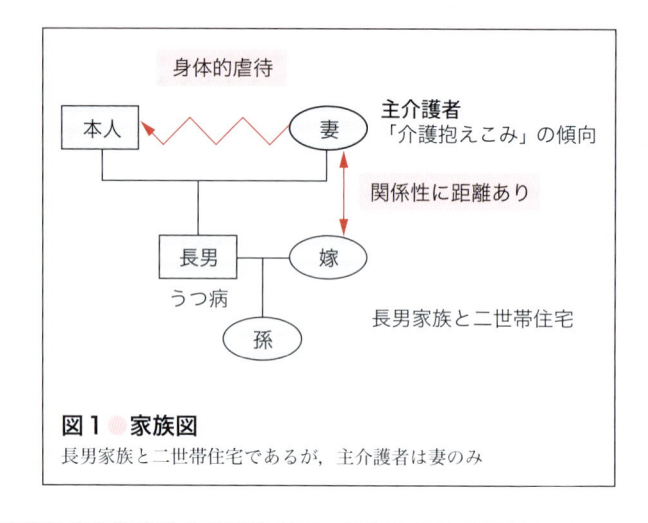

図1 ● 家族図
長男家族と二世帯住宅であるが，主介護者は妻のみ

カンファレンス

担当医：とにかく，介護を抱え込みの状態で，こんなに大変なのに，どうしてサービスを受け入れないのかなというふうに思っていたんです．

同僚医：確かにね．よく，「他人に家へ入られたくない」って言う人がいるけど，ここまではね．

指導医：経済的な理由もないなら，まじめな奥さんで，共依存状態になっているのかもしれませんね．

担当医：それで，家庭内暴力にまで……

> ▶ **本症例のポイント**：共依存状態
> 本症例では，妻が自身を犠牲にして夫の介護を行っており，それが妻自身の生きがいとなっているような傾向がみられた．その反面，自分の思い・介護が思い通りにいかないと，夫に怒りが容易に向けられる状況であり，共依存状態が疑われた（「第3章10.高齢者の臨床と共依存」参照）．

サービスを入れさせないときの対応

担当医：負担を取るためとセーフティーネットの意味で，何とかサービスを入れて，多職種の眼が入る方が良いと思ったので，拘縮著明な状態でしたが，ケアマネージャーさんと相談し，訪問リハビリテーションの導入を行いました．

同僚医：確かに，こういう難しい症例では，多職種でのかかわりが重要ですよね．医師以外の視点はもちろん，奥さんも医師以外にだといろいろ言いやすかったりする可能性もありますし．

指導医：直接の連絡はできないかもしれませんが，多職種でうまく情報を共有できればいいですよね．

担当医：この症例では，まず家庭内暴力があることを，ケアカンファレンス（担当者会議）などで多職種に共有していただいたうえで，連絡ノート（「第2章16.ケアマネージャー・訪問看護師とのやりとり」参照）などもうまく利用しながら，情報を共有するように心がけました（図2）．

介護者のニーズをふまえて介入

担当医：医師，看護師，入浴サービス・訪問リハビリテーションのスタッフがかかわるようになり，妻が「食事を食べないので，イライラして引っ掻いてしまうことがある」と発言していることがわかりました．妻の暴力行為が食事と関連がありそうだとアセスメントし，当院の栄養士による訪問栄養指導を複数回行いました．奥さんには，褥瘡があり，栄養管理が重要である旨を伝え，何とか了承を得ました．

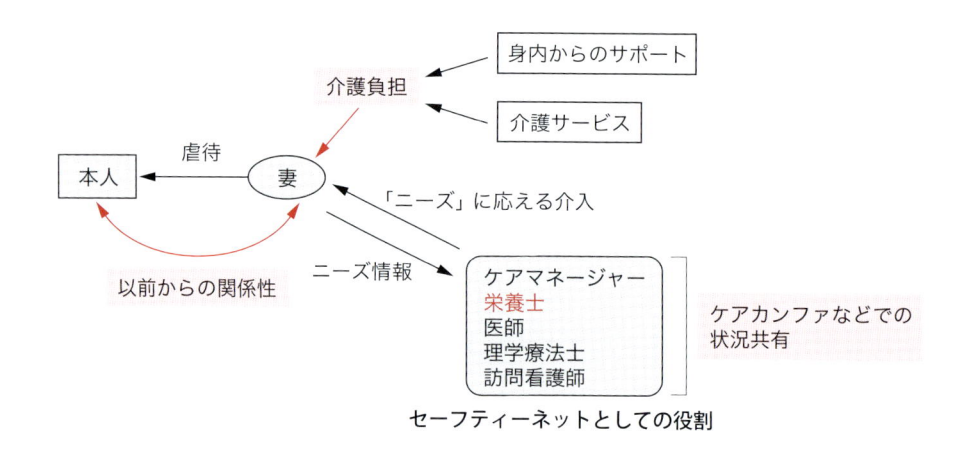

```
                    ┌──────────────┐
          身内からのサポート
                    └──────────────┘
                           ↓
               介護負担    ┌──────────────┐
                ↓    ←── 介護サービス
        虐待    妻          └──────────────┘
  本人 ←────  ○    ← 「ニーズ」に応える介入
        ⌒⌒⌒⌒⌒⌒⌒⌒⌒↑
       以前からの関係性  ニーズ情報
                    ┌─────────────┐
                    │ ケアマネージャー │
                    │ 栄養士         │  ケアカンファなどでの
                    │ 医師           │  状況共有
                    │ 理学療法士     │
                    │ 訪問看護師     │
                    └─────────────┘
                  セーフティーネットとしての役割
```

図2● 多職種での情報共有と継続的介入

指導医：栄養指導はどうでした？

担当医：妻から，「食事摂取にムラがあるが，食事をしっかり食べさせなくてはならないと思っている」，「口に食べ物を入れたまま飲み込まずに口から出してしまうことがあるが，それは本人のわがままだ」などと言っていたようです．

同僚医：それでイライラして，引っ掻いたり．

担当医：そうなのかもしれません．奥さんは，「自分を困らせるために食べないのだと思う」とか，「この人はだらしない人なんです」などとまで言っていたようですし．

指導医：本人と介護者には，以前からの関係性として，いろいろ根深いものもあるのかもしれませんね．

医師の役割は

指導医：こういう症例での医師の役割は何でしょうか．考えてみましょう．

同僚医：やはり，多職種のコーディネートですかね．

指導医：そうですね．医師だけではできないことが多いことを肝に銘じて，しかし，医療では医師が指示を出さねば何も動かない側面もあります．それらの自覚が重要だと思います．

症例の経過

妻に，認知機能障害やうつ状態があることも疑われたが，栄養士，医師，理学療法士などが，妻の努力や心情に共感的に接するよう，努力した．そして，妻に，「認知症があり，食事摂取にムラがあることは自然なことであること」，「口から出してしまう分を考えても摂取カロリーとしては十分であること（約1,500 kcal／日以上）」をくり返し説明し，固い食材が中心であった食形態を軟らかく，飲み込みやすい食材にするための方法や，食事介助の方法に関する具体的な情報提供も行った．家庭内暴力は，次第になくなっていった．

> ⚠ **更なる理解のために：高齢者虐待の要因**
> 田中らの調査では「介護者側の心身の疲労」と「人間関係の不和」を2大要因としており，これらは他の研究結果とも共通しているという[1]．本症例においても，「介護者側の心身の疲労」が多いに関係していたと考えられ，元々の夫婦関係が良好ではなかったことも疑われた．

> ⚠ **更なる理解のために：高齢者虐待の対処について**
> 日本における高齢者虐待に対する有効な理論や実証研究は少ない現状だが，多職種が協力しあい，専門性を出しあって援助していくことが必須条件であると言われている[2]．

まとめ

◆ 介護抱え込みと虐待は紙一重！
◆ 介護サービスを入れたがらない介護者には，まずニーズアセスメントを行ってから多職種アプローチの導入を行う

＜文献＞
1) 田中荘司　ほか：わが国における高齢者虐待の基礎研究．月刊地域福祉情報, 32：200-224, 1995
2) 「高齢者虐待に挑む−発見，介入，予防の視点」(高齢者虐待防止研究会 編), 中央法規, 2004

第8章 症例カンファレンス

7 老衰の臨床
自然な流れのマネージメントと介護者への支援

堀江温子, 今永光彦

症例

[95歳 女性] 寝たきりの義母と介護する嫁

- 3年前から徐々にADLが低下していた. 一昨年2月には歩行器を使いトイレ歩行をしていたが7月頃から歩行ができなくなりベッド上生活となる. 特に医療機関にはかからず, デイケアやデイサービスを利用していた
- 今年11月に胃腸炎で他院へ入院した頃から, 主介護者である嫁は医療機関へ定期的に受診をした方がよいと考えたが通院困難であり, 訪問診療を希望し導入となった
- 本人・長男嫁・孫夫婦・ひ孫3人の4世代であるが, 介護者は長男嫁のみ
- 本人のADLはベッド上寝たきり, 食事は介助にて摂取, 排泄はオムツ
- 初診時の往診にて仙骨部に褥瘡を認めた
- 介護は嫁1人で工夫をして行っていた. しかし, 介護に関する情報は近所の友達などからしかなく,「自分のやっていることは正しいのか」「近所の目もあるし…」と介護に対する不安な発言も多くみられた

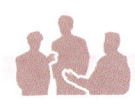

カンファレンス

担当医:老衰の経過と思われるADLの低下から3年間, お嫁さんがほぼ1人で介護を行っている状態でした. これまで医療機関の介入はなく, 介護サービスの利用はしているものの介護に関する情報にも乏しく不安に感じているようでした.

指導医:具体的にどのような点が不安だったのでしょうか. 訪問診療では医療者の視点から, お嫁さんが現在行っている対応について好ましいことを肯定しつつ, 介護の負担を軽減できるような工夫やサービスの導入について情報提供を行うのがよいでしょう.

介護を支援する

指導医:初回の訪問で急いで介入した方がよいと思ったことはありましたか.

担当医:まず最初に気になったのは, 仙骨部の褥瘡でした. ご家族はあまり重要視されていませんでしたが, 今後悪化すると感染などのリスクになるうえ, 処置の負担が増すことにつながるため, 早めの介入が必要と考えました. そのため, 褥瘡に対する処置方法とベッドのマットレスの変更を提案しました.

同僚医:家族のニーズが必ずしもなくとも, 緊急性がありそうなことには介入したんですね. 褥瘡は悪化するときは早いですもんね. ほかに初回の訪問で介入したことはありますか.

担当医：気になることはほかにもいくつかありましたが，介護者であるお嫁さんのキャパシティを考え，まずは一番緊急性があることのみの介入としました．

指導医：それぞれの介護者に合わせた情報提供や介入を行うことが必要ですね．その後はどういうことをしていったのですか．

担当医：お嫁さんが気にしていた食事に関して介入しました．徐々に嚥下機能が低下していることに対して「おかずを細かく刻んだり，ミキサーにかける」などお嫁さんなりに食形態の工夫を行っていましたが，「食事内容はこれでよいのか，ほかの人はどうしているのか」という発言がみられたので訪問栄養指導を指示しました．摂食状況を確認し食形態の選択や姿勢，介助法には問題ないことをお話し，栄養士から介護負担軽減の目的で市販の介護食の紹介や調理の際の工夫について情報提供を行いました．お嫁さんは「自分がやってきたことは間違っていなかったんですね」と安心されたようでした．

同僚医：専門職に自分が行っていた介護方法を肯定されたら自信につながりますよね．

老衰の自然な流れをマネージメントするには

指導医：その後の本人の状態はどうなったのですか．

担当医：徐々に食事摂取量が減少し，下肢の浮腫が増悪してきました．それに対して，お嫁さんからは「もう年ですからね…」という言葉が聞かれつつも「病院にお願いした方がいいのか…．食事が摂られなくなることは自分のせいではないか」など，家で看ることへの不安や病状の変化に対するとまどいがあるような印象を受けました．

同僚医：家族は何かしてもらえばよくなることもあるのだろうかと不安になりますもんね．ほかの家族などからの精神的サポートが少なく責任を背負いこんでいる印象を受けますね．

指導医：終末期であることを共有をし，今後予想される症状・経過について説明し，自然なかたちで看取る方針を共有することが大事ですね．

担当医：老衰の経過について説明し，食事が摂れなくなったり，それに伴うむくみの増悪は自然経過の1つであり，改善は難しいことをお伝えしたところ，お嫁さんも納得されたようでした．

指導医：ほかの家族は本人の病状に関してどのように理解していたのですか．お嫁さんという立場ですべての意思決定を行うのは負担が大きいと思いますが．

担当医：そうなんです．私もそのように考え，**いよいよお別れの時期が近いだろうというタイミングでこちらから「ほかのご家族にも病状を説明した方がよいですか」**と切り出したんです．それに対してお嫁さんは近所に住む患者の娘さん（義姉）の同席を希望されたので，次の訪問時に病状の説明と方針の共有を行いました．

同僚医：どうでしたか．

担当医：娘さんからは「お嫁さんにはよく看てもらっていますので，お任せしています」という言葉も聞かれました．その後，お嫁さんからは「これでいいのだと納得することができ

ています」との発言があり，自宅で継続して介護することとなりました．

> ▶ **本症例のポイント**：「嫁」介護の特徴
> 「嫁（義理の娘）」が介護者の場合，最も介護にかかわっているのにもかかわらず，意思決定を1人では行いづらかったり，それ自体が心理的負担となってしまうことも多い．医師は主介護者である「嫁」の考えを尊重しながらも，意思決定や重要な病状の転機の際には，患者の肉親を巻き込みながら説明を行っていく必要があるであろう．

症例の経過

その後数日してご自宅で亡くなったが，事前に予想される変化をお話ししていたため，受け入れもよくお看取りができた．

> ⚠ **更なる理解のために**：嫁の介護負担と虐待
> 鈴木らは，介護者が嫁である場合はそうでない場合より，虐待リスクが4.7倍高くなると報告している[1]．嫁が介護者である場合，心理的負担がより強い可能性が高く，医療者として配慮していく必要がある．

> ⚠ **更なる理解のために**：家族のニーズを把握するには
> 鈴木によれば，終末期患者家族のニーズには，患者の状態が知りたい・患者のそばにいたい・医療者から受容と支持と慰めを得たい・死期が近づいたことを知りたい，などがあるという[2]．つまり，医師は患者の予後を予測しながら，今後予測される経過や現在の状態がどのような状態なのかを家族に説明していくことが重要であろう．また，本症例でもそうであったように，行っている介護に対する医療者からの肯定や支持は，家族の介護へのモチベーションや安心につながる．

まとめ
◆「嫁（義理の娘）」が主介護者の場合には，その立場も考えながら診療を！
◆ 終末期では，家族へ予後や今後予測される経過を説明していくことが重要

＜文献＞
1）鈴木英子 ほか：地域在住高齢者の虐待リスク要因に関する研究．日本保健福祉学会誌，5（2）：17-30, 1999
2）鈴木志津枝：家族がたどる心理プロセスとニーズ．家族看護，1（2）：35-42, 2003

第8章 症例カンファレンス

8 在宅患者にイベントが生じた際に入院するかどうか

患者および家族の希望とその考えを知る

五味一英，今永光彦

症例 ［76歳　男性］がん終末期の在宅患者と妻

- 他院にて原発不明がん，多発骨転移の診断を受けた
- 在宅療養を希望され，訪問診療導入となった
- 腰椎への多発骨転移による疼痛に対してオピオイドを内服中
- 骨転移および入院中の長期臥床の影響で歩行は困難で，ADLはベッド上
- 妻と息子と3人暮らし．息子は失業中であるが，介護者は74歳の妻のみ
- 食事は自立，排尿は尿瓶を使用している
- 訪問入浴，訪問看護を利用しているが，ヘルパーについては妻が不要とのことで利用せず
- 車いすでの外出も促すが，「周囲の目があるから」と本人・妻ともに外には出たくないとのこと
- 本人は「なるべく家に居たい」との希望あり
- 妻は，何かあれば救急車を呼んで病院へ連れて行こうと考えているという

カンファレンス

担当医：初回の訪問診療に行ってきました．退院直後のためか，本人は「やっと，家に帰って来られた」と喜んでいました．

同僚医：私も一緒に訪問したのですが，妻は「病院ではあと数カ月だって言われたのだけどどうなのかしら？　何かあれば救急車呼んで病院に伺えばよいのよね」と話していたのが印象的でした．最期まで家で看るというイメージはないように感じました．

指導医：がんの終末期の患者さんの場合，本人がどうしたいかということと，家族，特に主介護者の思いを確認することは重要です．妻はどういう理由で家では無理と考えているのかを確認しておくと，サポートできるてがかりがあるかもしれません．入院した方が苦痛が少ないのではないかと考えている家族や，漠然と最期は病院で看取るのが当たり前だと考えている家族も多いかと思います．最初から，看取りの場を自宅か病院かと決めていくのではなく，その考えの中身を探っていくことが重要でしょう．

担当医：次回からは家族の方の考えを聞き出すようにします．

指導医：それから，急なイベントが起きると家族が焦って救急車を呼んでしまうケースも多いので，あらかじめ緊急電話の番号を教え，救急車を呼ぶ前に必ず電話するように指導することも必要です．また予測できるイベントに関してはあらかじめ話しておくのも重要で

すね．

訪問診療で患者や家族と方針を話し合う

担当医：昨日，奥さんから緊急電話がかかってきて，「今から救急車呼んでいいですか？」と取り乱した様子でした．落ち着いてもらって話を聞くと，「朝方から両足が動かなくなっていて，痛みのせいか身体をつらそうに動かしていて，うわ言のように意味がわからないことを言っている」とのことでした．

同僚医：それで緊急往診することになったのですね．

担当医：はい．前回の訪問時に腰椎転移があるので足が動かなくなる可能性や，尿が出なくなる可能性について話しておいたのである程度想定した事態でした．下腹部膨隆が著明で，膀胱留置カテーテルを挿入したら1.5 L も排尿がみられ，本人の苦悶表情も良くなりました．

指導医：事前に起こる可能性のある症状を説明しておくこと，すぐに対応できるように準備をしておくことの重要性を再認識できましたね．

〜2週間後〜

担当医：今日の訪問の際には呼びかけにも反応せず，食事も食べられなくなってしまっているようでした．妻は入院を希望していました．

指導医：今回は可逆的な要因は考えづらい状況だったようですね．

担当医：今までの訪問のなかで妻は，家で人が死ぬことに対しての抵抗感があり，最期は病院でと考えているようでした．現在の病状からはお別れの日が近い可能性が高いことを説明しました．苦痛に関しては在宅でも十分に緩和できること，ケアに関してもヘルパーを含めたサービスを利用することで対応が可能なことをお話ししました．

指導医：事前に意向を聞いていたことで今回のような状況に対応できたわけですね．入院しない場合のメリット（本人の希望をかなえられること），デメリット（家族の負担）を考え，最終的な判断を下さなければなりません．

症例の経過

自宅で看取った場合の妻の心理的な負担も考え，入院の選択をした．患者が入院して4日後，家族に見守られながら永眠された．

妻からは本人の希望通り，直前まで自宅で療養ができ在宅医療を導入してよかったとの言葉が聞かれた．

▶ **本症例のポイント**：患者・家族の入院ニーズを普段の訪問でいかに聞き出すか
がん患者に限らず，普段の訪問診療時に患者や家族の思い・希望を聞き出しておくことが入院判断の参考となることは多い．状態が比較的落ち着いているときの何気ない会話から本人・家族の意向や考えを聞き出せることも多い．

まとめ

◆ 在宅患者における入院判断は，本人のQOLをベースに考えながらも，医学的判断や家族の状況・希望など多面的な要素で判断する必要がある

第8章 症例カンファレンス

9 施設回診で重篤な病態を見逃さないためには

重要な情報を拾い上げるために

今永光彦, 木村琢磨

症例　[87歳　女性]　転倒がみられた施設入所患者
- 認知症にて, 特別養護老人ホームに入所中
- 担当医は, 嘱託医としてかかわっている
- 既往症に深部静脈血栓症あり
- もともと「見守り歩行」の状態であった
- 定期回診時「数日前に転倒した」と看護師より報告を受けた

カンファレンス

担当医：本人は元気そうでしたが, 診察上, 左眼周囲に皮下血腫を認めました. 念のため, 神経学的な診察をしましたが, 特に所見を認めませんでした.

同僚医：神経学的にも問題がなさそうなら, 緊急性はなさそうですね. ただ, 認知症があると細かい診察による評価は限界があるでしょうけど.

指導医：ケアワーカー（ヘルパー）や看護師からみて本人は特に変わりなかったでしょうか. 一般に高齢者, 特に認知機能が低下している患者では「最も身近に接している介護者からの情報」, 特に「いつもと何か違う」などの指摘が, 有用であることも多いと思いますが, 回診中のやりとりを, 詳しく教えてください.

施設における回診中のやりとり

担当医：はい.「転倒してからの状況」をケアワーカーに聞いてみました. 看護師の言う通り「ここ数日で変化はない」とのことでしたが,「この数週間で徐々に足腰が弱り, 歩行に介助が必要になってきていた」とのことでした. また「この数ヵ月で何度か転倒していると思う」との話も聞きました.

同僚医：最後に転倒してからの「数日」という意味では変化がなかったけれども, もう少し長い期間で考えると変化があったのですね.

指導医：その情報を聞き出せたのは大きいですね.

> ▶ **本症例のポイント**：ケアワーカーからの情報
> 　医師や看護師は，「急な変化がないか」「診察時の状況がどうか」など，短いスパンで横断的に判断してしまう傾向があるのかもしれない．施設臨床は，外来や訪問診療に比べて，医師は細かな慢性の変化に気づきにくいのではないだろうか．また，看護師が回診時にケアワーカーからの情報を拾い上げて，医師に報告してくれれば理想的だが，看護師はさまざまなユニットにかかわる必要があり限界もあるうえに，看護師の配置には施設間で差が大きいと考えられる．普段，同じユニットの入所者に最もかかわっているケアワーカーは，筆者らよりも多くのことに気がついており，特に生活面では多くの情報が得られるだろう（「第7章1.施設回診の実際」参照）．

同僚医：さまざまな情報のなかから，何を重視して医師に報告するかは，自分が看護師だったら，なかなか難しそうですね．

指導医：いくら施設の看護師が優秀でも，その情報には限界があることを認識するべきでしょう．だからこそ，ときには回診時に医師自ら，ケアワーカーなどにもアプローチし，必要と思われる情報を積極的に収集することが重要でしょう．

受診を指示するときとは

指導医：そのような情報が明らかになった後，どのようにしたのですか．

担当医：カルテを詳しく確認したところ，抗凝固薬を内服中でした．転倒をくり返し，徐々に歩行障害をきたしていることを考えれば，慢性硬膜下血腫を除外する必要があるのではないかと考え，受診を指示しました．

同僚医：画像の検査は受診しないとできないですもんね．

指導医：もし，慢性硬膜下血腫を認めれば，外科的処置の必要があるか，抗凝固薬を中止するかを検討する必要が出てきますので，検査適応がありますね．

> ▶ **本症例のポイント**：受診の目的
> 　受診にあたっては，何が目的であるかが明確であることが重要である．受診自体が本人の負担となることもある．検査などによって何が変わるのかを考える必要がある（「第6章15.訪問診療と検査」参照）．

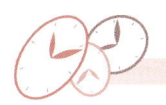

症例の経過

　その後，患者に受診してもらい，頭部CTを施行したところ，慢性硬膜下血腫であった．脳神経外科へコンサルトしたところ「抗凝固薬を中止し，保存的に経過観察する方針」となった．

⚠ 更なる理解のために：「いつもと違う」の訴えに耳を傾ける
臨床では，直接，介護している家族やケアワーカーの「いつもと違う」という訴えは重視すべきであろう．

まとめ
◆ 施設回診では，必要に応じて，医師自ら直接介護するケアワーカーからの情報収集を行う

第8章 症例カンファレンス

10 施設における終末期ケア
ケアワーカーの不安をとるには

今永光彦，筧 孝太郎

> **症例** ［88歳 女性］緩和ケアを行っている施設入所中の患者
> - 認知症にて，特別養護老人ホームに入所中の方で，嘱託医として担当医はかかわっていた
> - ADLは介助で車いす乗車を行い，車いすを自操可能
> - 施設の健診で，鉄欠乏性貧血を認めたため，まず本人の負担の少ない腹部造影CTにて精査を行ったところ，胃がんと診断
> - 胃がんに対して外科的治療の適応があるかを近隣の総合病院外科にコンサルテーションを行った．医学的には適応になりうるが，認知症やADLをふまえるとメリットは少ないであろうとの判断であった．家族も手術は本人の負担が大きいと考えており，緩和ケアを行っていく方針となった

カンファレンス

担当医：食事も食べられていたし，今のところ痛みの訴えなど苦痛な症状もない状況であったため，施設で十分様子をみていける状況であると考え，週1回の回診時に適宜診察することとしました．

指導医：そうだね．予後はどれくらいと考えましたか．

担当医：少なくとも数カ月は大丈夫かと．

指導医：施設の反応はどうでしたか．

担当医：予想以上に施設の職員，特に一番接するケアワーカー（ヘルパー）は不安が大きいようでした．

同僚医：施設では，終末期の患者をどのようにケアしていけばよいのか戸惑いもあったのですね．

施設における症状緩和と薬剤の使用

担当医：施設の職員とカンファレンスを行い，現在の状態や今後予測される症状に対して説明を行いました．その時点ではときどき微熱が出ていましたが，本人の状態があまり変わりなければ気にする必要はないことを伝えました．

同僚医：その後の経過を教えてください．

担当医：その後，半年は特にお変わりなく過ごされましたが，次第に体の痛みを訴えるようになりました．当初はNSAIDsの内服で症状コントロールが図れていましたが，次第にコン

　　　　トロール不良となってきたため，モルヒネ（オプソ®）を頓用で使用してもらうようにしました．

指導医：薬剤の使用に関しては特に問題はありませんでしたか．

担当医：認知症もある方で，ご本人が痛みの箇所など適切に言えないため，どのようなときに薬を使用してよいのかケアワーカーたちには戸惑いもあったようでした．再度カンファレンスを開き，ケアワーカーからみて本人の苦痛が強そうなときは，痛みの部位にかかわらずモルヒネを使用してよい旨を伝えました．

同僚医：施設においては，薬剤をどのようなときに使用すればよいのか，具体的に説明しておくと職員も安心して使えますね．

指導医：オピオイドの安全性や副作用などについても説明しておくとさらによいかもしれないですね．また急変時の対応については事前に話合いをしていたのですか．

死亡時の対応

担当医：施設の方針として看取りは行わないことが前提でしたから，状態によって事前に入院してもらうしかないと考えていました．

指導医：「気がついたら息をひきとっていた」という状況であれば，こちらにとりあえず連絡してもらうよう伝えておくとよいかもしれませんね．その状態で，救急車で救命救急センターなどに運ばれることは避けたいですからね．

ケアワーカーの立場

同僚医：家族はできるだけ施設で過ごしてほしいと思っていたのですか．

担当医：本人が施設に馴染んでいるのを家族は感じていたらしく，施設でみられる範囲でみてほしいという気持ちがあったようです．

指導医：最も身近でケアをするケアワーカーはどの状態まで施設でみられる，もしくはみたいと感じていたのでしょう．

担当医：個々のケアワーカーによって違いはあったのかと思いますが，全般に言えることは看取りへの恐怖心のようなものが強かったように思います．

同僚医：自分の目の前で，人が亡くなることへの恐怖や責任の重さのようなものなんですかね….

指導医：そのあたりは今後の課題なのでしょうね．現場のケアワーカーが，それほど負担に感じることなく，むしろ終末期のケアや看取りにやりがいを感じられるような環境づくりや教育が必要となってくるのではないでしょうか．

> ▶ 本症例のポイント：ケアワーカーの立場
> ケアワーカーは看護師よりも，施設看取りへの精神的負担が大きいことを早坂らは報告している[1]（「第7章7.施設における終末期への対応」参照）．ケアワーカーの精神的負担をいかにしてとるかが重要である．それが施設では看護師の役割でもあり，看護師への指導は医師の役割でもある．

看護師への指導

[同僚医]：看護師さんたちはどのようにかかわっていたのですか．

[担当医]：ケアワーカーの不安をできるだけとるような形でかかわってくれていました．こちらから，患者さんのケアを行ううえで共有したいことを看護師に伝えました．本人の苦痛をとったり，できるだけ施設で長く穏やかに過ごせることを重視していくことで共通の認識が得られていたように思います．状態が徐々に低下していき，食事も摂れなくなってきましたが，看取りの直前まで施設で過ごすことができました．

[指導医]：入院の判断はいつしましたか．

[担当医]：回診時に相談を受け，苦痛が急激に強くなっていること，食事が全く摂れなくなってしまったことなどからいよいよお別れのときが近いと考え，施設と相談し入院となりました．入院した夜に永眠されましたが，家族は施設で多くの時間過ごせたことに満足されていました．

医師の役割

[指導医]：施設における終末期ケアで医師が果たすべき役割はどのようなものなのでしょう．

[担当医]：患者・家族の希望やQOLを重視しながらも，ケアワーカーの負担とのバランスを考えて意思決定を考えていくことでしょうか．

[指導医]：そうですね．そのためには，施設長や看護師との連携を行い，施設の職員とケアの方向性の共有を行うことが重要ですね．

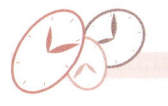

症例の経過

後日，相談員・看護師・ケアワーカーら施設職員と振り返りの機会をもった．患者と最も接していたケアワーカーの思いや考えは個人差があり，今回の症例に対して，「やりがいを感じた」といったポジティブな感想もあれば，「いつ亡くなるか不安でしかたなかった」，「これでよいのかと思った」などの感情を表出したケアワーカーもいた．ケアの方向性を，かかわるすべての職種で共有することの難しさを感じるとともに，このような振り返りの機会の重要性を実感した．

> ⚠ **更なる理解のために：施設における終末期ケアのあと**
>
> 深澤らの研究では，介護福祉施設における看取りの経験による『援助者自身の変化』として「死生観」や「自然な死に逝くことの受け入れ」などの価値観が変容することを指摘している[2]．本症例のように施設で看取りまで行わなくとも，終末期ケアを行ったことには変わりはない．そのような体験を，恐怖心や精神的負担などネガティブな感情も含めて，職場内で共有する振り返りの時間をもつことが大切である．

まとめ

◆ 施設における終末期ケアは，施設職員のさまざまな負担を考慮しつつ，患者主体のケアを行っていくことが大切である

＜文献＞
1) 早坂寿美 ほか：介護職員の死生観と看取り後の悲嘆心理・看護師との比較から．北海道文教大学研究紀要 34：25-32, 2010
2) 深澤圭子 ほか：福祉施設における終末期高齢者の看取りに関する職員の思い．北海道文教大学研究紀要 35：49-55, 2011

付録

付録❶ 介護保険 ……………………… 264

付録❷ 身体障害者障害程度等級表 …… 269

付録❸ 高齢者診療で役立つ書籍 ……… 270

付録 1 介護保険 〜主治医意見書の記入法〜

診断名
病気の重症度でなく、介護必要度の高いものから順に記載する。そのため、以下の病歴であれば病名の記載順は変わることとなる。
「認知症の周辺症状として徘徊が目立ち、転倒して骨折。しかし手術成功後再度歩行可能になった。転倒のリスクはあるが徘徊継続し、夜間せん妄も強く、壁に便をこすりつける行動が目立つ。」
このような場合は、1：アルツハイマー型認知症、2：右大腿骨頚部骨折術後 という順番に記載する。介護をするうえで、どれほど手がかかるのかがポイント。

症状としての安定性
急性疾患や、慢性疾患の急性増悪などで、積極的な医学的管理を必要とすることが予想される場合などには「不安定」を選択し、具体的な内容を自由記載欄に記載する。記載しきれない場合は下の(3)に記載する。

経過・治療内容
1-(1)-1の病名（ここでは右大腿骨頚部骨折）をきちんと選択し、半年以内の現病歴を記載すればよい。投薬内容は、1-(1)-1の病名に関係しなくても、介護上留意すべき薬剤があれば記入する。単に羅列するのではなく、必ず服用する薬剤・必要な場合は頓用薬を整理して記載するとよい。

特別な医療
医師でなければ行なえない行為（家族及び本人が行なえる類似の行為は含まれない）。

日常生活の自立度
障害高齢者：図1参照
認知症高齢者：図2参照

認知症の周辺症状
「その他」の欄には介護者から得た具体的な内容を記載してもよいと思われる。

その他の精神・神経症状
失語・構音障害・せん妄・傾眠傾向・失見当識・失認・失行にあてはまるものがあれば記載する。

主治医意見書　　記入日　平成24年9月21日

申請者：（ふりがな）さいたま はなこ　埼玉 花子　男・女
明・(大)・昭 12年 2月 2日生（89歳）
〒337－0000　埼玉県さいたま市△△区△△△○-△-△
連絡先 048（×××）0△△△

上記の申請者に関する意見は以下の通りです。
主治医として、本意見書が介護サービス計画作成に利用されることに ☑同意する。 □同意しない。
医師指名：○○○○
医療機関名：○○○○病院　電話 048（000）△△△△（代）
医療機関所在地：埼玉県○○×× -△△　FAX 048（000）××××（代）

(1) 最終診察日　平成24年9月10日
(2) 意見書作成回数　☑初回 □2回以上
(3) 他科受診の有無　□有 ☑無
（有の場合）→□内科 □精神科 □外科 □整形外科 □脳神経外科 □皮膚科 □泌尿器科　□婦人科 □眼下 □耳鼻咽喉科 □リハビリテーション科 □歯科 □その他（ ）

1．傷病に関する意見
(1) 診断名（特定疾病または生活機能低下の直接の原因となっている傷病名については1.に記入）及び発症年月日
　1．右大腿骨頚部骨折　　発症年月日（昭和・㊟）24年 7月 18日頃
　2．アルツハイマー型認知症　発症年月日（昭和・㊟）20年 6月 不明日頃
　3．高血圧症　　　　発症年月日（昭和・平成）年 月 日頃
(2) 症状としての安定性　☑安定 □不安定 □不明
（「不安定」とした場合、具体的な状況を記入）
(3) 生活機能低下の直接の原因となっている傷病または特定疾病の経過及び投薬内容を含む治療内容
〔最近（概ね6ヶ月以内）介護に影響のあったもの 及び 特定疾病についてはその診断の根拠等について記入〕
平成24年4月から特別養護老人ホーム入居中である。アルツハイマー型認知症で徘徊を始めたが、同年7月18日転倒し右大腿骨頚部骨折となった。手術は成功したが、現在は車椅子乗車・トイレ移乗不可でオムツ対応のADLとなっている。8月30日退院し、もとの特別養護老人ホームで生活している。
アリセプトD®（5）1T1×（朝食後）、アムロジン®（5）1T1×（朝食後）
ロキソニン®（60）1T/回（頓用）、リスパダール®（1）1T/回（頓用）

2．特別な医療（過去14日以内に受けた医療のすべてにチェック）
処置内容　□点滴の管理 □中心静脈栄養 □透析 □ストーマの処置 □酸素療法
　　　　　□レスピレーター □気管切開の処置 ☑疼痛の看護 □経管栄養
特別な対応　□モニター測定（血圧、心拍、酸素飽和時度等） □褥瘡の処置
失禁への対応　□カテーテル（コンドームカテーテル、留置カテーテル）

3．心身の状態に関する意見
(1) 日常生活の自立度等について
・障害高齢者の日常生活自立度（ねたきり度） □自立 □J1 □J2 □A1 □A2 ☑B2 □C1 □C2
・認知症高齢者の日常生活自立度　□自立 □I ☑IIa □IIb □IIIa □IIIb □IV □M
(2) 認知症の中核症状（認知症以外の疾患で同様の症状を認める場合を含む）
・短期記憶　□問題なし ☑問題あり
・日常の意思決定を行うための認知能力　□自立 ☑いくらか困難 □見守りが必要 □判断できない
・自分の意思の伝達能力　□伝えられる ☑いくらか困難 □具体的要求に限られる □伝えられない
(3) 認知症の周辺症状（該当する項目全てチェック：認知症以外の疾患で同様の症状を認める場合を含む）
□無 ☑有 　□幻視・幻聴 □妄想 □昼夜逆転 □暴言 □暴行 □介護への抵抗 □徘徊
　　　　　　□火の不始末 □不潔行為 □異食行動 □性的問題行動 □その他（ ）
(4) その他の精神・神経症状
□無 ☑有 〔症状名： せん妄 　　専門医受診の有無 □有（ ） ☑無

身体の状態

しばしば身長・体重が空欄の意見書を見かけるが，可能な限り記載すること．介護保険の判定会議には，本人を見たことがない人達も多く，体型をイメージできるようにする．体重変化は一般的には3％以内の増減であれば「維持」を選択する．

生活機能の維持・改善の見通し

ほとんどの場合「期待できる」にチェックすることになるが，サービス内容とその効果を常にイメージしておく．

医学的管理の必要性

「その他の医療系サービス」には地域支援事業の訪問型介護予防，機能訓練，保健所が実施する保健指導，入所・入居（老人保健施設や特別養護老人ホームなど），入院などを記載．

留意事項

[血圧]
例えば自律神経障害で血圧の変動が激しい場合は，症状がなくても血圧が低い or 高いだけで，訪問入浴が受けられない場合がある．そのため，血圧に関する注意点は細かく記載する．

[摂食]
食事に関する注意事項を記載する．例えば，1回の食事量は少なめ・口の開きは小さい・箸は使用できないためフォークがよい，など

[嚥下]
嚥下運動機能に関する留意事項を記載する．例えば，誤嚥に注意・トロミをつける・キザミにする，など

[移動]
歩行だけでなく移乗動作（見守り or 介助）なども含める．

[運動]
転倒予防・心肺機能などへの配慮で留意すべき事項を記載する．

感染症の有無

B型肝炎やC型肝炎など，介護する側が注意した方がよい慢性感染症があれば記載する．

特記すべき事項

他の項目で記入しきれなかったことや，選択式では表現できないことを簡潔に記入する．この書類を判定するのは医師だけではないため，医師同士の診療情報提供書をそのまま記載するのではなく，介護面での注意点を記載すべきである．具体的には，①医学的必要性の追加事項，②身体機能面での問題点（表1参照），③認知機能面での問題点（表2参照），④背景・環境面・経済面・家族状況，などの順で記載することが望ましいと考える．

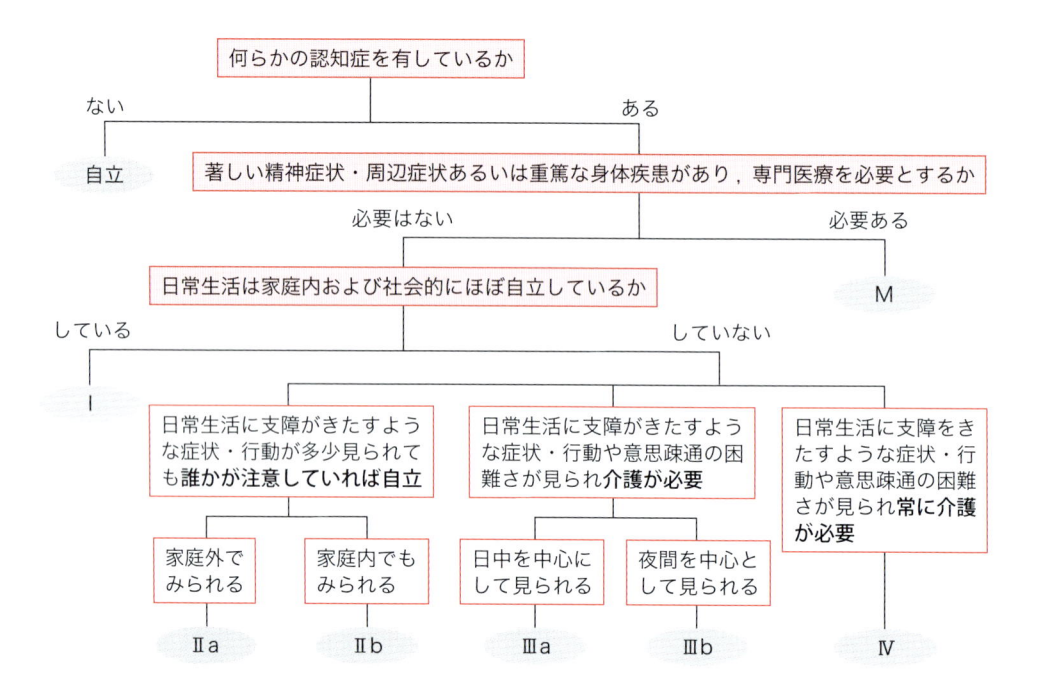

図1 ● 障害高齢者の日常生活自立度判定チャート［判定の流れ］

何らかの認知症を有しているか
- ない → 自立
- ある → 著しい精神症状・周辺症状あるいは重篤な身体疾患があり，専門医療を必要とするか
  - 必要ある → M
  - 必要はない → 日常生活は家庭内および社会的にほぼ自立しているか
    - している → Ⅰ
    - していない
      - 日常生活に支障がきたすような症状・行動が多少見られても誰かが注意していれば自立
        - 家庭外でみられる → Ⅱa
        - 家庭内でもみられる → Ⅱb
      - 日常生活に支障がきたすような症状・行動や意思疎通の困難さが見られ介護が必要
        - 日中を中心にして見られる → Ⅲa
        - 夜間を中心として見られる → Ⅲb
      - 日常生活に支障をきたすような症状・行動や意思疎通の困難さが見られ常に介護が必要 → Ⅳ

（文献1より転載）

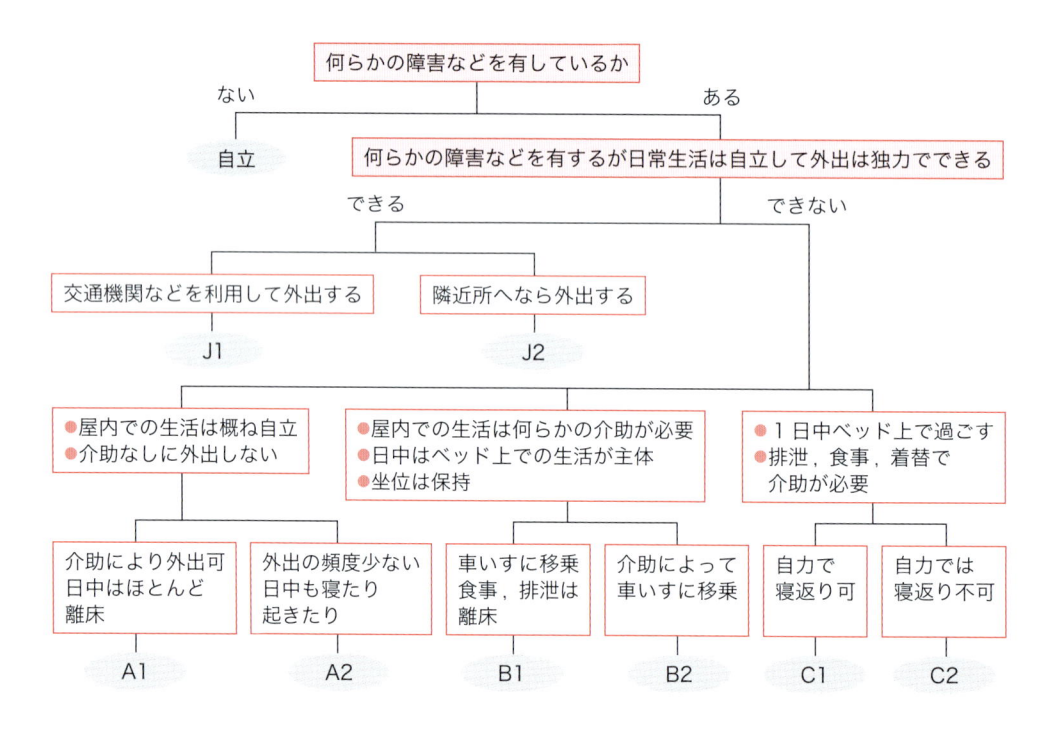

図2 ● 認知症高齢者の日常生活自立度判定チャート［判定の流れ］

何らかの障害などを有しているか
- ない → 自立
- ある → 何らかの障害などを有するが日常生活は自立して外出は独力でできる
  - できる
    - 交通機関などを利用して外出する → J1
    - 隣近所へなら外出する → J2
  - できない
    - 屋内での生活は概ね自立／介助なしに外出しない
      - 介助により外出可 日中はほとんど離床 → A1
      - 外出の頻度少ない 日中も寝たり起きたり → A2
    - 屋内での生活は何らかの介助が必要／日中はベッド上での生活が主体／坐位は保持
      - 車いすに移乗 食事，排泄は離床 → B1
      - 介助によって車いすに移乗 → B2
    - 1日中ベッド上で過ごす／排泄，食事，着替で介助が必要
      - 自力で寝返り可 → C1
      - 自力では寝返り不可 → C2

（文献1より転載）

表1 身体機能面での問題点

記載のための情報収集の視点と方法	高齢者の身体機能の低下を把握するときに，その視点として重要なのは障害の程度というより「生活に支障があるかどうか」，見方を変えれば「介護の負担状況の変化」とも言えるが，それを家族や介護者，そしてサービス提供者から把握する情報収集ルートを確保することがポイントである．また，身体機能の低下は心理的な問題や閉じこもり傾向などとも密接にかかわるので，介護保険サービスを利用中であれば，介護支援専門員との間で情報交換，情報の共有化を図ることが求められるだろう．参考までに簡単な日常生活の動作チェック項目を示す．本人・家族に事前にチェックをしてもらったり，院内・院外の関係スタッフから情報を集めたり，また，ご自身の問診などでも，廃用性の身体機能の低下を見逃さないことが何より重要である．	
	チェック項目	
	□食事の場面	① むせることが多くなった ② 食事に時間がかかるようになった ③ 箸やスプーンを使えなくなった ④ 食事中に横に傾いたり，椅子から落ちそうになったりする
	□就寝時	① 寝返り，起き上がりに時間がかかるようになった ② 起き上がりのときによくふらついたり，転倒することもある
	□トイレやオムツで	① 尿意がはっきりしなくなってきた ② パンツの上げ下ろしでふらつく ③ トイレ移動時にふらつく（手すりの「あり」「なし」） ④ 夜のトイレ（「トイレ」「ポータブルトイレ」「しびん」）
	□移動の時	① 最近ふらつくようになってきた ② 家の中では，伝い歩きや杖で移動している ③ 階段や段差のあるところで，膝折れなど転びそうになることがある
	□風呂	① 転びそうになる（手すり「あり」「なし」） ② 風呂から出られなくなることがある
	□玄関	① 転びそうになる（手すり「あり」「なし」），（椅子「あり」「なし」）
	□日中の座りきり評価	① 日中テレビを見て座っていることが多い ② 自宅では日課がある〔家の施錠・カーテン・新聞取り・郵便取り・庭の手入れ・炊事・洗濯・掃除・散歩・その他（　　　　）〕
具体的な文例	（1）疾患や症状に伴う介護の手間に関すること	
	・パーキンソン症状のため転倒の危険性が高く，廃用症候群に陥りやすい． ・骨粗しょう症のため，再度の骨折や転倒・転落の予防の環境整備が必要である． ・片麻痺であるが，少しずつ移動できるようになっているため，かえって慎重さに欠けたり，注意力が散漫となって転倒しやすく，常時の見守りが必要である．	
	（2）直接的な介助・ケアやサービス利用に関すること	
	・片麻痺のため，動作の一部（できない部分）を手伝う形での介助となり，家族による介護（時間）の負担が大きい． ・日常生活での歩行訓練には，転倒の危険があるので，近隣への散歩には毎回家族が付き添っている． ・転倒による廃用症候群の予防のため，短期集中的なリハビリの提供の確保が望まれる．	

（文献1より抜粋）

表2 認知機能面での問題点

記載のための情報収集の視点と方法	認知機能の低下に伴う介護の手間を的確・十分に表現するため，主として以下の視点で情報を集めること（状況を把握しておくこと）が重要と考えられる．

チェック項目

□日常生活動作	例）薬の飲み忘れが多い，トイレがわからず部屋の中で排泄する
□行動・心理症状	例）不安が強い．1人で外出し戻って来られず警察に保護される
□処方内容とその影響	例）少量の抗精神病薬を使用したところ歩行困難となり，中止した
□現在受けている支援および今後必要な支援	例）現在デイサービスを週3回利用している，今後ショートステイの利用によって介護負担を減らす必要がある
□生活環境	例）独居，公団の4階に住んでいてあまり外出しない
□家族の状況と介護負担	例）認知症の妻と二人暮らしである．主介護者である長男の嫁がもの盗られ妄想の対象となっており，その対応に疲弊している
□経過	例）ADLは悪化しつつある．徘徊の頻度は増加している
□身体合併症	例）肺炎を来たしたが認知症のため外来で点滴治療を行っている
□その他の評価上の留意事項	例）症状は1日のうちでも大きく変動している．とりつくろいのため正常にみられる

また，収集した情報を"介護の手間"に置き換えて表現する際に，以下の視点が参考になるだろう．

- 認知機能，例えば記憶の障害があってもメモなどの活用により自立して生活できる場合があり，即座に介護の手間に結びつくとは限らない．
- 行動・心理症状は介護の手間と相関関係にあることが示されている．特に夜間の不穏や幻覚・妄想などは介護負担を増す因子とされていて，行動・心理症状の種類と頻度・程度の評価が重要となる．
- 頻度は少なくても火の不始末や夜間の徘徊，経済被害の状況など本人と家族の生命や財産に重大な影響を与える事柄についても評価しておくことが望ましいと言える．
- 認知症で介護への抵抗を示す場合には，一般的に身体症状のみの高齢者の場合よりも介護の手間が増加すると言われる．
- 生活環境や家族の状況も介護の手間に影響を与える．徘徊を例にとっても，行動が制限される病院や施設などに入院・入所している場合と自由に出入りができる自宅にいる場合では介護負担は異なってくることが想定され，適切に記載される必要がある．
- 介護者が認知症の場合には，対応がより困難になることは容易に想像できる．
- 認知症のある高齢者の介護の手間はさまざまな要素が複雑に絡み合って生じる場合が多いので，個々の要素とその関係を含めて評価，記載することが望まれる．

具体的な文例	

（1）日常生活中にみられる介護の手間に関すること

- ゴミ出しの曜日を間違え，トラブルになることがある．
- 外出するが，しばしば道に迷い，近所の人に連れてきてもらうことがある．

（2）症状の進行に関すること

- 2年前の初診時にHDS-Rが6点であったが，現在は実施困難である．
- もの盗られ妄想が激しくなっている．

（3）直接的な介助・ケアやサービス利用に関すること

① 家族介護の状況（負担感）
- 自宅では入浴を嫌がるため，デイサービスで入浴している．
- トイレに連れて行っても便座に腰掛けることが困難であり，介助に手間がかかる．
- 家族がいないと不安が強く，家族についてまわり，家族の介護負担も大きい．
- 主介護者である長男の嫁がもの盗られ妄想の対象となっており，その対応に疲弊している．

② 利用している・必要となる介護サービス・サービス利用の注意点
- 独居のため，服薬管理や経済被害に対する見守りが必要である．

（文献1より抜粋）

<文献>
1）「主治医意見書記載ガイドブック（概要版）〜特記すべき事項欄の充実のために〜」（平成22年度 厚生労働省老人保健健康増進等事業「要介護認定における主治医意見書の記載方法等に関する調査研究事業」委員会 編），NPOシルバー総合研究所，2011

<筧　孝太郎，木村琢磨>

付録 2 身体障害者障害程度等級表

　医師が身体障害者手帳の申請に必要な診断書を記載するためには資格（身体障害者福祉法第15条指定医師）が必要である．しかし，資格がない場合にも，医師として高齢者の臨床に携わる以上，身体障害者手帳と無関係ではない．例えば，「在宅療養する患者に医師が中心にかかわる場合」には，「患者サイドに対する身体障害者手帳に関する情報提供」を医師から適切に行う必要がある．高齢者にかかわる医師には，「身体障害者手帳を考慮する必要があるか否か」を判断し，「必要に応じて，ソーシャルワーカーなどの専門職にコンサルトを行うこと」が求められよう．

　なお，身体障害者手帳を考慮する部位・疾患は多岐にわたる（表3）．一例として下肢の障害程度等級表を表4に示す．その他の障害の等級については身体障害者福祉法施行規則を参照のこと（http://law.e-gov.go.jp/htmldata/S25/S25F03601000015.html）．

表3　身体障害者手帳の申請を考慮する障害の部位・疾患

- 視覚障害
- 聴覚障害
- 平衡機能障害
- 音声機能，言語機能またはそしゃく機能の障害
- 上肢
- 下肢
- 体幹
- 乳幼児期以前の非進行性の脳病変による運動機能障害（上肢機能，移動機能）
- 心臓機能障害
- 腎臓機能障害
- 呼吸器機能障害
- 膀胱または直腸の機能障害
- 小腸機能障害
- ヒト免疫不全ウイルスによる免疫機能障害
- 肝臓機能障害

（表3・4共に，2012年10月現在，身体障害者福祉法施行規則別表第五号を参考に作製）

表4　身体障害者障害程度等級表（下肢）

	肢体不自由（下肢）
1級	1　両下肢の機能を全廃したもの 2　両下肢を大腿の2分の1以上で欠くもの
2級	1　両下肢の機能の著しい障害 2　両下肢を下腿の2分の1以上で欠くもの
3級	1　両下肢をショパール以上で欠くもの 2　一下肢を大腿の2分の1以上で欠くもの 3　一下肢の機能を全廃したもの
4級	1　両下肢のすべての指を欠くもの 2　両下肢のすべての指の機能を全廃したもの 3　一下肢を下腿の2分の1以上で欠くもの 4　一下肢の機能の著しい障害 5　一下肢の股関節または膝関節の機能を全廃したもの 6　一下肢が健側に比して10cm以上または健側の長さの10分の1以上短いもの
5級	1　一下肢の股関節または膝関節の機能の著しい障害 2　一下肢の足関節の機能を全廃したもの 3　一下肢が健側に比して5cm以上または健側の長さの15分の1以上短いもの
6級	1　一下肢をリスフラン関節以上で欠くもの 2　一下肢の足関節の機能の著しい障害
7級	1　両下肢のすべての指の機能の著しい障害 2　一下肢の機能の軽度の障害 3　一下肢の股関節，膝関節または足関節のうち，いずれか一関節の機能の軽度の障害 4　一下肢のすべての指を欠くもの 5　一下肢のすべての指の機能を全廃したもの 6　一下肢が健側に比して3cm以上または健側の長さの20分の1以上短いもの

- 同一の等級について2つの重複する障害がある場合は，一級うえの級とする．ただし，2つの重複する障害が特に本表中に指定せられているものは，該当等級とする
- 肢体不自由においては，7級に該当する障害が2以上重複する場合は，6級とする
- 異なる等級について2つ以上の重複する障害がある場合については，障害の程度を勘案して当該等級より上位の等級とすることができる
- 「指を欠くもの」とは，おや指については指骨間関節，その他の指については第一指骨間関節以上を欠くものをいう
- 上肢または下肢欠損の断端の長さは，実用調（上腕においては腋窩より，大腿においては坐骨結節の高さより計測したもの）をもって計測したものをいう
- 下肢の長さは，前腸骨棘より内くるぶし下端までを計測したものをいう

＜木村琢磨＞

付録 3　高齢者診療で役立つ書籍

1．高齢者診療全般

① 「老年医学テキスト」（日本老年医学会 編），メジカルビュー社，2008
　　高齢者の医学問題について幅広く記載されている高齢者医療の教科書である．

② 「高齢者救急—急変予防＆対応ガイドマップ」（岩田充永 編），医学書院，2010
　　典型的な症状が出にくいとされている高齢者の初期対応について，わかりやすく記載されている．

③ 「高齢者の薬よろずお助けQ＆A 100」（桑島 巌 編），羊土社，2012
　　高齢者に対する投薬について分野別に詳しく解説されている．頻用される薬剤や禁忌・注意すべき薬剤についてもまとまっている．

④ 「お年寄りと家族のためのソーシャルスキル」（松田 修 著），サイエンス社，2004
　　お年寄りと接する一般の人向けの本であるが，医師として知っておくと役立つ内容が多い．

2．栄養・食事

⑤ 「ベットサイトから在宅まで使える　嚥下食のすべて」（金谷節子 編），医歯薬出版，2006
　　嚥下食機能評価及び摂食・嚥下の理解を深められる内容であり，嚥下食の作り方にもふれている．また，在宅における摂食・嚥下のアプローチと食生活指導についてかかれており，在宅診療に役立つ内容である．

⑥ 「高齢者のための栄養ケア・マネジメントと食事支援」（小島靖子 著），医歯薬出版，2010
　　高齢者の栄養ケア・マネジメントにおいて，日常よく見かける具体的な事例を示してあり，個々の対応方法が記されている．また，摂食・嚥下困難食への対応や具体的レシピ集も含まれている．

⑦ 「スリーステップ栄養アセスメントを用いた在宅高齢者食事ガイド」
（在宅チーム医療栄養管理研究会 監修），第一出版，2006
　　在宅高齢者が陥りやすい脱水，PEM（タンパク質・エネルギー欠乏症），摂食・嚥下障害・褥瘡の症状を取り上げ，具体的な高齢者の症状，予防及び対処等を示してある．

⑧ 「嚥下障害ポケットマニュアル」（聖隷三方原病院嚥下チーム 著），医歯薬出版，2011
　　実際の臨床の場で必要な手技と知識をコンパクトに調べやすいようにまとめてある．摂食・嚥下における具体的な訓練方法も理解しやすく解説されている．

3．在宅医療・施設臨床

⑨ 「在宅医学」（日本在宅医学会テキスト編集委員会 編），メディカルレビュー社，2008
　　現時点で唯一といってよい在宅医療の系統的教科書．在宅医療の総論から疾患別の各論まで幅広く記載されている．高齢者医療に関する記載も充実している．

⑩ 「在宅医療の技とこころ　"口から食べる"を支える　－在宅でみる摂食・嚥下障害，口腔ケア-」
（新田國夫 編著），南山堂，2010
　　口腔ケアの具体的方法のみならず，摂食・嚥下障害への対応全般について実用的な情報が記されている．

⑪ 「根拠にもとづく 高齢者施設ケア」（田宮菜奈子 ほか 編），金芳堂，2010
　　施設で経験しうる臨床事象について網羅的に解説されており，初学者に向いていると思われる．

4．医療福祉

⑫ 「福祉サービスの基礎知識 改訂8版」（三浦文夫 編著），自由国民社，2011
　　高齢者福祉，障害者福祉，児童福祉などの保健，医療，介護などのサービス等に加えて，公的年金や医療保険などの制度やサービスを利用することに役立つ実用書としての内容になっている．

⑬「障害年金の受給ガイド」(河地秀夫 著), パレード, 2008
受給用件，初診日の取扱など複雑な障害年金について，障害年金を請求する側の立場でていねいに解説している．

⑭「障害年金と診断書 平成24年7月版」(社会保険研究所 著), 年友企画, 2012
障害年金における診断書作成に関する専門解説書で，その具体的な記載例を詳細に掲げ，医師が診断書を作成するのに役立つ内容となっている．

⑮「医療福祉総合ガイドブック」(日本医療ソーシャルワーク研究会 編), 医学書院, 2012
介護保険のみならず，社会保障制度全般にわたる情報がコンパクトに記述されている．毎年アップデートされている．

5．緩和ケア

⑯「こうすればうまくいく 在宅緩和ケアハンドブック」(粕田晴之 監修), 中外医学社, 2009
主としてがん緩和ケアを在宅で行うための実用的情報が記されているが，緩和ケアの医学的情報のみならず，社会的背景や支援制度，薬剤管理などの周辺情報についても知ることができる．

⑰「チャレンジ！非がん疾患の緩和ケア」(平原佐斗司 編), 南山堂, 2011
非がん高齢者を診るにあたって必要な疫学データや予後予測，実践的な疾患毎の緩和ケアについて詳細に解説されている．本邦では未だ確立していない非がん高齢者の緩和ケアを考えていくためのmile stone的な良書．

6．住環境

⑱「いえとまちのなかで老い衰える これからの高齢者居住 そのシステムと器のかたち」
(井上由起子 著), 中央法規, 2006
建築計画学の専門家による，高齢者居住の実態調査やフィールドワークを基にした今後の高齢者の住まい方についての提言．在宅から施設，まちづくりにおよぶ幅広い視点から論じられている．

⑲「福祉住環境コーディネーター検定試験1級公式テキスト」(東京商工会議所 著), 東京商工会議所, 2012
介護保険における住宅改修の専門職である福祉住環境コーディネーターに必要とされる知識を盛り込んでいる．住宅改修の実務的な基本的知識が記されている．1級のほか，より内容をコンパクトにした2級・3級のテキストもある．

7．その他

⑳「高齢者虐待に挑む」(津村智恵子, 大谷昭, 高齢者虐待防止研究会 編), 中央法規出版, 2004
高齢者虐待は発見・介入ともに困難な部分が多い．本書には，今までの様々な研究結果による知見とともに，具体的な対処法や予防法が書かれており，実用性がある．また，現状での制度面・法律面の記載もあり参考になる．

㉑「重度痴呆性老人のケア―終末期をどう支えるか」(村井淳志 訳, Ladislav Volicer, Ann Hurley 著), 医学書院, 2000
認知症の終末期ケアについて，当時のエビデンスをもとに記述されている．エビデンス自体は古くなっている部分もあるが，普遍的な内容も多く，認知症のみならず高齢者の終末期ケアを考えるうえで非常に示唆に富む書籍である．

㉒「認知症のケア―認知症を治す理論と実際」(竹内孝仁 著), 年友企画, 2005
認知症のケアにおいて，病型によるアプローチや薬物療法での限界を感じることが多い．本書では，認知症患者に対して生活面や心理面から実際にどのようにアプローチすればよいかをわかりやすく説明している．介護職の方にも大変参考になる内容と思われる．

㉓「禁煙学 改定2版」(日本禁煙学会 編), 南山堂, 2010
禁煙について様々な方面からの記載があり，モチベーションを維持するために参考になる記載も多くある．

<執筆>①②㉓：齋藤雄之／③⑰：矢吹 拓／④⑪：木村琢磨／⑤～⑧：宮内眞弓／⑨⑩⑮⑯⑱⑲：外山哲也／⑫～⑭：鈴木信夫／⑳～㉒：今永光彦

索引 Index

数字

5回立ち座りテスト ………… 52

欧文

A〜E

AADL …………………… 34
ADL ……… 24, 25, 139, 158, 191
advanced ADL …………… 34
best supportive care ……… 35
BPSD ………………… 76, 163
BSA ……………………… 155
BSC ……………………… 35
Ccr ……………………… 154
CDT ……………………… 26
CGA …………………… 24, 232
CGA-7 ………………… 24, 25
clock drawing test ………… 26
Cockcroft-Gault式 ………… 154
consultation ……………… 148
DNARオーダー …………… 136
Du Boisの式 ……………… 155
EBCP ……………………… 88
eGFR ……………………… 154
evidence based clinical practice
 …………………………… 88

G〜N

GFR ……………………… 154
glomerular filtration rate … 154
home hazard ……………… 72
Informal（curbside）consultation …………………… 149
LCP ……………………… 177
MCI ……………………… 118
MDRD式 ………………… 154
Mild Cognitive Impairment
 …………………………… 118
mineralocorticoid-responsive hyponatremia of the elderly
 …………………………… 156
Mini-Cogテスト …………… 26
mini nutritional assessment … 45
MNA ……………………… 45
MRHE …………………… 156
MWST …………………… 29
No blame culture ………… 150

O〜W

olson ……………………… 92
palliative prognostic index … 176
palliative prognostic score … 176
PaPスコア ……………… 176
PEM ……………………… 44
PPI ……………………… 176
protein energy malnutrition … 44
QOL ……………………… 17
refferal ………………… 148
repetitive saliva swallowing test
 …………………………… 121
RSST ………………… 29, 121
simple two step swallowing provocation test ……… 121
transgenerational design … 37
TSH ……………………… 132
watchful waiting ………… 120
Wernicke脳症 …………… 151
Whispered-Voice test …… 30

和文

あ〜お

アイデンティティ ………… 21
アドヒアランス …………… 98
安静度 ………………… 138, 139
安定期 …………………… 172
医学的適応 ………………… 97
生き甲斐 ………………… 34
意思決定プロセス ………… 237
一過性意識障害 ………… 122
医療面接 ………………… 164
胃瘻 ………………… 45, 237
インフルエンザ …………… 213
インフルエンザワクチン …… 127
運動機能 ………………… 52
運動療法 ……… 42, 53, 114, 115
エアマット ……………… 191, 218
栄養管理 ………………… 194
栄養サマリー …………… 210
円環モデル ……………… 92
嚥下運動 ………………… 48
嚥下機能障害 …………… 50
嚥下障害 ……… 28, 29, 47, 49

Index

往診	201
置き薬	188
オピオイド	174, 202
オムツ外し	54
おやつ	211

か

開眼片脚起立時間	52
介護かかえこみ	102, 249
介護休暇	69
介護抵抗	216
介護認定区分	65
介護負担	204, 246
介護負担感	68, 158
介護保険	231
介護保険サービス	65
介護予防事業	113
介護量	158
改訂水飲みテスト	29, 47
外来カンファレンス	134
風邪症候群	116
家族	222
家族-医師でのコミュニケーション	164
家族機能	92
活動度	142
カヘキシー	44
簡易栄養状態評価表	45
環境要因	84
関係性	93
がん検診	113
患者-医師でのコミュニケーション	164
患者-医師の「二者のやりとり」	19
患者-家族-医師でのコミュニケーション	164
患者-家族-医師の「三者のやりとり」	19
患者背景	14
関節拘縮	190
感染対策	213
漢方薬	117

き・く・け

キーパーソン	153
虐待	104, 249
共依存	102
共依存状態	247
虚弱高齢者	230
禁煙	133
緊急時	225
緊急電話	198
筋力低下	52, 190
区分変更	66
グリーフケア	180
グループ診療	199
グループホーム	226
クレアチニンクリアランス	154
ケアカンファレンス	203, 247
ケアマネージャー	66, 247
ケアワーカー	208, 212, 256
経直腸投与	202
軽度認知機能低下	118
血圧左右差	130
結核	213
健康教育	80
言語的コミュニケーション	167
検査適応	96

こ

後期高齢者健診	112
抗凝固療法	128
口腔ケア	50
高血圧	108, 130
抗血小板療法	128
後見	77
鉱質コルチコイド反応性低ナトリウム血症	156
拘縮	191
抗精神病薬	215
交通事故	83
抗パーキンソン病薬	117
後方支援病院	225
高齢者総合的機能評価	230
高齢者総合評価	24
誤嚥	47
誤嚥性肺炎	28, 50
呼吸回数	170
個人防衛	213
骨折	187
骨折予防	58
骨密度	58
コルセット	115

さ・し

サービス担当者会議	66
在宅時総合医学管理料	198
サルコペニア	44, 52
糸球体濾過量	154
死後訪問	180
脂質異常症	109
指数計算	78
姿勢	190

273

施設……………………225	身体拘束……………………145	食べ方………………………111
施設回診…………208, 256, 258	身体障害者手帳………………78	段差解消………………………71
施設カンファレンス…………219	身体所見…………………22, 170	担当者会議……………203, 247
事前指示………………94, 137	真のアウトカム………………34	たんぱく質・エネルギー低栄養状態………………………44
持続皮下注射…………………202	**す・せ・そ**	窒息……………………………83
失神……………………………122	睡眠……………………………212	注意深い経過観察（watchful waiting）………………120
死亡診断書……………………178	睡眠障害………………………56	超高齢者…………………32, 35
周囲の予防……………………127	睡眠導入剤……………………123	聴力障害………………………30
住環境……………………42, 233	スクイージング………………192	治療的側面……………………171
収縮期血圧……………………130	スプリンギング………………192	
住宅改修………………………71	生活機能評価…………………112	**つ・て・と**
集団防衛………………………213	生活習慣病……………………108	杖…………………………62, 63
周辺症状………………………216	精神科コンサルト……………217	付き添い者……………………110
終末期……89, 169, 174, 176, 184, 197, 219, 220	成年後見制度利用支援事業…77	低活動型せん妄………………151
終末期ケア……………………259	生理的なやせ…………………44	低血糖…………………………111
主治医意見書…………………65	セフトリアキソンナトリウム……………………187	低ナトリウム血症……………156
障害認定日……………………78	潜在性甲状腺機能低下症……132	低反発マット…………………191
障害年金………………………78	せん妄……………95, 144, 243	てんかん………………………122
小規模多機能型施設…………226	備え薬…………………………188	転倒……………17, 58, 136, 142
情報収集………………………14		転倒予防…………40, 41, 43, 142
情報伝達………………………153	**た・ち**	転倒リスク…………40, 43, 230
ショートステイ………………185	体位ドレナージ…………192, 193	電話連絡………………………74
食形態…………………………46	退院指導………………………159	透析導入………………………174
食後低血圧……………………122	退行性変化……………………17	糖尿病…………………………108
食事形態………………………210	体重減少………………………44	特定健診………………………112
食事摂取量……………………46	対診……………………………148	特別訪問看護指示書…………66
食事評価………………………194	代替検査………………………97	特別養護老人ホーム…………208
褥瘡……………………171, 195	代用のアウトカム……………34	特別養護老人ホーム（特養）………………………219, 226
褥瘡予防………………………218	唾液反復嚥下試験……………121	時計描画試験…………………26
嘱託医……………208, 219, 225	多剤併用………………………98	閉じこもり……………………100
食欲不振………………………120	多職種…………………………168	独居高齢者……………………163
視力障害………………………30	脱水……………………………187	頓用薬…………………………188
神経難病………………………167		

な〜の

二段階簡易嚥下誘発試験（東大法）	121
日常生活の確認	111
入院関連機能障害	136
入院のリスク	95
入浴事故	82
尿道カテーテル	159
尿路感染	183
尿路感染症	187
認知機能スクリーニング	26
認知機能低下	136
認知症	26, 68, 97, 118, 216
熱中症	84
ノロウイルス感染症	213

は・ひ

肺炎	183, 187
肺炎球菌ワクチン	127
排泄問題	54
排痰手技	192, 193
バイブレーション	192
廃用	17, 136
廃用症候群	60
廃用予防	138, 139
ハイリスクアプローチ	80
ハウスアダプテーション	36
バランス運動	53
バリアフリー	71
反復唾液のみテスト	29
皮下輸液	147, 187
非がん	176
非がん疾患	174

非言語的コミュニケーション	167
悲嘆	180
ヒッププロテクター	59
病棟カンファレンス	150
貧血	124

ふ・へ・ほ

福祉住環境コーディネーター	71
副主治医	199
福祉用具	72
腹痛	22
服薬管理	99
服薬指導	90
浮腫	126
不眠	56, 212
ヘルパー	256
変形性膝関節症	114
方言	91
法定後見制度	76
訪問栄養指導	194
訪問看護	66
訪問診療	170, 230
訪問診療カンファレンス	203
訪問リハビリテーション	247
歩行補助具	62, 63
保佐	77
ポジショニング	190
補助	77
補聴器	31
ポピュレーションアプローチ	80

ま〜も

末梢点滴	146
慢性期	172
慢性疾患	108
看取り	176, 180, 220
文字盤	167
喪の仕事	180

や〜よ

やけど	82
やせ	44
有料老人ホーム	226
腰痛	114, 115
予後予測	89, 176

ら〜ろ

ライフサイクル	21, 92
ライフステージ	92
ラップ療法	195
リコンディショニング入院	60
離床	139
リスク評価	240
リハビリテーション	191
リバプール・ケア・パスウェイ	177
リロケーションダメージ	17, 151
臨死期	177
レスパイト	183, 204
連絡ノート	74, 247
老人保健施設（老健）	226
老衰	32, 146, 250
ロコモティブシンドローム	52

◆ 編者プロフィール

木村琢磨（Takuma Kimura）
国立病院機構東埼玉病院総合診療科

- 長野県生まれ
- 東邦大学医学部卒業，豪州ニューキャッスル大学大学院 臨床疫学修士課程（通信教育コース）修了（Master of Science in Clinical Epidemiology）
- 旧国立東京第二病院（現国立病院機構東京医療センター）初期研修，東京医療センター総合診療科後期研修などを経て，平成18年より国立病院機構東埼玉病院総合診療科
- 医学生時代に，訪問診療や診療所の実習を経験し，地域医療・総合診療・家庭医療などに興味をもちはじめ，現在に至っています．元々，専門志向ではなく，普通の医師を志向していますが，年々，「医師として"普通のことを普通にやること"」の難しさを実感しており，仲間の医師と共に研鑽の日々です

ジェネラル診療シリーズ

もう困らない！高齢者診療でよく出合う問題とその対応

検査や治療はどこまで必要？患者・家族に満足してもらうには？
外来・病棟・在宅・施設ですぐに役立つ実践ポイント

2012年12月1日　第1刷発行

編　集	木村琢磨	
発行人	一戸裕子	
発行所	株式会社　羊　土　社	
	〒101-0052	
	東京都千代田区神田小川町2-5-1	
	TEL　03（5282）1211	
	FAX　03（5282）1212	
	E-mail　eigyo@yodosha.co.jp	
	URL　http://www.yodosha.co.jp/	
装　幀	野崎一人	
印刷所	広研印刷株式会社	

© YODOSHA CO., LTD. 2012
Printed in Japan
ISBN978-4-7581-1500-1

本書に掲載する著作物の複製権・上映権・譲渡権・公衆送信権（送信可能化を含む）は（株）羊土社が保有します．
本書を無断で複製する行為（コピー，スキャン，デジタルデータ化など）は，著作権法上での限られた例外（「私的使用のための複製」など）を除き禁じられています．研究活動，診療を含み業務上使用する目的で上記の行為を行うことは大学，病院，企業などにおける内部的な利用であっても，私的使用には該当せず，違法です．また私的使用であっても，代行業者等の第三者に依頼して上記の行為を行うことは違法となります．

JCOPY ＜(社)出版者著作権管理機構　委託出版物＞
本書の無断複写は著作権法上での例外を除き禁じられています．複写される場合は，そのつど事前に，(社)出版者著作権管理機構（TEL 03-3513-6969, FAX 03-3513-6979, e-mail：info@jcopy.or.jp）の許諾を得てください．

羊土社のオススメ書籍

高齢者の薬 よろずお助け Q&A100
高齢者はここが違う！症例に合わせた薬の安全処方－使い分けとさじ加減

桑島　巖／編

高齢者への処方で悩む，研修医・内科医のための相談所．多剤併用，肝・腎機能，基礎疾患など，多様な症例に対応するための，具体的なアドバイスが満載！

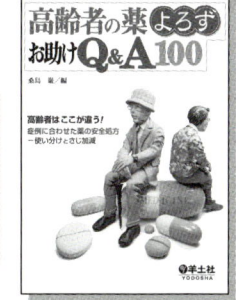

- 定価（本体 3,800円＋税）
- A5判
- 276頁
- ISBN978-4-7581-1724-1

消化器BOOK 08
効果的に使う！消化器の治療薬
初期治療から慢性期まで症状・病因・経過にあわせたベストな処方

髙橋信一／企画

日常診療でよく出合う消化器症状・疾患ごとに，評価の方法から処方まで具体的に解説．重症度別，副作用や合併症のあるときなど，患者の状態にあわせた薬の使い方がよくわかる！消化器を診る全ての医師にオススメ．

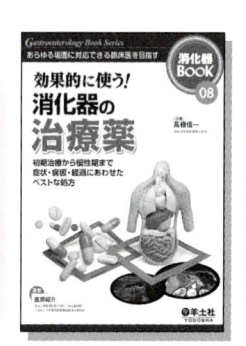

- 定価（本体 4,600円＋税）
- B5判
- 194頁
- ISBN978-4-7581-1241-3

改訂版 糖尿病診療ハンドブック

河盛隆造，綿田裕孝／監
日吉　徹／編

医療面接から薬物療法，合併症治療まで網羅した好評書が改訂！症例に応じた患者指導，カーボカウント，感染症予防など，大幅な項目追加でさらに充実！日常診療で糖尿病を診る医師・看護師におすすめ！

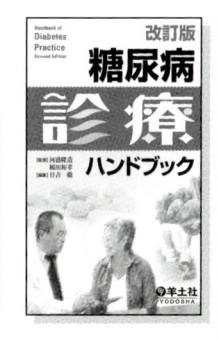

- 定価（本体 4,200円＋税）
- B6変型判
- 391頁
- ISBN978-4-7581-1723-4

改訂版 糖尿病治療薬ハンドブック

河盛隆造，綿田裕孝／監
日吉　徹／編

薬の使い分けや血糖コントロールなど，糖尿病薬の処方で「悩む」ポイントをわかりやすく解説した好評書が改訂！インクレチン関連薬の解説や症例ごとの薬の選び方など新情報を大幅に追加．実臨床で役立つコツが満載！

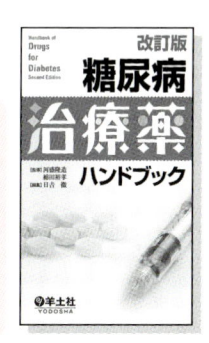

- 定価（本体 4,400円＋税）
- B6変型判
- 367頁
- ISBN978-4-7581-1718-0

発行　羊土社 YODOSHA
〒101-0052　東京都千代田区神田小川町2-5-1　TEL 03(5282)1211　FAX 03(5282)1212
E-mail：eigyo@yodosha.co.jp
URL：http://www.yodosha.co.jp/

ご注文は最寄りの書店，または小社営業部まで

羊土社のオススメ書籍

そうだったのか！絶対わかる心エコー
見てイメージできる判読・計測・評価のコツ

岩倉克臣／著

心エコー上達の第一歩にオススメ！判読の基本から計測の進め方，疾患ごとの評価まで，必ず押さえたい知識をカラー写真と図を駆使して明快に解説！ややこしい計算や評価法もすんなり理解できる．webで動画も公開！

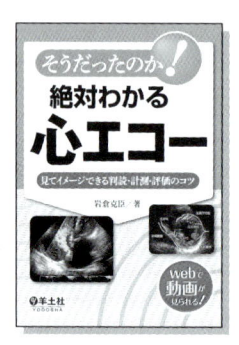

- 定価（本体4,000円＋税）
- A5判
- 171頁
- ISBN978-4-7581-0748-8

処方変更で迷わない！循環器治療薬の使い分けと代替薬の選び方

澤田康文／編

主な循環器治療薬について，同効薬との違いや代替薬の選び方を解説．どんな症例に最適か？効果がない時や副作用が出た時の用量調節・処方変更はどうする？など，患者・症例ごとの使い分けを知るために最適な一冊！

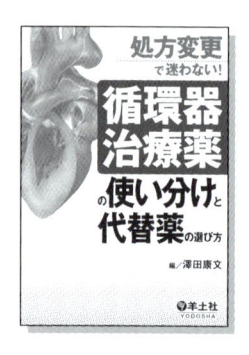

- 定価（本体5,400円＋税）
- B6判
- 414頁
- ISBN978-4-7581-0747-1

すぐに使えるリウマチ・膠原病診療マニュアル
目で見てわかる，関節痛・不明熱の鑑別，治療，専門科へのコンサルト

岸本暢将／編

リウマチを専門としていない医師にオススメ！リウマチ性疾患の"一発診断"に役立つ情報が充実，写真やイラストも豊富で，外来・病棟・救急などのさまざまな場面でよく出会う症状へのアプローチがわかる実践書．

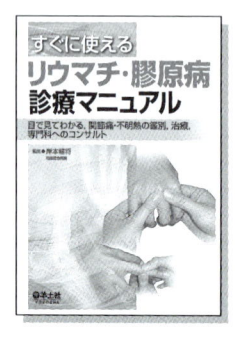

- 定価（本体5,000円＋税）
- B5判
- 277頁
- ISBN978-4-7581-0662-7

よくわかるリウマチ治療薬の選び方・使い方
症例でわかる抗リウマチ薬・生物学的製剤の使い分け

松原　司／編

リウマチ治療薬の入門＆実践書．従来のリウマチ薬はもちろん，生物学的製剤を使いたいという医師におすすめできる．同種・類似薬との使い分けをエキスパートが実践的に解説．症例提示で具体的な使い方も理解できる．

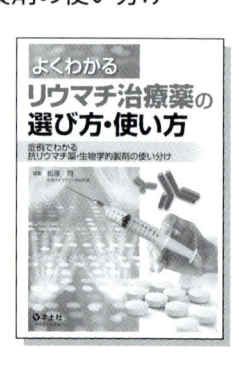

- 定価（本体5,000円＋税）
- B5判
- 206頁
- ISBN978-4-7581-1703-6

発行　羊土社 YODOSHA
〒101-0052　東京都千代田区神田小川町2-5-1　TEL 03(5282)1211　FAX 03(5282)1212
E-mail：eigyo@yodosha.co.jp
URL：http://www.yodosha.co.jp/

ご注文は最寄りの書店，または小社営業部まで

羊土社のオススメ書籍

迷いやすい症例から学ぶ ジェネラリストの診断力
Clinical Problem Solving 総合内科はおもしろい！

宮田靖志, 濱口杉大／編著
江別市立病院総合内科／執筆

レジデントノートの人気連載が単行本化！病歴や診察、検査から何を読み取り，どう診断へと絞り込んでいるのか？ジェネラリストの思考プロセスを大公開！本書内の医師と一緒に考えて，確かな診断力を鍛える！

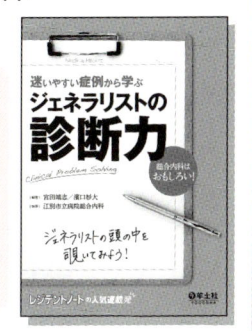

- 定価（本体 4,000円＋税）
- B5判　■ 198頁　■ ISBN978-4-7581-1714-2

やさしい英語で外来診療
聞きもらしのない問診のコツ

大山　優／監　安藤克利／著
Jason F Hardy, 遠藤玲奈／協力・ナレーター

英会話は苦手…という方にオススメ！外来の流れに沿って，シンプルでも患者さんにしっかり伝わる口語表現を解説．症状ごとに必要な情報を確実に聞き取るコツがよくわかる！日常ですぐ活かせる一冊です．音声CDつき．

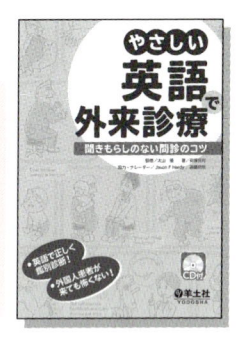

- 定価（本体 3,400円＋税）
- A5判　■ 246頁＋CD　■ ISBN978-4-7581-1726-5

病態を見抜き、診断できる！ バイタルサインからの臨床診断
豊富な症例演習で実践力が身につく

宮城征四郎／監　入江聰五郎／著

バイタルサインを読み解けば，今まで見えていなかった病態が見えてくる！ただ数値を追うのではない，一歩踏み込んだ読み解き方，診断への迫り方がわかり，演習で身につく！バイタルをとるすべての医療者にオススメ．

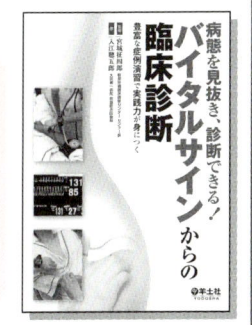

- 定価（本体 3,800円＋税）
- B5判　■ 165頁　■ ISBN978-4-7581-1702-9

疾患を絞り込む・見抜く！ 身体所見からの臨床診断

宮城征四郎, 徳田安春／編

身体所見から得られた知見を臨床診断へどうつなげるか？コモンディジーズを中心に，身体所見から診断への道筋を網羅！宮城征四郎医師をはじめ身体診察の教育に定評のある医師らが執筆．日常診療に必ず役立つ1冊．

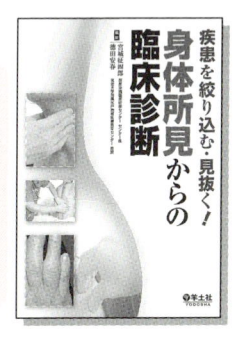

- 定価（本体 4,200円＋税）
- B5判　■ 246頁　■ ISBN978-4-7581-0679-5

発行　羊土社 YODOSHA
〒101-0052　東京都千代田区神田小川町2-5-1　TEL 03(5282)1211　FAX 03(5282)1212
E-mail：eigyo@yodosha.co.jp
URL：http://www.yodosha.co.jp/

ご注文は最寄りの書店，または小社営業部まで

羊土社のオススメ書籍

ジェネラル診療シリーズ
いざというとき必ず役立つ 小児診療のコツ 改訂版

症候・疾患別に、まず考えること、すべきことがわかる！

細谷亮太／編

まず考えること，すべきことは何か？すぐ役立つ入門書として好評を博した初版を全面的に刷新！現場で使いやすい症候別，疾患別の構成はそのままに，診療のポイント，コツを大幅追加！小児を診ることがあるなら必携！

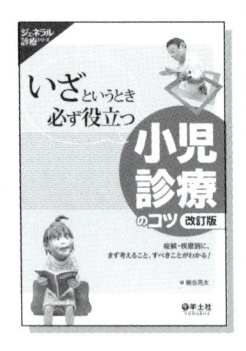

- 定価（本体 4,500円＋税）
- B5判　284頁　ISBN978-4-7581-1501-8

医療に必ず役立つ iPhone/iPad

日常診療・文献管理・勉強・学会などにアプリやWebサービスを徹底活用！

井内裕之／著

iPhone/iPadを医療に役立てる便利ワザが満載！仕事をより便利に，より効率的に行うために，厳選されたアプリやWebサービスを使いこなす方法が満載で，初級者にもわかりやすい実用的な一冊です．

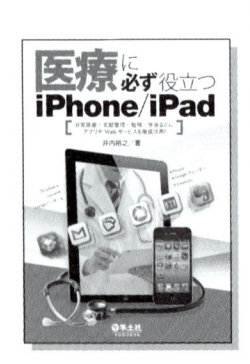

- 定価（本体 3,400円＋税）
- B5判　206頁　ISBN978-4-7581-0813-3

内科で出会う 見ためで探す 皮膚疾患アトラス

出光俊郎／編

症状と見ためから探せる，全科必携の皮膚アトラス！すべての診療科で出会う皮膚疾患を中心に，典型例はもちろん，非典型例や鑑別疾患などバリエーション豊富な写真を掲載．皮膚の異常をみたら，まずはこの一冊！

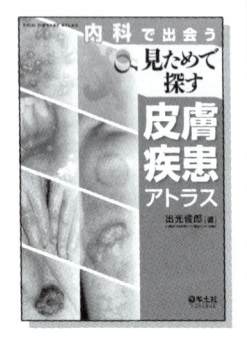

- 定価（本体 5,700円＋税）
- B5判　245頁　ISBN978-4-7581-1722-7

全ての診療科で役立つ 皮膚診療のコツ

これだけは知っておきたい症例60

山崎雄一郎／監
木村琢磨, 松村真司, 出来尾格, 佐藤友隆／編

日常診療で出会う皮膚疾患の診かたを皮膚科医が伝授！一般臨床医が行った症例へのアプローチに対して，皮膚科医が治療やコンサルテーションのタイミングなどをわかりやすく解説．症例写真も充実！

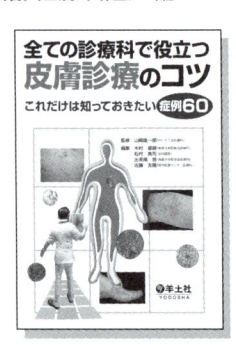

- 定価（本体 3,800円＋税）
- A5判　151頁　ISBN978-4-7581-0689-4

発行　羊土社 YODOSHA
〒101-0052　東京都千代田区神田小川町2-5-1　TEL 03(5282)1211　FAX 03(5282)1212
E-mail：eigyo@yodosha.co.jp
URL：http://www.yodosha.co.jp/
ご注文は最寄りの書店，または小社営業部まで